国家出版基金项目
NATIONAL PUBLICATION FOUNDATION

雅斯贝尔斯著作集

普通心理病理学

（上册）

徐献军 程旦亮　译

Es will die Problematik und die Gesichtspunkte dieser
Wissenschaft geben, und es will dem Interessierten weiterhin einen Zu-
gang zur Literatur eröffnen.

　　Statt dogmatisch behauptete Resultate darzustellen, möchte es vor-
wiegend in die Probleme, Fragestellungen, Methoden einführen; statt
ein System auf Grund einer Theorie möchte es eine Ordnung auf Grund
methodologischer Besinnung bringen.

　　In der Psychopathologie gibt es eine Reihe von Betrachtungsweisen,
eine Reihe von Wegen nebeneinander, die in sich berechtigt sind, sich er-
gänzen, aber sich gegenseitig nicht stören. Auf Sonderung dieser Wege,
auf reinliche Scheidung, ebenso wie auf die Darstellung der Vielseitigkeit
unserer Wissenschaft waren meine Bemühungen gerichtet. Es wurde der

华东师范大学出版社
·上海·

图书在版编目（CIP）数据

普通心理病理学/（德）卡尔·雅斯贝尔斯著;徐
献军,程旦亮译.—上海:华东师范大学出版社,2023
（雅斯贝尔斯著作集）
ISBN 978 - 7 - 5760 - 3592 - 6

Ⅰ.①普… Ⅱ.①卡…②徐…③程… Ⅲ.①病理心
理学 Ⅳ.①R395

中国国家版本馆 CIP 数据核字（2023）第 051221 号

雅斯贝尔斯著作集

普通心理病理学

著　　者	（德）卡尔·雅斯贝尔斯
特约策划	李雪涛
译　　者	徐献军　程旦亮
策划编辑	王　焰
责任编辑	朱华华
责任校对	王丽平　时东明
装帧设计	郝　钰

出版发行　华东师范大学出版社
社　　址　上海市中山北路 3663 号　邮编 200062
网　　址　www.ecnupress.com.cn
电　　话　021 - 60821666　行政传真 021 - 62572105
客服电话　021 - 62865537　门市（邮购）电话 021 - 62869887
地　　址　上海市中山北路 3663 号华东师范大学校内先锋路口
网　　店　http://hdsdcbs.tmall.com

印　刷　者　上海中华商务联合印刷有限公司
开　　本　890 毫米×1240 毫米　1/32
印　　张　44.875
插　　页　4
字　　数　1171 千字
版　　次　2023 年 1 月第 1 版
印　　次　2023 年 1 月第 1 次
书　　号　ISBN 978 - 7 - 5760 - 3592 - 6
定　　价　268.00 元（全三册）

出　版　人　王　焰

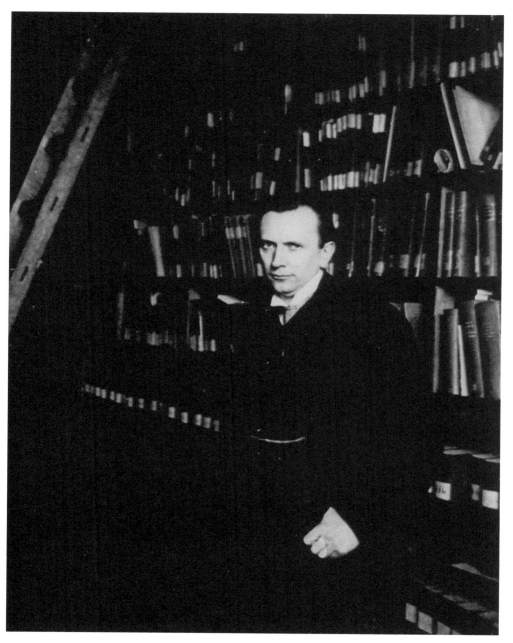

摄于 1911 年，德国海德堡大学精神疾病专科医院图书馆。雅斯贝尔斯于 1908 年提交了论文《乡愁与犯罪》，并于 1909 年获得海德堡大学医学博士学位。1909 年至 1915 年间，他在海德堡大学精神疾病专科医院担任研究助理。由于患有支气管扩张症，他无法在医院从事繁重的工作，医院院长尼氏许许他把大部分时间花在图书馆里，这使他能够有精力写出《普通心理病理学》。

汉译凡例

一、结构

本著作集每本译著的结构是一致的，除了原书的翻译部分之外，书后附有"解说"、"索引"、"译后记"。"解说"主要是对本书的主题、时代背景等进行说明；"译后记"主要对翻译的情况与问题进行交代。不同于雅斯贝尔斯著作的大部分德文单行本，目前这本著作有非常详细的"人名索引"和"事项索引"。

二、标题

雅斯贝尔斯德文原著的标题，标号颇为特殊，但目录基本可以体现他对于某一研究的整体设计和他思想的结构。在编辑过程中，采用以德文原版为准。部分标号转换为符合汉语表达的形态。

三、注释

雅斯贝尔斯著作的德文原著，大部分使用的是尾注，也有部分著作使用页下注。本书原文中的注释都是页下注。本书页下的数字注释是雅斯贝尔斯原注，而星号注释为译者注。

四、专用名词、术语、人名

重要的专用名词、术语的翻译，一般会在首次出现时或在特定的位置标注原文，也可在"事项索引"中查找。公认的人名，比如著名哲学家与文学家的汉语名称，仅在"人名索引"中列出，不再标注原文。

第一版序言(1913 年)

本书力图对普通心理病理学的整个领域,以及这门科学的事实与视角做一个概述。本书还想为那些对心理病理学感兴趣的读者提供参考文献。

本书不是要呈现教条式的结论,而是要把读者引向问题、设问与方法;本书不是要提供一种以理论为基础的系统,而是要提供一种以方法论思考为基础的秩序。

在心理病理学中有很多研究方式,而它们中的很多进路可以彼此支持与补充,而不是彼此冲突。我的努力方向是:梳理这些进路,清晰地区分它们,并呈现出心理病理学的多面性。我想要呈现的是所有以经验为基础的研究方向以及心理病理学的兴趣领域,以便让读者尽可能通观整个心理病理学,而不是一种纯粹个人的观点、一个学派或一种模式潮流。

在这本书的很多部分中,我只是尽可能地记录与列举事实,而不考虑无关联的事实与迄今为止仅仅是摸索性的试验。但在心理病理学中,简单地了解素材是危险的:人们的任务不是去观察心理病理学,而是学习用心理病理学的方式去观察、提问、分析和思考。我想要帮助学习者们获得一种有序的知识,而这有助于他们获得进行新颖观察的出发点,并把新获得的知识放到恰当的"位置"上。

卡尔·雅斯贝尔斯

海德堡,1913 年 4 月

第二版(1919年)和
第三版(1922年)序言节选

……我们就置身于大量模糊的普遍性中。我想要尽可能地解释它们。但是,在还没有完全解释这些普遍性时,我们不能搁置与忽视有时候通过它们表达出来的深度意向。

……就医学方面的观点来说,本书对学习者们来说还是太难了,因为它试图处理最终和最困难的问题。因此我确信:人们要么已经完全掌握了一门科学(即它的核心问题),要么就是完全没有掌握。我认为,低水平地顺应科学是不对的。人们应该听从那些研究事实本身的学习者们,即使他们是少数人。教育者们应该强迫学习者们去往科学性层面。但是,如果教育者们使用的是出于一种"实践目的"的、碎片化的、肤浅的伪知识概略(对于实践来说,这种知识比全然无知更为有害),那么学习者们就不可能到达科学层面。人们不应该只关注科学的一个立面。如今的教育与精神事业正在衰退,而我们不应坐视不理。本书实际上找到了适合学习者们的方式;我非常希望学习者们使用这本书。

……另外,本书的方法论特征是很重要的。在所有的心理病理学讨论中,人们必须学习了解已知与未知的东西,了解怎么样、在何种意义上以及在何种限度中知道某些东西,通过何种方式获得这些知识,并为知识奠定基础。这是因为:知识不是一个平坦与具有同等正确性的光滑表面,而是一种具有各种各样有效性、重要性与本质性的秩序……

第四版序言(1946 年)

本书的宗旨没有变化。然而,我完全重写了这本书。这是由于近20 年以来我在心理病理学中所做的广泛研究,以及我自己基础知识的深化。

本书致力于一个极高的目标。就本书的研究对象而言,我想要满足普遍的知识需要。本书想要服务于医生,以及所有在主题上与人类有关的人。

我的任务是去研究已有的资料,获得一种整体意象,并直观地将其呈现出来。首先是精神科医生,然后是内科医生、心理学家、心理治疗师,最后是生物学家以及哲学家们,为有关人类心灵病态的知识所做的一切贡献,都需要依据这些心灵的基本特征得到分析,并统一于现实的分类中;方法论透析,是我一贯的工具。这项任务在其所有的范围内,只能得到暂时并且是不完整的完成。我希望目前这个版本能比之前的更好些。

我想要感谢德国慕尼黑大学的库尔特·施奈德(Kurt Schneider)* 教授的帮助。他不仅向我提供了精确的批评与有价值的建议,而且还以肯定与支持的态度促进了我的工作。

---

* 库尔特·施奈德(1887—1967)是德国精神病学家,其主要工作是精神分裂症以及人格障碍的诊断和理解。他曾担任海德堡大学医学院院长,与雅斯贝尔斯一起建立了心理病理学中的海德堡学派,并于 1945—1955 年间担任海德堡大学精神疾病专科医院院长。他提出的精神分裂症的"一级症状",目前仍然是精神分裂症诊断中的重要标准。

我还要感谢德国弗赖堡大学的厄伊克尔斯(Friedrich Oehlkers)教授对有关生物学问题讨论的教导与解释。他阅读了有关遗传学的章节，并提供了改进意见。

我要感谢我的出版者费迪南德·斯普林格(Ferdinand Springer)博士。我写作第四版的动力源自于他在 1941 年春天提出的愿望——应该修订 30 年前由他与威尔曼斯(Karl Wilmanns)所倡议的《普通心理病理学》。我写作的动力还来自于威尔曼斯的慷慨；他的慷慨决定了我写作的规模与时间。在一开始的犹豫过后，我完全投入于这项任务中，并且不是单纯的修改，而是重写了整本书。

我最感激的是卡尔·施奈德(Carl Schneider)* 教授为我的写作所提供的便利。他让我可以自由使用海德堡大学精神疾病专科医院的图书馆，并且他总是愿意在非常麻烦的情况下向我提供图书。

卡尔·雅斯贝尔斯

海德堡，1942 年 7 月

1942 年 7 月完成的书稿无法进行印刷。现在这本书是没有经过改动的。

卡尔·雅斯贝尔斯

海德堡，1946 年 3 月

---

* 卡尔·施奈德(1891—1946)是德国精神病学家和教育学家。1933—1945 年间担任海德堡大学精神疾病专科医院院长。他把"工作疗法"(Arbeitstherapie)作为精神疾病治疗的基石。1940 开始担任纳粹 T4 计划(杀害心智不健全者和精神分裂症患者的计划)专家，并于 1946 年自杀。今天，他被视为纳粹医学犯罪的关键人物，但同时也被视为精神分裂症研究中的原创研究者，并且是其所处时代精神分裂症治疗书籍的最佳作者。

第七版序言(1959 年)

本书首先是在德国海德堡大学精神疾病专科医院写出的。在尼氏(Franz Nissl)担任院长期间,威尔曼斯、格鲁勒(Hans Gruhle)、韦策尔(A. Wetzel)、洪布格尔(A. Homburger)、梅耶-格劳斯(William Mayer-Gross)＊,创建了一个活跃的研究团体。① 在尼氏的人脑研究的背景下,现象学与理解心理学在热烈的讨论中发展了起来。在现象学与理解心理学产生的同时,它们的方法论也建立了。今天,理解心理学成为了精神病学不可或缺的一部分;精神病学吸收了其他资源,其中一些是创造性的,另一些则是混浊的。然而,如果有人把我的书看作现象学或理解心理学方向的代表,那么这只有一半的正确性。本书包括的范围非常广:主要是对精神病学方法、领会方式与研究进路的说明。所有的经验知识都应该在方法论反思中得到批判性地解析与呈现。

如果要在最近 20 年精神病学研究的基础上对本书做出一种更新,那么我就必须在一家医院里担任一段时间的观察者,以便更新与扩展自身的直观。但现在即使有一家医院能让我这么做,我也去不了。尽管如此,这本书还是有稳定的销量,因此显然没有过时。资料上的大量扩展是必需的,尤其是有关脑以及躯体研究的资料,但是这本书的方法

＊ 梅耶-格劳斯(1889—1961)是德国精神病学家,曾于 1928—1934 年间担任《神经科医生》(Der Nervenarzt)的出版人。

① 我在《哲学与世界》(1958 年,第 286—292 页)进行了简短的描写;斯贝茨(Hugo Spatz)在 1959 年由科罗(Kurt Kolle)编辑的《伟大的神经科医生》(Großen Nervenärzten)第二卷中,对尼氏进行了卓越的报道。

论原则仍是不变的。今天在方法论方面,写出一本更好的书是有可能的。如果一位年轻的研究者能够批判地接受这里的方法论意识,那么他就能够承担这样的任务——扩展这本书的方法论意识,并做出一种新的应用。我希望有这样一本书。目前这本书很适合帮助那些想要学习用心理病理学方式去"思考"的医生。

卡尔·雅斯贝尔斯

巴塞尔,1959 年 5 月

期刊简写

Arch. Psychiatr.（D.）	Archiv für Psychiatrie.
Arch. Psychol.（D.）	Archiv für gesamte Psychologie.
Allg. Z. Psychiatr.	Allgemeine Zeitschrift für Psychiatrie.
Dtsch. Med. Wschr.	Deutsche Zeitschrift für Nervenheilkunde.
Fschr. Neur.	Fortschritte der Neurologie，Psychiatrie und ihrer Grenzgebiete.
Jb. Psychiatr.（Ö）	Jahrbücher für Psychiatrie und Neurologie.
J. Psychiatr.	Journal für Psychiatrie und Neurologie.
Mschr. Kriminalbiol. usw.	Monatsschrift für Kriminalbiologie.（früher Monatsschrift für Kriminalpsychologie und Strafechtsreform.）
Mschr. Psychiatr.	Monatsschrift für Psychiatrie.
Münch. Med. Wschr.	Münchener Medizinische Wochenschrift.
Neur. Zbl.	Neurologische Zentralblatt.
Psychiatr.-neur. Wschr.	Psychiatrisch-Neurologische Wochenschrift.
Z. angew. Psychol.	Zeitschrift für angewandt Psychologie und Charakterkunde.
Z. Neur.	Zeitschrift für die gesamte Psychologie und Psychiatrie.

Zbl. Neur.	Zentralblatt für die gesamte Psychologie und Psychiatrie.
Zbl. Nervenhk. usw.	Zentralblatt für Nervenheilkunde und Psychiatrie.
Zb. Psychother.	Zentralblatt für Psychotherapie.

我对其他期刊的引用，和上述简写的医学期刊一样，没有更多的信息。

目 录

第一部分
心灵生命的个别事实构成

第二部分
心灵生命的可理解关联(理解心理学)

第三部分
心灵生命的因果关联（说明心理学）

第四部分
对心灵生命整体的领会

第六部分
人之存在的整体

目　录

第一部分
心灵生命的个别事实构成

导　言

在这个导言中要呈现的是心理病理学认识运行于其中的开放空间。这里不会为有待建立的大厦提供坚实的基础,因为在每一章中都已奠定了各个特殊的基础。这里也不是对于经验的报告;我们所要尝试的是对经验的方式以及对普通心理病理学之意义的阐释。

§1. 普通心理病理学的范围

a) 作为实践职业的精神病学(Psychiatrie)与作为科学的心理病理学(Psychopathologie)。 在实践中,精神病学职业涉及的总是整体人类中的个体。这些个体可能是接受精神科医生(Psychiater)照料或治疗的患者,可能是精神科医生在法庭、其他官方机构或历史学中对一种人格提供专家鉴定(Gutachten)的人,也可能是患者在谈话时间中所咨询的人。由于精神科医生的工作涉及的完全是个体的病例,他为了研究这些病例,就要到心理病理学中寻找普遍的概念与规则。精神科医生在实践职业中面对的是鲜活的、把握着的与作用着的人格(Persönlichkeit),

1

而科学只是精神科医生的一个工具；与此相反，心理病理学家以科学为其本身的目的。心理病理学家要去了解与认识、刻画与分析的不是人类个体，而是普遍性（Allgemeine）。心理病理学家追问的不是作为他的工具的科学的有用性（这种有用性会在心理病理学家本身成果的发展中产生），而纯粹是可认识性、真理、确切的可证实性或清晰的可证明性。心理病理学家追求的不是自在的共情（Einfühlen）和直观（Schauen）（共情和直观是心理病理学家的材料，而且共情和直观的丰硕发展，对于心理病理学家来说是不可或缺的），而是在概念中可表达和传递的东西、在规则中可呈现的东西，以及在任意关系中可认识的东西。这一方面使得心理病理学家必须认识到他有不可逾越的界限，另一方面使得心理病理学家有了一个宽广的、他完全要考虑与承担的权力范围。

心理病理学家的边界*在于：他不能让个体的人完全消解于心理学的概念之中。当心理病理学家越是遵循被认识与刻画为典型和规律的概念，他就越是会认识到：每一个体都蕴含着某些不可认识的东西。当他知道每一个体都有其不可穷尽的无限性时，他就能够做一名心理病理学家；当他作为一个独立于心理病理学的人时，他就能看到更多的东西；当其他人看到更多不可比较的、更多的东西时，他就不应当用心理病理学去说服其他人。伦理学、美学、形而上学的价值，完全独立于心理病理学的评价与区分。

但即使撇开这些与精神病学无关的评价不论，本能的观点与一种完全无法言传的个体直觉，也在实践职业中发挥着作用。人们强调：在精神病学中，我们在许多方面都还没有处在科学的阶段，而是让"行家本领"（Kennerschaft）在这里扮演了更重要的角色。科学要求的是可

---

* 加着重符号的在原书中为斜体。——译者

交流与可系统化的概念思考。只有在心理病理学达到这样一种思考时，它才能称得上是科学。精神病学中的行家本领与技能，是难以言传的，最多只能在个体交流当中感受到；这些行家本领与技能也不是教科书所能呈现的对象，我们不能期待在教科书中找到它们。精神病学课程不只是概念认识的教授，也不只是科学的课程。一本有关心理病理学的书，只能提供科学，并且只有科学上的丰富价值。在清晰地认识到行家本领对实践与每一个案分析的意义的情况下，我们这里将有意识地聚焦在与科学相关的东西上。

但是，心理病理学的影响范围，延伸到了所有的有持久意义与交流性的心灵领域中。无关紧要的是：美学观察、伦理评价或历史兴趣中的同一对象，是否可以在心理病理学中得到研究。这里涉及的是两个完全不相关的世界。在行家本领与科学之间没有明确的边界，而且科学的边界总是延伸到了行家本领当中。但是，行家本领没有被排除，而是获得了新的领域。在有科学的地方，我们就能获得行家本领。我们在拥有科学时，就总是能拒绝个体的、直觉的行家本领（它们自然经常是错误的）。

心理病理学的对象是实际意识到的心理事件。我们想知道人体验到了什么，以及人是如何进行体验的；我们想要去认识心灵现实的范围。我们要去研究人的体验及其所依赖的条件与原因、体验中的关系、体验客观化的方式。但我们要研究的不是所有的心灵事件，而只是"病态的"心灵事件。正如在躯体医学的单个问题中可怀疑的是：它的对象是否是生理学或病理学的，实际上生理学与病理学是彼此澄明的（它们具有同样的基础概念，并且相互之间没有明确的边界），因此心理学与心理病理学在原则上也是不可分的。心理学与心理病理学是相互包含、相互学习的。它们之间没有明确的边界，许多问题既是心理学的，又是心理病理学的。这是因为：疾病的概念不是统一的，而是存在着很多疾病概念——当原则上可以得到精准把握的疾病概念应用于实际时,肯定会遇到边缘案例与过渡。这里不会提倡一种精确的心灵疾病概念,而且我们在材料选择中首先会使用迄今为止的划分。我们并不在乎其他事物也是病态的,或者说这个或那个事物不是病态的。我们将在本书的最后部分,对疾病的概念进行讨论。我们从一开始就承认:我们经常不得不以某种武断的态度将我们的材料与心理病理学所属的心理学的整体领域分开,心理病理学属于心理学的整体领域,就像病理生理学属于生理学的整体领域那样。

b) 心理病理学与心理学。 心理学研究正常的心灵生命。对于心理病理学来说,一种心理学研究在根本上是必需的,正如一种生理学研究对于躯体病理学来说是必须的那样。① 实际上在很多情况下,心理学与心理病理学的关系不是这样的,这是因为:心理病理学致力于很多心理学根本没有解决的相应"正常"问题,而且在很多情况下,心理病理学必须发展它自己的心理学,因为心理病理学不能从心理学那里得到建议。学术心理学过多地局限于基本进程,这些基本进程在精神疾病中几乎不会产生障碍,而只会在脑神经和脑组织损伤中产生障碍。

---

① 我们当然不能引证心理学方面的一本著作,来作为对心理病理学研究的一种补充。心理学与心理病理学一样,划分为许多不同的阵营。如果人们想要学习心理学,那么必须逐个地去认识心理学的派别与对象。在很多过时著作中出现的冯特生理心理学,关注的是与感官生理学及躯体显现相关的心灵问题。就其完成性来说,更好的是艾宾浩斯(Hermann Ebbinghaus)的教科书(在卡尔·比勒(Karl Bühler)的新版本中)。胡塞尔(Edmund Husserl)提供的心理学研究的现象学基础,虽然不是在根本上,但在方法论纯粹性上是新颖的。在这个方向上的还有屈尔佩(Oswald Külpe)学派的工作。梅塞尔(August Wilhelm Messer)在《感受与思考》(Empfindung und Denken)中,对这种方向做了一个简短通俗的解说。布姆克(Oswald Bumke)的《心理学讲座》(Psychologische Vorlesungen. Wiesbaden:Bergmann, 1919.),在现实的意义上是关于现代心理学的良好导论。我只能有限地提一下更近以来的教科书,但我可以做一个概述:*Fröbes*,*S. J.*: Lehrbuch der experimentellen Psychologie. Freiburg, 1. Bd. 1917;2. Bd. 1920;*Messer*,*A.*: Psychologie. 7. Bis 9. Tausend. Stuttgart 1922;*Elsenhans*,*Th.*: Lehrbuch der Psychologie, 3. Aufl. Von Giese, Gruhle u. Dorsch. Tübingen 1937。

精神病学家需要的是一种有广阔视域的心理学;这种有广阔视域的心理学,可以从千年的心理学思想中为精神病学家提供滋养,而且这种心理学也开始在学术界再次确立。

c) 心理病理学与躯体医学。我们认为,心理病理学的对象是实际的心灵过程(它的条件、原因和结果)。关系研究必然会到达外意识机制的理论表征,在很多情况下最终到达作为心灵现象较远原因的、可把握的躯体过程。躯体(Körper)与心灵(Seele)构成了一种在每个单一进程中都不可分的统一体。相比于正常心理学,躯体与心灵在心理病理学中有一种更为强烈的交互关系。一方面,躯体显现(人们通常认为躯体显现是纯粹躯体的),例如消化进程、月经、营养状况(可能是绝大多数躯体功能),是依赖于心灵过程的。另一方面,最高的心灵过程,部分地源于躯体条件。这种关系使得心理病理学与躯体医学紧密关联。对个体的治疗,自然而然地需要一种基本的医学训练,因此如果没有对躯体功能的认识(尤其是对神经系统生理学的认识),那么人们就无法洞察到心灵过程的原因。因此,神经病学、内科医学和生理学是心理病理学中最重要的辅助科学。

尽管躯体功能研究(直至对脑皮层最高功能的研究)与心灵生命研究之间有紧密的关系,尽管心灵与躯体是内在统一的,但我们不能忘记的是,这两种研究领域不能通过以下方式来对应,即把特定心灵过程归属于躯体过程,并且主张一种心灵与躯体显现之间的平行主义。当我们去探索心灵与躯体中的一个未知领域时,情况尤其如此;但是研究中的情况不是这样的,因为在心灵与躯体之间总有一片难以认识的广阔地带。对于心灵与躯体之间的因果链,我们总是只知道最后的环节。人们在心灵与躯体两方面都进行了推进。神经病学(Neurologie)发现:脑皮层(包括脑干)是最接近心灵的躯体器官,而且神经病学在失语症、失认症、失用症学说中,达到了研究进路的最高峰,但是随着它的进一步发展,心灵消退了。心理病理学追寻心灵直到意识的边界,但是在这个边界上,心理病理学发现:完全没有直接的指派躯体过程与自发产生的妄想观念、自发的情绪和错觉等相关联。在很多情况下(这些情况随着我们的认知而增加),心灵变异的原因在于脑部疾病,但是我们总是会发现,这种脑部疾病完全不能被指派给特定的心灵变异,而完全只是先于可能的心灵变异而存在,尽管这种频繁性是多样的(例如,在麻痹性痴呆中)。

总体上,我们可以得出这样的结论:我们必须在躯体变异检查中去思考心灵的原因,并在心灵变异检查中去思考躯体的原因。因为每个心理病理学家都必须独立地对神经病学与内科医学进行研究,所以这里要放弃用贫乏与不充分的陈述去呈现在很多专业教科书中能够更好学习到的神经病学与内科医学问题(神经病学检查、瞳孔障碍学说、反射、感觉和运动机能障碍)。另外,这本书的原则是:摆脱神经病学与医学中以"精神疾病就是脑部疾病"这一教条为基础的心理病理学概念建构、审查与直观方式的奴役。我们唯一的科学任务,不是一种始终围绕着脑的、神经病学式的系统建构(这种建构总是虚幻与肤浅的),而是发展从心理病理学现象本身出发的问题与难题、概念与关联的研究视角。在很多时候,我们自然而然地会发现与神经病学问题的紧密关系(个别心灵机能缺损对可定位脑损伤的依赖,如失语症等;一些精神疾病以脑部疾病为基础的发现,如麻痹性痴呆、动脉硬化等;在很多其他关联中的同一关联的猜测,如早发性痴呆)。

d) 方法论与哲学。心理学和躯体医学是与心理病理学关联最紧密的两个学科。和每门科学一样,与心理病理学关系较远的是其他人类认识领域。我们认为这些领域中只有一个有特殊的意义:哲学中的方法论思考。

在心理学与心理病理学中,实际的情况是:很少有(可能是没有)在任何时间与任何地方都没有争议的观点。因此,如果有人要确立他的观点与发现,并超越通常的心理学思想,那么他就总是要进行方法论思考。然而,要驳斥的不只是心理病理学中的一种主张,而且是心理病理学中的所有方法。如果两个研究者在方法上达成了一致,并且只通过有效的方式去讨论他们的一个论断,那么这就很好了。与心理病理学中的这种情况相比,我们现在的精神病学中的躯体医学研究,走的是有坚实基础的、持续前进的道路。在中央神经系统的组织学、血清学等中,无数的工作者们在努力追求同一目标。与此相反的是,人们甚至已经在质疑一种心理病理学的可能性。有人主张:在心理病理学中,已经很久没有进步了,并且也无法进步了,因为心理病理学完全就是"通俗心理学"(vulgäre Psychologie);"通俗心理学"完全可以满足精神病学的需要,并且老的精神科医生们已经掌握了"通俗心理学"。人们为了在心理领域取得进展,仰赖于新发现的躯体显现,或者说人们期待用实验解决一切问题——在实验中,最终用可量化的、可见的东西来进行澄清。只有一件事是这些批评者所没有做的:他们没有在心理学分析中训练自己,并且一直没有反思之前的心理学观察技术,因此他们不能获得作为所有进一步认识基础的、充分清晰与可交流的概念与区分。

　　在这种情况下,我们就会明白:每个心理病理学家都会被迫关注方法论。出于同样的理由,我们在这本书中也不会放弃方法论关注。我们会在有争议的地方进行辩护与解释。尽管一种无可争议的科学首先会展示它的现实结论,尤其是在这些现实结论不容易获得时,但我们也会通过方法论奠基去驳斥方法论异议。[①]

[①]　在精神病学家的方法论著作中,值得阅读的是:*Gaupp*: Über die Grenzen psychiatrischer Erkenntnis. Zbl. Nervenhk. Usw. 1903;*Gaupp*: Wege und Ziele psychiatrischer Forschung. Tübingen 1907。最普遍的专业哲学研究,都或多或少地值得作为经验研究者们(他们同时有丰富的具体直观)的方法论工作研究。在这种意义上,以下这本著作在部分涉及的心理病理学问题上是很有价值的:*Weber*,*Max*: Gesammelte Beiträge zur Wissenschaftslehre. Tübingen;Mohr 1922。

对于心理病理学家的具体认识来说，一种基础的哲学研究是没有正面价值的。心理病理学家不能自然而然从哲学中，学到他肯定可以采纳的科学。但是，首先，哲学研究有一种反面的价值。那些仔细思考批判哲学的人，可以避免无数错误的问题、多余的讨论和起阻碍作用的成见（它们经常在心理病理学家非哲学的头脑中运转）。其次，哲学研究对于实践中的心理病理学家的人类立场以及认识中的动机澄明，有着一种正面的价值。

§2. 一些基本概念

我们的主题是处于疾病存在中的、整体的人，并且是就人得了心灵的和以心灵为条件的疾病而言。

知道人类心灵是由什么要素构成、人类心灵的最终力量来自哪里的人，就可以开始一种心灵架构的设计；他可以在宏大的鸟瞰图中预先看到后面的架构。但人类心灵是一种不可穷尽的统摄（Umgreifendes）；他在整体上根本不能把握人类心灵，而只能用不同的方法去研究不为整体设计所支配的人类心灵。我们不知道可以全然领悟人类的基本概念，也不知道可以将人类现实性作为一个整体客观事件的理论。我们的科学立场是这样的：向所有经验探索的可能性开放，抵制将人之存在（Menschsein）归到一个分母的诱惑。我们首先没有总体上的设计，而只想打开让我们的心灵现实得以呈现的视域。

首先，我们的主题是人，人不是动物，而这对疾病来说意味着什么呢？其次，我们的主题是人类的心灵；心灵是如何客观化的，即心灵是如何成为我们的对象的？第三，心灵就是意识；意识和无意识意味着什么？第四，心灵不是物，而是在其世界中的存在；内世界和周围世界是什么？第五，心灵不是完结的状态，而是生成、展开和产生；心灵生命

（Seelenleben）的分化意味着什么？

a）人与动物。 在躯体上对医生来说，一个人与一个动物一样都是解剖学、生理学、药理学、病理学与躯体治疗的对象。但在心理病理学中，可以说人之存在的问题一直存在，因为所有的心灵疾病都牵涉到精神（Geist）与人类心灵。

这是一个问题，即动物到底有没有精神疾病（Geisteskrankheiten）？动物有脑部疾病与神经疾病。因此，人们可以在兔子身上研究脊髓空洞症的遗传。存在着这样的情况：骡子的倔强、所谓的动物催眠（与人的催眠没有关系）、惊吓反应。动物有由于脑组织疾病而产生的"症状精神病"：感知、平衡、运动障碍，在绕圈、咀嚼和淡漠中的"本质"变异。

一个例子：在甲状旁腺缺失的实验中，狗与猫有时候会表现出上述情况——进行这个观察的布卢姆（F. Blum）[①]说到了"运动和心理疾病表现之间的接触地带"。他看到了"野性的发作：一只猫就像着了魔似的在它的围栏里转着圈狂奔，想要跳过光滑的围墙，去攻击与撕咬另一只安静的猫，最后筋疲力尽地倒了下去"。另外，他还在狗与猫身上看到了"对不习惯或不舒适姿势的坚持；然后，重新颤抖着、突然动了起来；在正常动物那里没有的奔跑姿势，如正步或跳步前进，或持续保持像公牛攻击似的头部姿势，或跌跌撞撞地直到倒下，倒着走或爬，尽管墙壁必定会阻拦它们。一

---

① *Blum*，F.：Arch. Psychiatr. Psychiatr.（D.）**96**，215（1932）。关于整个领域的是：Dexler：Über die psychotischen Erkrankungen der Tiere. Mschr. Psychiatr. **16**，Erg.-**H.** 99；*Dexler*：Die Erkrankungen des Zentralnervensystems der Tiere. Handbuch der normale und pathologischen Physiologie von Bethe，Bergmann usw. Bd. X，S，1232 1927；*Sommer*，*Robert*：Tierpsychologie. Leipzig 1925；*Lorenz*，K.：Durch Domestikation verursachte Störungen arteigenen Verhaltens. Z. angew. Psychol. **59**（1940）。

头处于幻觉性妄想状态中的狗,在什么都没有的地方,到处闻着与凝视着。它经常用爪子去翻寻笼中的铁片或用它的嘴巴在一个空的角落中挖掘,在此期间它会叫而不会去注意周围。猫的眼睛显然在看着一种景象;抓向虚空并慢慢收回爪子"。

在动物身上,还没有一种真正的"功能性"精神疾病(尤其是动物癔症的学说,还没有得到证明)得到描述。尽管所有人种都有精神分裂与循环疯癫(Irresein)状态,但动物没有。卢森布格尔(Hans Luxenburger)*说:"动物有精神疾病并且首先有可遗传的精神疾病的说法,是没有得到证明的。"卢森布格尔有力地批驳了"将动物人化的解释"。(心理病理学)与躯体医学之间有特别的差异。对精神疾病中基本人性(Menschlichen)的追问,迫使我们看到的不是一种普遍的自然现象,而是一种特殊的人类自然现象。当人是真正的人的时候,动物与人是无法相提并论的。

人具有一种独特的地位。世界上的一些东西伴随着人才会出现,而动物全然不知这些东西。人是什么,这是一个问题。尽管人在躯体上(Körperlich)属于动物形式序列,但人的躯体仍是独一无二的:人不仅有直立行走与其他特征,而且可能有一种特殊的躯体体质——在所有生命形式的整体中,人相比其他生命形式,有更多的可能性与更少的专门性。作为人类本质表现的身体,也使人不同于所有的动物。在心灵上,人与动物之间有一种完全的跳跃。动物不会笑与哭,猴子的智能不是精神,不是真正的思考,而只是聪明的注意(在我们这里,这种智能是思考的前提,但不是思考本身)。自古以来,人的基本特征是:自由、

----

* 卢森布格尔(1894—1976)是德国精神病学家、神经病学家与种族优生学家。他曾因精神分裂症遗传条件的双生子研究而闻名于世。他致力于种族优生学,但批评德国纳粹党的基因健康政策。——译者

反思与精神。动物有它的自然规定（这是由自然规定自动决定的），而人的规定是他自己决定的。但是，人不是纯粹的精神存在，而且他精神的最末端也有自然的必然性。过去，天使的存在，被想象与建构为纯粹精神的存在。人不是动物，也不是天使，而是介于两者之间，并具有两者的规定，但他不能成为其中任何一者。

另外一个问题是：人的特殊地位如何也注定了他的疾病存在。在躯体疾病中，人与动物是如此相似，以至于对动物的研究完全可以服务于对人的躯体生命力的领会，尽管人与动物的躯体疾病不完全是一样的。但是，人身上的心灵疾病，包含着一个全新的维度。人的未完成性、开放性、自由以及无限的可能性，本身就是疾病存在的基础。与动物相比，人没有一种原初和良好的生命适应性。人必须在其生命的各种形式中成长，而且人不仅会适应，也会淘汰。在单纯的良好状态中，人与动物才非常接近。

在心理病理学中，每个领域的研究对象都总是作为人的人，而对动物的观察不能提供根本的启示。更进一步的局限在于：科学研究的范畴，不能把握人的心灵疾病所展现出来的东西。人作为精神工具的创造者、宗教的信仰者、德性行为的存在者，超越了对他的经验研究与认识。

对动物心理学与心理病理学（自它们产生以来）的兴趣有如下基础：首先，动物心理学与心理病理学发现了生命的基本现象；我们在人身上再次发现了这些现象，并且在广阔的视域中来进行现实的判断：习惯、学习条件反射、自动、试错行为、特殊智能行为（克勒（W. Köhler）《类人猿的智力检测》）。其次，动物心理学与心理病理学证明了动物的独特性，而且告诉我们：这种动物形式不是人类的先祖，动物完全是生命大树中的另一分支。与动物心理学和心理病理学不同的是，我们所要领会的是特殊的人性。

b) 心灵的客观化。我们只能把握与研究作为我们对象的东西。

这样的心灵不是对象。当心灵在世界中被知觉到时（在躯体的伴随显现中，在可理解的表达中、在行为中、在活动中——进一步通过语言交流，说出心灵的所指与所想、进行工作），心灵才是我们的对象。在所有这些可在世界中呈现的现实状态中，我们看到了心灵的运作（显现）；这时，我们直接知觉到了心灵，或由此回溯到了心灵。心灵本身不是我们的对象。尽管我们把我们的心灵经验为有意识的体验，并将他人的体验重现（vergegenwärtigen）出来，无论是由客观的显现出发，还是由对自身体验的报告交流出发。但是这些体验也是显现。我们只有通过意象与类比，才能把心灵本身作为我们的对象。实际上，心灵是统摄；心灵不是对象，而是所有作为我们对象的个别事实构成的出发点。

另外，我们要说明的是：心灵不是物，而且通过对象化去谈论"心灵"是错误的。1. 心灵就是意识，但心灵同样并且在特定视角中甚至也是无意识。2. 心灵根本不是具有属性的对象，而是在其世界中的存在、一个由内世界与周围世界组成的整体。3. 心灵是生成、展开、分化，而不是已经终结与完成的东西。

c) 意识与无意识。 意识有三重意义：首先，意识是体验的内在性，并且作为与意识失落性（Bewußtlosigkeit）及外意识性（Außerbewußtsein）相对的东西而存在。其次，意识是对象意识、一种对某种东西的认知，并且作为与内在体验相对的东西、作为我与对象二分所根植的无意识而存在。再次，意识是自身反思、对本身的意识，并且作为与无意识相对的东西而存在（尽管我在有内容的主客分裂中体验到了无意识，但我根本不能表达我对无意识的体验，而且也不能揭示无意识）。

由于每种体验的内存在方式都是在意识中得到理解的，所以意识就是心灵的必然显现；在我与对象的分离还没有产生时，存在的其实是一种纯粹的感觉、一种对象，而且这种对象本身没有被意识到。在这种意义上是没有意识的，也没有心灵。

但是，我们不能把心灵生命当作纯粹意识，也不能把心灵生命看作是源于意识的。如果要作出进一步的解释，人们就必须在理论上为了解释的需要，而把外意识的架构考虑到实际体验的心灵生命中。个体事实的现象学与客观论断，悬置了有关现实经验心灵生命的所有理论，而只考虑给予（Gegebenen）；但说明（Erklärung）是不能没有对于外意识机制和设备的理论表征的，也不能没有额外的考虑。可直接认识的、现实体验到的心灵生命，就像大海深处波动的泡沫一样。这种深处是无法认识的，而只能间接地通过理论迂回去探索。理论表征的本身是无法检验的；能够检验的只是理论表征的结果；理论表征的价值完全不在于它们的无矛盾性与自成一体性，而首先在于它们对于解释现实体验到的心灵与观察准确性的成效。每个对于心灵的解释都要有外意识的机制、无意识的过程，而人们本身自然不能去表征这些外意识的机制、无意识的过程，而只能根据躯体或心灵的情况，用类比与比喻的方式去思考外意识的机制、无意识的过程。

与百年以来的习俗相反的是，一种对于所有理论的厌恶已经流行很久了。这是正确的，因为理论如此容易地发明出来，并且尤其是在理论与事实混合时，理论会导致模糊的混淆。我们应该确立的原则是：尽可能少地使用理论设定，并在充分认识到它们作为理论的本质与总是事先存在界限的情况下，去运用理论。

存在很多争论的地方是：无意识的心灵过程是否存在。对于这个问题来说，我们首先应该区分体验者没有注意到的、但实际体验到的心灵过程，以及实际上在外意识中和实际上没有体验到的心灵过程。人们可以在有利的条件下发现未注意到的心灵过程，因此人们在原则上不能在外意识中注意到心灵过程的现实性。

心理学与心理病理学的一个重要任务是将我们的知识，扩展到未受注意的心灵生命的广阔领域中，并澄清意识（＝认识）中的心灵生命。这种澄清的达成，是真理性与每个人之存在敞开的条件，因此它要求一种心理治疗的路径。

如果外意识的过程不是我们可以知觉的躯体过程，那么这些过程就不能直接呈现。但是，完全没有争议的是，外意识的原因与结果，是对于有意识心灵现象的一种最切近与最有用的说明工具。外意识的原因与结果，也是理论的建构；人们可以争辩这些理论建构的合目的性与无矛盾性，但它们的实在（Realität）完全不能也不该得到证明。外意识的东西以不同的形式出现：作为后天性的记忆倾向、后天性的习惯、态度，作为禀性或者天赋、性格。一个人本身经常会有这样的意识：一种源于外意识未知深处的体验向他呈现，或者说征服了他。

无意识所指的多重意义，暂且可以展现如下：

a）无意识是源于意识的。这种无意识是：1. 机械的，即一种曾经是有意识进行的活动，现在成了一种无意识（自动）进行的活动，例如走路、写字、骑自行车；2. 已经遗忘但仍在起作用的活动（所谓来自早期体验后效的情结）；3. 作为思维材料预备的、可回忆起来的活动。

b）无意识是一种注意关系的缺乏。这种无意识是：1. 未被注意但有体验的；2. 非自主、无目的或无打算的，却又做了的；3. 已经遗忘的（既可意识到，但又忘却了的，现在无法回想起来的：老年人经常不知道他们想要做什么——我走进另一个房间，但我想干什么来着？）；4. 无法对象化的、无法用语言表达的。

c）无意识就是一种力量、一种源泉。这种无意识是：1. 创造性的、生命的；2. 庇护所、保障、基础和目的。人们会说：一切的本质、使人着迷的一切、支撑我们的一切、所有的冲动、所有的想法，甚至比喻（Bildwerdung）和构形（Gestaltung），还有伟大与易腐朽的，都源自无意识——一切终将归于无意识。

d) **无意识就是存在。**存在的意义是：1. 心理实在（然而，如果意识以无意为基础、并受到无意识的规定与影响，那么我们就不能简单地把心理的东西与意识相等同，也不能把意识解释为对于一种心理实在与偶然来说的单纯附加）；其实，这种心理实在有多重意义：例如，作为一种基本元素的自发游戏（赫尔巴特）（Johann F. Herbart），其显现是有意识的心灵生命；作为直到最深层无意识的无意识层次（科恩斯塔姆）（Oarkar Kohnstamm）（弗洛伊德）；作为个体无意识（个体从其生命史中汇集了这种无意识）；作为集体无意识（荣格）（Carl G. Jung）（它作为一种普遍人性的基础，而在个人身上发挥作用）——这种无意识总是一种为己的现实存在，而我们就通过这种无意识而存在。2. 绝对存在（这是一种形而上学概念：对于绝对存在来说，正如存在、虚无、生成、实质、形式和几乎所有的范畴，无意识也用于指不可想象的东西；我们在心理病理学中不涉及这种概念）。

d) 内世界（Inwelt）与周围世界（Umwelt）。尽管某些适用于所有生命以及最高层次心灵的范畴，改变了它们的意义，但也有类似的保证。这种范畴就是在其世界中作为此在的生命。所有的生命都进行着一种内世界与周围世界的相互规定（冯·于克斯屈尔）（Jacob v. Uexküll）。生命的一种原现象就是：在其世界中生存。因此，躯体此在就已经不能作为在一种任意空间中具有生理功能的解剖体被充分研究了，而首先要作为一种与其周围世界在一起、在这个世界上建立和实现、在一种对于觉察世界（Merkwelt）与影响世界（Wirkwelt）的适应当中的生命。这种原初的完整生命，就是与其世界共在，并在其世界中也作为人之存在而在场；但是，人可以通过他在世界中的认知划分与加工，以及主要对于他的世界存在的认知，去扩展这种生命。这种生命可以跨越到其他可能世界中，并超越自身的世界存在。现在对这种基本关系的经验研究，必须运用特定的形式以及内世界与外世界之间关系的个性化，例如：

1. 在生理学还原中，有一种刺激与反应的关系；在现象学还原中，有我与对象（主体与客体）的意向关系。

2. 个体生命的发展源于禀性（Anlage）与环境（Milieu）（周围世界），即源于后天潜能（它根据环境的类型而激活并成形，或潜伏与停滞）。禀性与环境首先在无意识的生物学事件中发挥作用；我们在因果上去尝试认识这些生物学事件。其次，禀性与环境以心理学上可理解的方式，进入了意识生命中（在这种生命中，诸如出身与不断变化的生命条件这样的周围世界，塑造了人，并且为人所把握与塑造）。作为自我发展的本质，个体及其禀性与环境是相对存在的，并且与环境相互影响，而命运、行动、行为和痛苦就由此产生。

3. 周围世界尤其培育了情境（Situation）①。个体在情境中把握、错过或决定他的机会。个体本身创造了情境，而这使得情境能在可理解的发展中形成或瓦解。个体要服从世界的秩序、规则与制度，并把它们转化为渡过难关的工具。

----

① 对于情境概念的讨论，参见 *Jaspers，Karl*：Geistige Situation der Zeit. Berlin 1931，S. 19ff。

最终，个体会碰到"临界情境"（Grenzsituation）、无可争辩的此在边际——死亡、事故、痛苦、罪责，个体可以在这种临界情境中培育我们称之为实存（Existenz）的东西（一种自我存在的现实性）。

4. 每个人都有他的世界。[①] 但只有一个客观的世界、一个所有人的共同世界。这个共同的世界是对"根本意识"（Bewußtsein überhaupt）来说的；我们思想与观点的正确性，就源于对这种根本意识的参与。特殊意识是使其成为可能的共同意识的一部分，而且特殊意识既提供了历史的具体化，也造成了迷惑与错误。

5. 心灵就在其世界中现身，并且本身就产生了一个世界。心灵在世界中为其他东西获得了表达。心灵创造了世界中的产品。

因此，在意义移置中内在与外在的基本关系会发生如此大的变化，所以这会涉及完全异质的现实性。但是，内在与外在的基本关系，与世界中的存在之间仍然有相似的关系；这使得所有的生命、心灵生命以及人都生活在心灵的实现中。

e）心灵生命的分化性（Differenziertheit）。最高度发展的心灵现实性，使最清晰的认识得以可能。复杂与展开，可以揭示简单与原始，反之则不然。因此，研究者在最高的文化与最大的心灵领域中去研究人。最高的分化性是稀有的。只是这种稀有的东西，不是令人好奇的，而是经典的、极端的和完全发展后的案例，那么这就是认识的方向。心理学要解释的是稀有的案例，而非大量普通的案例；琐碎案例的集合首先也是通过稀有的案例得到解释的。心灵生命的分化程度，就是一种在所

---

① 对于世界概念的讨论，参见 *Jaspers，Karl:* Philosophie. Bd. I，S.61ff. Berlin 1932；*Jaspers，Karl:* Psychlologie der Weltanschauungen，S. 122ff.，3. Aufl.，S. 141ff. Berlin 1919。

有显现中都在起作用的基础事实构成。

　　尽管对经常与稀有案例的区分是重要的,尤其是从实践的医生视角来说,但经常出现的案例是纠缠不休与烦人的。经常出现的案例既不是已经被充分直观的东西,也不是在自然法则上更必然的东西或真正的东西。另一个问题是:为什么某些案例是稀有的,而其他案例是经常发生的呢;为什么克雷佩林(Emil Kraepelin)* 所定义的那种偏执狂患者(Paranoiker)是如此稀有,但在其显现上又是如此清晰;或者说,为什么在沙可(Jean-Martin Charcot)** 的周围世界中经典癔症类型是如此频繁地出现,但我们今天几乎观察不到那些类型的癔症了。

　　作为整体的心灵生命会发生变化,直至发展为伟人。同样地,大麻既会让一个人产生一种迟钝的舒适感、一种粗野的快感,也会让另一个人产生一种丰富的、奇特的、沉醉的体验。同样的疾病(如早发性痴呆),在一个人身上以一种贫乏的嫉妒妄想和一些粗糙的被害观念为特征,而在斯特林堡(August Strindberg)*** 身上发展出的内容是稀有的,

---

* 克雷佩林(1856—1926)是德国精神病学家、现代精神病学的创始人,为今天的精神障碍分类系统奠定了基础。他还将实验心理学方法引入精神病中,奠定了现代经验导向的心理病理学的基础。他还推动了脑的研究,以及文化精神病学的研究。——译者

** 沙可(1825—1893)是法国病理学家与神经病学家。1882 年,他在欧洲建立了第一个独立的神经科。他与迪歇恩(Guillaume-Benjamin Duchenne)一起被认为是现代神经病学的创始人。——译者

*** 斯特林堡(1849—1912)是瑞典作家和艺术家,被认为是瑞典最重要的作家之一,而且他的戏剧举世闻名。从 1870 年代直到他去世,他一直统治着瑞典的文学界。他的性格表现出明显的偏执型精神分裂症的特征——反复地被妄想和抑郁所困扰。他的心理脆弱在 1895 年至 1897 年之间达到了高潮。他的文学和艺术作品深受他的精神病气质和失败婚姻的影响。文学和绘画为他提供了"面对现实冲击并获得准医疗待遇"的手段。他的许多作品都包含(部分扭曲的)自传特征。

而且这种变异的生命情感成为了他文学创作的一种特殊源泉。每种心灵疾病都在其显现方式上，与心灵的被侵袭程度相一致。

就内容的丰富性以及单个心灵的过程形式而言，首先使心灵显现得以可能的是一种特定的分化高度；例如，强迫表象（Zwangsvorstellungen）、人格解体（Depersonalisation）现象，首先出现在相对较高的分化层次上；人们还没有观察到儿童有强迫表象（强迫表象的必要条件是自身心灵生命的意识达到了一种较高的程度），而且强迫表象较为频繁地出现在了（心灵生命）已经分化的个体身上。主观抑制抱怨（Hemmungsklagen）的复杂综合征也是如此；这种疾病只会出现在进行自我观察与能够对此感到痛苦的人身上。

我们要分析一下分化（Differenzierung）的概念。第一，分化指的是质性体验方式的增多。第二，分化指的是模糊的体验方式分解为了更清晰的体验方式，而在此基础上，整个体验再次变得更为丰富与深刻了：低层次上的统一现象，在高层次上却分解了；模糊的冲动通过内容得到了确定。分解的增加，同时意味着清晰性与意识的增加。不确定的预感、情感、思想，变成了清晰的、确定的、可表达的预感、情感、思想。从未分化的无善无恶状态中，分解产生了心灵的矛盾。第三，分化指的是对象意识的分析与综合。思维、把握、行为、决定、比较的可能性，全都增加了。第四，分化指的是自身反思中的自我意识。我们必须区分事实分化（它可以被主体体验到，但不需要被认识到）与分化意识（它出现于自我观察中）。每个人都会有（即使很少）一种强迫表象，但不会去尝试解释他的独特体验。通常，自身体验的分化与意识是平行的。毕竟，一种对所有不重要情感的单纯观察，会伴装为一种对于分化的增强。第五，对于一种人格的理解来说，出现分化的意识层面是决定性的。因此，导致分化的力量、生命力，在人格的整体中通过了决定层面（克拉格斯（Ludwig Klages）*在他的形式层面（Formniveau）概念中提到了这种决定层面）。这里存在着概念理解的局限。我们仍然必须借助某种确定性，突破这种局限（至少在我们要理解人格时）。一个人的字迹、举动与行为，只能在涉及同样的形式层面时，才能与另一个人进行比较。

这些区别还不足以达到一种整体上与实际上清晰及确定的直观。目前，就心理病理学现象来说，我们还不能为分化程度与方向、瓦解程度与方向的确定，提供充分的基础。我们仍然必须使用已有的一般视角。

但我们可以区分两种分化的原因。一种原因在于个体的天性（Veranlagung），另一种在于文化圈（Kulturkreis）。

中度智力低下者（Imbezillen）①中的精神病（Psychosen）有一种相对稀少的显现方式：低能者对精神病的体验更为稀少和原始，几乎不会把个别妄想观念（Wahnideen）（例如：被害妄想）系统化，而且在一定的（智力）水平之下，一些妄想观念（如罪责妄想）根本不会出现。激惹会在同样单调的、极度的尖叫与吼叫状态中出现，而情感淡漠（Apathie）会在麻木的迟钝中出现。

一个人在其中成长与生活的文化圈，首先会或多或少地塑造个体的禀性。人通过参与客观精神而脱离历史，并且借此首先在个人发展中回归自我。未受教育的聋哑人，仍然停留在了重度智力低下的层次上。在社会学

---

* 克拉格斯(1872—1956)是德国生命哲学家和心理学家，也是表达笔迹学的创始人。他是性格学的代表。直到今天，他仍以 1913 年在第一届德国自由青年大会上的文明批评而闻名于世。受他影响的著名学者包括：心理学家莱尔施（Philpp Lersch）、哲学家与心理学家海斯（Robert Heiß）、新现象学家施密茨（Hermann Schmitz）、心理学家阿尔波特（Gordon Allport）、哲学家本雅明（Walter Benjamin）等。

① *Luther*: Z. Neur. **16**，386；*Plaskuda*: Z. Neur. **19**，596.

中首先得到研究的是，在所有心灵现象中已经是事实的东西。因此，我们看到了自然而然的东西——相比低级文化圈，高级文化圈有一种更为丰富的病态心灵显现方式。另外，无法从动物那里获得什么的心理病理学的发展，主要依靠源于高级文化层次的材料。因此，一方面，私人诊所中的医生们可以在受过良好教育的人们身上，获得不可计数的有价值材料。另一方面，众所周知的是，心思单纯的人所患癔症的单调性。

我们既对最为分化的心灵生命有兴趣，又对最不分化的心灵生命有兴趣。因为对于分化的分析，始终都是工具（心灵生命的深层，首先可以通过分化得到解释），所以研究者的典型兴趣有两个方向。一些坚持自然科学观点的人认为平均和通常的显现，是真正的研究对象；另一些人同样片面地轻视这些研究，并且认为极少数高度发展的心灵生命是唯一的对象。在"心理主义小说"的艺术领域中，在由道德小说到人物小说①的类似发展变换中的法国人，是值得注意的。

f）回顾。在上述视角的基础上，我们获得了重现心灵的视域。唯一的共同点在于意义的移置；每个对比都有多重的形式。上述五个视角的讨论，应该一开始就触摸到了我们所关注的现实性。但同时应该澄清的是，共同的范畴是如此之少，在每个情况下对共同范畴的应用，都有意识地采取了特定意义。对这些共同范畴的讨论，由于它们的不确定性，通常也是无意义的。

§3. 成见与前提

只要我们有所领会（Auffassung），我们就已经带来了某些使我们

---

① 布尔热（Paul Bourget）说人物小说与道德小说是相反的："他必须选择内在生命最丰富的人。"（il devra choisir les personnes chez lesqulles cette vie interieure soit le plus ample）

的领会得以可能和得以构形的东西。如果我们的领会因此而被歪曲，那么我们就会谈到成见（Vorurteilen）；如果我们的领会是被要求和被承载的，我们就会谈到前提（Voraussetaungen）。

a) 成见。我们的批判性自身思索的领悟程序，让我们意识到了在无意识中视之为理所当然的东西。成见的源头是统一地领会整体的渴望——它满足于简单和封闭的基本表象，因此会进一步倾向于将个别视角、方法、范畴绝对化，并且会混淆可知性与坚信。

成见会在无意识中影响我们，就像一种令人麻痹的压力。我们在每一章中的根本任务都是摆脱成见。在这里，我们要先展现一些极端的成见形式。这些成见是如此知名，以致于我们经常会碰到它们的各种伪装。

1. **哲学的成见。**有时候，人们认为从一个原则出发进行推测、演绎（这种原则在没有很多经验的情况下去认识与说明一切），比对细节的费力考察更有价值——有时候，哲学想要"从上面"实现只有"从下面"的经验才能带来的东西。今天，这种方向已经终结了，但它仍以古怪的形式处处出现。它的精神隐藏在普通心理病理学的通常系统中，但可以得到清晰的认识。遗憾的是，现在经常与对纯粹演绎、无效哲学结构的合理摒弃相关联的是另一种成见——好像只有对个别经验的搜集才是合理的、好像盲目的堆积要胜过思考。这样的思考（首先只承认现实、只按计划进行工作、只是为了概述的视角、只为追求有利的科学目标而产生热情），得到了很大的重视。

演绎的哲学态度通常与伦理以及其他评判、道德与神学倾向相关联，论及的是罪责与激情（精神疾病应该由之产生），并将人的属性分为善与恶。19 世纪上半叶，雅可比（Maximillian Jakobi）在他著作中，对这种"站在错误地点的哲学"进行了全盘的批判。就算这种作为人类对于世界态度的世界观哲学有最大的意义，它在科学中也没有位置。在世界观之间的通常只是无法讨论的权力斗争，与此相反的是，在科学观点之间的总是有意义的讨论与确信。心理学与心理病理学很难摆脱作为一种世界观表达的评判，但认识与价值的分离是所有心理病理学家的要求。心理病理学家作为人，不应该拒绝价值，相反：他越是真实、清晰和深刻地进行评判，就越是能得到预期的认识。心理病理学家需要安静地沉浸到心灵生命的事实中（而不是立刻采取立场），他必须用无条件的利益、不带成见地去解放人。尽管认识与价值的分离在原则上是很好理解的，但在实践中这种分离要求具有如此高标准的自我批评和事实客观性，以致于这种分离疏远了自明性。

　　2. **理论的成见**。自然科学建立在广泛的、有良好支撑的理论之上；这些理论为事实的领会提供了一种统一的基础。原子理论与细胞学说就是这样的理论。心理学与心理病理学则没有这种起主导作用的理论。因此，在心理学与心理病理学中，也不可能有统一的理论系统（至少是作为个体建构的理论系统）。我们不能用最终的元素、机制和规则去把握所有心灵的东西，只能走特殊的道路并按照我们展示心灵生命的各个方面的特殊方法来工作。我们所面对的心灵生命，本身不仅是一个无限的整体，而且是一个连续的整体系统，就像一个海洋——我们可以逡巡于岸边、在公海的各处，却只能停留在表面。

　　我们不能把目标设定为，将心灵生命回溯到一些普遍的原则，并在原则上支配心灵生命，因为这是不可能的。我们在理论思想上所使用的东西，与自然科学理论有一种形式上的相似性，而且这些东西总是面向有限认识目标（而非面向整体心灵认识）的尝试性假设。

　　在一个理论成见占据主导地位的地方，对事实构成的领会就是有成见的。一个人总是已经在理论的图式中来看待检查结果。适用于这个理论或能够证实理论的东西，才会成为理论的兴趣点。与理论无关的东西，根本不会被知觉到。与理论相违的东西，都会遭到掩盖或被重新解释。现实都是通过理论的眼镜呈现的。因此,我们的任务就是:学会看出总是在影响我们的理论成见,并且练习去纯粹地领会检查结果(Befunde)。但是,由于每个检查结果都只能在特定范畴与方法中被知觉到,所以在每个事实本身的检查结果当中的东西,都是按照预设而被意识到的(这就是说"每个事实当中都已经有了理论")。我们就是这样去看见与认知实在,所以实在不是自在的现实性,也不是完全的现实性。

3. **躯体的成见**。默会的假设是,人与所有生物的真正现实性,就是一种躯体的事件。认识了人的躯体,就认识了人;对心灵的认识是暂时性的,并且只是一种没有正确认识价值的替代品。因此,人们倾向于这样去讨论所有的心理事实(Psychische)——就好像(心理)事实本身已经是在掌握当中的躯体事实一样,或者说,就好像当下的思想指出了一条通向主导躯体检查结果的道路。尽管真正的研究只是提出了设想(它马上通过躯体的检查结果,支持了事实的研究、确证或证伪),但在这里,纯粹的幻觉效用成为了一种臆想的启发式成见(它实际上只是没有认识价值的、迂腐的成见表达)。或者说,在所有的心理学考量中,人们至少保留了以听天由命的心情为形式的成见,例如,当认识到作为心理学基础的、躯体的疾病进程时,人们对于精神分裂症的所有心理学兴趣就消失了。

这种躯体的成见在生理学、解剖学或模糊生物学的伪装下,一再出现。在 20 世纪初,我们发现躯体的成见是这样来表达的——心灵完全是无法研究的,并且心灵是纯粹主观的。如果要对心灵进行科学的研究,那么就必须把心灵当作躯体功能,进行解剖的、躯体的研究;在这里,进行暂时的解剖学建构,总要好过一种纯粹的心理学研究。但是,这些解剖学建构变得十分魔幻(例如在迈内特(Theodor H. Meynert)、韦尼克(Carl Wernicke)那里),并且成为了"脑的神话"(Hirnmythologien)。彼此完全没有关联的事物,如皮层细胞和记忆中的意象(Erinnerungsbild)、脑纤维和心理学联想，被关联在了一起。对于这种体格来说，在一个特定脑部进程（它作为直接平行现象而被指派给特定的心灵过程）未知的情况下，一切基础就都没有了。不同的感觉区域位于脑皮层中，失语症只与左脑有关，而且这些器官必须是完好的，才能让一个特定的心灵过程成为可能；然后，在原则上与眼睛的完好运作没有什么不同的是，运动机制等是实现特定心灵过程的必要工具。人们在神经机制上取得了很大的成果，却无限疏远了最终是并行的心灵显现。人们完全错误地认为，随着失语症和失用症的发现，他们已经在心灵本身的领域中站稳了脚根。我们在经验上还完全无法确定这个问题——心灵和躯体是平行的，还是相互作用的。也没有一个病例可以让我们知道心灵和躯体是平行的，还是相互作用的。一个我们所不知道的、无尽的中介事件领域，将心灵与我们可认识的躯体显现（就二者都是可研究的对象而言）分离了开来。我们在实践中既可以使用平行主义的表达方式，又可以使用相互影响的表达方式，但实际上我们通常使用的是相互影响。我们可以非常容易地将一种表达方式，转换为另一种表达方式。但就这种倾向（把心理学进程转换为幻觉或实在的躯体过程）而言，我们可以引用一下让内（Pierre Janet）* 的观点。他说，当人们总是必须在解剖学的基础上思考时，人们就必须听天由命，并且无法思考什么时候去开展精神病学。

    4. 心理学与理智主义的成见。一种心理学成见经常会从共情的理解中产生出来。人们会"理解"一切，并丧失对于心理学可理解性边界的批判。这种情况就出现在理解心理学（verstehende Psychologie）被用作因果说明，并假设所有体验都具有普遍意义的决定性时。不通晓心

---

*   让内（1859—1947）是法国哲学家、精神病学家和心理治疗师，是现代动力精神病学的创始人和现代心理治疗的先驱。他的工作成为弗洛伊德、阿德勒与荣格的理论的主要源泉。他提出了下意识（Unterbewusstssein）的概念。——译者

理学且有躯体成见的人,尤其会出现这种情况。因此,人们过多地强调了恶意对于疾病所要负的责任。这种领会最终不以心理学为基础,而以模糊的道德成见为基础。当一些躯体医生不能根据他们熟悉的范畴找到躯体(的过程)时,他们就会厌恶癔症患者,并认为这些患者居心不良。这些患者的行为基本上是完全没有教养的,而在情况变得很糟糕时,这些患者就只能是精神科医生的病例了。心理学成见的粗糙性与简单性,就出现在那些不愿了解心理学的医生身上。

在心灵生命中,有着每个人都有目的地从理性动机出发的关联。现在有一种广泛的倾向认为,人的所有行为都以有意识的"理由"为动机。实际上,这种理性关联在人的心灵生命中只起到很小的作用。在个体相信他是从有意识的、理智的理由出发来行事时,非理性的冲动与情绪状态也会起到主导作用。对理性关联的过度追求、"理智主义心理学",是正确理解人类行为关联的一个障碍。当人们过高地估计了逻辑证明对于暗示说服的影响,以及仓促地将非理性诊断为"痴呆症"时,人们就无法直观到人类体验的无限丰富性。

5. **比喻的成见**。心灵通过表达与作品、行为与举止、躯体事件与语言表述而客观化。除了比喻与类比以外,心灵本身不能成为我们的直观对象。我们可以体验、执行、重现心灵,但不能看见心灵。当我们谈论心灵时,我们总是用比喻(通常是空间比喻)去谈论心灵。因此,心理学思想似乎需要心灵的平面图,尽管是多种多样的平面图:心灵生命就是一个意识流。意识就像一个有各种心灵现象在里面进进出出的空间(个别心灵现象就像舞台上的影象(Figuren)。这个空间消逝在趋向无意识的无限之中。心灵的构造是层次化的——有意识的层次、体验的层次、功能的层次、性格的层次。心灵由彼此关联与相互联合的元素构成。驱动心灵的是基本力量(即我们可以分析的因素或成分);心灵被描述为像一种事物那样的东西。这些以及其他的空间比喻,无法成为我们的辅助手段。当我们不是通过这些以及其他的空间比喻去证明，而只是想让我们寻找的东西更容易让人明白一些时，这些以及其他的空间比喻就是无害的。然而，经常出现的情况是：人们忘记了比喻就是比喻，而把比喻作为有效的建构（它侵占了整个心灵生命，并成为了成见）。比喻越是好理解并且同时越是具有一种能完全呈现的面貌，就越是能为人接受。因此，暂且将心灵消解为原子式的元素、将心灵的进程类比为躯体的运动（表象机制），而将心灵的关联类比为化学的关联（心理化学），不是为了比喻和比较，而是为了实际上适用于与现实相关的表象。人们甚至也总是会倾向于从比喻出发，形成"比喻的成见"。

6. **与量化、可知觉性及判断相关的医学成见**。由自然科学而来的成见是：只有量化的确证才是科学的工作，而纯粹质性的研究，总是主观与专断的。根据这种成见，通过测量、统计、曲线图去解决某些问题的统计与实验方法，是唯一科学的研究。在无法进行这些直接研究的时候，量化概念仍然会得到采用，尽管这时的量化概念没有任何意义。例如，在严肃的建构中，随着时间的推移，表象的"强度"成为了强迫表象、癔症显现、妄想观念、感官错觉的原因，而且整个强度表象是"向外投射的"。

人们只想把在感性上可知觉的东西，作为研究的对象。对躯体显现、机能与产品的研究，实际上是非常有价值的。但尽管如此，人们总是只有在把特别质性的心灵直接重现时，才能透析心灵。尽管心灵的显现在感性上是可以直接知觉的，但心灵在感性上是不能直接知觉的。这种自然自明性解释了为什么所有只坚持感性可知觉对象的心理病理学，必然会成为没有心灵的心理学。

在对个案的精神病学领会中，判断是最后的环节。但从众所周知的脑部进程判断来看，在实际的心理病理学工作中，判断是最不根本的东西。如果判断成了主要的事实，那么判断就会成为对于某种东西的一个预设(它本应在研究的最后才出现)。值得分析的是,显现的混乱不能通过一个对于认识的判断名称而得到清除,而是要以条理分明与相互关联的方式得到澄清。在精神病学中,判断经常成了一种索然无味的内循环,使得只有非常少的现象进入了有意识认识的视野。

b) 前提。与成见相对的是我们所要完成的这项任务——使用所有的手段、从所有的方面去认识心灵生命的现实性。对现实性的追求(它是经验科学中每个研究者的追求),在精神病学的躯体部分要求的是组织学、血清学、神经病学的发现,而不需要对纯粹可能性的解剖学建构与思维。在心理病理学中,我们研究的现实基础是通过感性知觉到的行为和语言表达,去理解和重现的心灵生命。我们想要去感觉、把握、反思在人的心灵中实际出现的东西。对现实性的普遍追求,在心理病理学中就是对实际心灵生命的追求;我们想要在关联当中去认识心灵生命(它和自然科学客体一样,是部分地可感性知觉的)。我们不能用源于成见的空洞思想去讨论实际的心灵生命,也不能用解剖学或其他类似的建构去取代实际的心灵生命;我们的概念只能以对实际心灵生命的理解为基础。如果没有能力与兴趣在心灵的充实中重现心灵,那么我们就不能实践心理病理学。

但是,研究者不是作为一个空洞形式的、容纳由外而来的体验的、单纯的智能体。其实,研究者在把他整个的生命力,作为他认识的不可或缺的工具。研究者的前提是:如果没有前提,那么他的研究就没有结果。我们要解释成见,才能摆脱成见,但我们的理解必须要有前提。前提要么是我们尝试采取的客观思想观点,要么就是我们本身的基础、源于我们本质的内容。如果没有前提,我们就不能看到本质。这些前提就是指导理念、研究者的心灵与实存。这些前提通常会深化与提升,人们必须认识它们。尽管这些前提不是洞见的正确性基础,但它们是洞见的真理性与本质性的源头。

错误的成见是固着和有限的前提，但人们把这种前提绝对化了，并几乎没有注意与意识到它们；人们可以通过解释去解除它们。真正的前提在于作为研究者观察与理解能力之条件的研究者存在当中；人们可以通过澄明去把握真正的前提。

心理病理学家所认识到的、最独特的东西，就在心理病理学家与人的交流中增长。这时，心理病理学家所经验到的东西，取决于他们如何看待人、如何在治疗中干预事件，因为心理病理学家同时能够澄明自身与他者。心理病理学家进行的不只是一种中性的知觉（如读取数值一样），而是在心灵勘察当中的把握性理解。

我们可以通过一种尝试性的自我置换（就像在进行一个戏剧表演那样），进入到他人的内此在当中，而且这是实质性的。我们要坚定不移地采取一种温柔的倾听态度。

心理病理学家要依赖他的体验与观察能力、他的广度、他的开放性和充实性。在那些睁着眼但又无视患者世界的人，与那些从参与的敏感性出发去进行清晰知觉的人之间，有着一个重大的区别。

因此，自身心灵对他人心灵中事件的共感，要求研究者把这种体验作为对象。情绪（Ergriffenheit）不是认识，而是直观的源头；情绪为认识提供了不可或缺的材料。冷静与情绪是相互关联，而非相互对立的。单纯冷静的观察，不能看到本质。只有冷静与情绪的相辅相成，才能引导认识。追求现实性的心理病理学家，是一个共振的心灵；他总是要去掌握经验，并把经验归入理性把握。

在对象方面，对自身本质的认识基础的批判，追问的是：我是在什么样的心境（Stimmung）中去进行把握的？这种心境会对实在把握的本质性与重要性，产生错误还是正确的影响？我从中得到了什么？这种心境是如何影响我的存在意识的？对于认识者来说，对其自身本质的认识是必要的。首先，一个认识者本人在其中成长起来的认识，才是一个充分的认识;这种认识要求的是提升,而不只是平面的扩展。

研究者与医生必须在一个内在的世界中获得直观。他们必须在客体比较中,运用一种他们对过去意象、具体疾病存在、生物学整体直观、本质遭际的记忆,简言之,他们的个人历史体验。此外,一种分层的概念才能实现其所意指的清晰含义。

§4. 方 法

人们在阅读精神病学文献时,会发现很多缺乏本真体验内容的、对于可能性的讨论、非直观的东西与推测性的证词。因此,我们在工作学习与自身的研究中,始终要去追问:事实是什么? 我看到了什么? 原初的检查结果或已获得的检查结果是什么? 如何表达我们所想到的东西? 我必须去经验什么,才能恰当地进行思考? 对于缺乏经验的思维,我们要问的是:这些思维是否是空洞的? 这里的要求是:思维要能提供新的检查结果,或让给定的检查结果更为简明,或在关联中使给定的检查结果更为丰富。人们应该尽可能避免无意义的思维争论与轻率的设计。对我们有帮助的是方法论思索与澄明。方法论思索与澄明可以让我们有意识地、确定地领会我们正在处理的是什么,还可以让我们区别经验研究与空洞的努力、无关紧要的重复、无结构的关联。

事实构成认识中的每个进步,总是一种方法上的进步。人们经常会(但不总是)意识到方法。不是所有重大的认识进步事先都有方法自觉,但这种方法自觉能够净化与保障实际上获得的东西。

方法论研究的对象,总是一种经过挑选的对象,而非整体的现实性;是某种特殊的东西、一个方面或某些角度,而不是在其总体性中的事件。

a) 技术方法。 我们研究的对象,就是在诊室、咨询室、研究所、文集、报告、技术研究机构等当中可获得的对象。我们的研究,依靠的是以现实为基础的啮合点。我们的发现，通常充分揭示了对于某些东西的观察。第一个对自杀进行统计与比较（人口、年份）的人，首先发现的只是一种技术方法。重点在于去发现其中未被注意的东西，探索让事实构成在技术上变得可把握的可能性。

1. **案例研究**（Kasuistik）。研究的基础就是对患者的口头询问，对他们的举止、有表现力的动作和报告的沉浸。

我们还要尽可能收集有关患者当下状态与整个过去情况的所有材料。在单个案例中，这些材料包括：患者的自我叙述（Selbstschilerungen）、患者本人及亲属提供的既往病史、与官方发生冲突的活动、个人活动、对熟人与上级的调查等等。

个体案例是心理病理学的经验基础。对这些案例以及病史的描述（从个别现象的展现，到整体传记），就是案例研究。案例研究方法是我们认识与直观的基石。

除了这种经常使用并且很容易把握的手段，心理病理学科学也发展出了更为特殊的方法。这种方法不适用于常规的研究，而只是关系研究的手段——统计与实验方法。

2. **统计学**。统计学方法[1]首先是作为社会学研究方法，而应用于心理病理学问题的。在这里，犯罪统计学、自杀统计学等都可以提供进一步的帮助。因此，在个别精神病学问题中，统计是卓有成效的：麻痹的持续时间、梅毒感染与麻痹发作之间的间隔、患者的年龄及其特殊精神病的开始时间、就诊的年龄曲线等等。最后，统计学在遗传学研究，以及性格学、天赋学、体格类型学的关联统计中，具有一种卓越的意义。心理病理学也有自然科学式的精确性特征，这使得心理病理学会去统

---

[1]　*Hangen*，*F. W.*: Statistische Untersuchungen über Geisteskrankheiten. Erlangen 1876. 还有很多后续工作，例如：*B. Römer*: Allg. Z. Psychiatr. **70**，804。

计与测量总是可统计与可测量的东西。

统计学方法也有一些重大的问题。我们只能简短地注意一下。

aa）就个案来说，统计结果不能说明必然性，而最多只能说明概然性（通常在适当的程度上）。个案不从属于统计学认识。就算我知道手术的死亡率，我还是不知道某一个案的手术死亡率是多少。就算我知道体格类型与精神病之间的关联，我也完全不知道在个案中，体格类型有什么样的意义。个案与统计学认识是完全不相关的。

bb）关键在于一开始就要明确作为出发点的材料。不清晰的与不能被每个研究者重复认识的材料，就不能考虑在内了。以不准确的前提为基础的精确程度，导致的是最让人惊讶的错误。

cc）在直接的统计直观性以外，用于统计加工的数学方法，需要高度的批判力与数学能力，才能理清所有的头绪并明确结果的意义，而不陷入伪数学结果的幽灵世界中。

dd）统计学结果呈现的是关联，而不是因果认识。统计学发现揭示了可能性，并帮助我们进行解释。因果解释（Deutung）需要的是假设（理论），而人们可以去检验这些假设。在因果解释中，辅助假设数量的增加，会带来更大的危险。我们要认清：从现在的假设出发去解释每个统计发现案例的边界在哪里；案例不会违反理论，因为被采纳的因素不会排除它们的可能关联，而是会通过统计运作直截了当地把每个检查都变成证实，例如，弗里斯（Friess）的生命事件及其近似组织的周期理论。但在简单的数字比较中，解释性的错误也会导致风险，并且经常是不能轻易通观的。通常强烈的数字印象，也不能让我们放松对以下夸大陈词的警惕——数字可以证明一切。

3. **实验**。在心理病理学中,长期以来占据主导地位的是实验方法。人们把实验心理病理学作为不同于其他领域的、真正科学的心理病理学领域。我们认为这种划分是错误的。实验在有的时候是有用与有价值的辅助手段,然而认识的目标不是获得实验的结果。只有那些受过心理学训练、并知道如何去追问以及如何评估答案的心理病理学家,才能做出好的实验。单纯的实验教育,是一种技术能力,不能成为心理学工作。因此,实验心理病理学中也有伪实验工作。琐碎的实验、模糊的数字,不能告诉我们什么,因为它们没有视角,也没有理念为基础。在克雷佩林对于作业曲线的卓越研究中,记忆力测量、联想和陈述试验(Aussageversuche)等,都是很有价值的。另外,人们可以把心理病理学认识与实验认识进行比较,而且人们几乎无法反驳莫比乌斯(Paul Julius Möbius)[1]所说的"恕我直言,心理学实验中的一切都是鸡毛蒜皮"。

主要的问题在于:方法可以在何种程度上,帮助我们寻找那些可以从无限和含混的现实洪流中提取的特定现实,建构模板,获取数字、曲线、图式和类似性,简明地重现可以领会与划分现实的完形。新研究的出发点总是发现一种把握事实构成的方法,以便可以让事实构成得到重复的认识。

技术研究方法(实验、测量、统计),可以为研究者提供经常是附带的、对于患者的观察,因此这些程序是有用与让人印象深刻的,尽管它们的特殊意义仍是贫乏的。智力检测会产生这样的观察情境——这种情境揭示了患者的有趣行为,而这种行为在客观的记录中是难以描述的。体格测量要求沉浸到躯体的完形中,用所有的方法去直观躯体的完形,而不考虑意义。因此,当我们混淆方法的客观意义与在方法应用中显而易见的东西时,就会产生错误的方法评估。

---

① *Möbius*,*P. J.*: Die Hoffnungslosigkeit aller Psychologie, 2. Aufl. Halle 1907.

b) 领会与研究的具体逻辑方法。在认识实践中,我们需要更多的方法。在科学的思考中,我们会对方法进行区分,并运用它们去区分认识内容的基本类型。我们划分了三个大组:对个别事实构成的领会、对关系的研究与对整体性的把握。

1. 对个别事实构成的领会。我们面对的是源于生命的、心灵现实洪流的个别事实构成。我们使用不同的分组方法,把无数的个别事实构成统一起来:

aa) 对心灵的科学把握的第一步是对特定体验现象,进行挑选、划界、区分和描述,从而使这些现象得到清晰的重现,并通过特定表达得到有序的命名。因此,我们描述了错误知觉、妄想体验、强迫过程、人格意识的方式、冲动等等。在这里,我们完全不考虑现象的生成、心灵现象的彼此涌现、对于基本存在的理论表象,而只考虑纯粹的现实体验。现象学的任务是对心灵体验与状态,进行重现、划分与确定,从而使人们总是可以用同样的概念去指称同样的心灵体验与状态。

bb) 我们只能间接地根据患者的自我陈述(我们依据我们自身体验方式的类比去领会这些陈述),去认识现象学所重现的东西。这些显现就是与客观显现相对的主观显现,而且主观显现是在其此在中直接得到揭示的。但我们是通过更为多样的方式,知觉到了客观显现:作为躯体的伴随显现,例如,兴奋时的脉搏频率、焦虑时的瞳孔放大;作为表达的伴随显现,例如,快乐或悲伤的面容;作为成果的伴随显现,例如,思想成果、作品成果;作为行为、举动的伴随显现;作为语言与艺术中涌现之作品的伴随显现。所有这些客观性都回答了这个问题:心灵生命的客观事实的基本类型是什么。

对于主观(患者直接体验到的、观察者只能间接重现的)与客观(在世界中可直接知觉的)事实构成的多种区分是不明确的。因为客观性的意义是多样的。在可计数的脉搏、可测量的记忆机能和可理解的表情中,客观性的意义都是不同的。主观与客观事实构成有如下意义差别:

1. 客观事实构成是所有在感性知觉显现中出现的东西:反射、可记录的运动、行为、生命活动等,所有可测量的机能,如工作成果、思想成果等。主观事实构成是所有通过心灵的设身处地、心灵的重现而把握到的东西。2. 客观事实构成是理性的内容,例如,妄想观念的内容——不是通过心灵的设身处地,而是通过对这些内容的纯粹思考(即理性)得到理解。主观事实构成是真正心灵的东西——它是通过共情与共感而得到把握的,例如,原发性妄想体验。3. 客观事实构成最终是主观事实构成的一部分——它是通过对表达动作的直接共情而把握到的心灵现象,例如,患者的焦虑。与此相对,主观事实构成是我们间接地通过对患者的判断而经验到的东西,因此就是没有客观焦虑表现的患者告诉我们他有焦虑时,我们所经验到的东西。4. 存在着这样的特殊事实:我们有心灵的体验,但不知道我们的体验方式。例如,当患者不知道我们通过反应的迟缓或通过共情而在客观上发现的东西时,他也不需要在主观上意识到这些东西。心灵生命越是没有分化,就越少有主观的意识。因此,我们发现了客观抑制与主观抑制、客观观念飞跃与主观感受的“思维推力”(感受上的无序和无间歇的表象变换)之间的对立。5. 当所有主观方面存在的现象成了科学研究的客观对象时,就有了主客对立的最终意义,因为在人们看来,客观症状是可检验与讨论的事物,而主观症状是不可检验与讨论的事物、是模糊的,只是以无根基的印象与纯粹个体任意判断的事物。

2.对关系的研究(理解与说明)。现象学向我们提供的是实际上体验到的心灵片断的秩序。机能心理学（Leistungspsychologie）、躯体心理学、表达心理学、患者的行为与世界以及患者的精神产品，都表现了另一种事实构成方式。我们的问题是：所有这些东西之间有什么样的关系呢？有的时候，我们可以理解一些心灵片断是如何明见地从另一些心灵片断当中涌现出来的。在受到侵犯的人愤怒时，在苦恼的求爱者吃醋时，在决定与行为源于动机时，我们只是根据心灵片断来进行理解。在现象学中，我们重现的是个别质性（作为静止状态的个别质性），而且我们的理解是静态的。当我们把握的是心灵的躁动、动作、关系、相互产生时，我们的理解是发生的（理解的心理病理学）。我们在这种发生关系中，不仅理解了主观体验现象，而且理解了在表达中直接看到的心灵片断、机能与生成，以及患者的行为与世界（所有这些一开始都是被静态地知觉到的）。

然而，我们也在广义的"理解"意义上，区分了静态理解与发生学的理解术语的不同意义。我们会在下文有关现象学、表达心理学等章节中，探讨静态理解、心灵状态的自我重现、心灵质性的自我给予性。发生学的理解、共情、心灵关系和心灵相互生成的理解，是本书第二部分的任务。只有在强调区分以避免误解时，我们才会把"静态"与"发生"加到"理解"这个词之前。在关系研究中，"理解"在有的章节中指的是发生学的理解，而在其他章节中指的是静态理解。

尤其是在心理病理学中，我们的发生学的理解（人们也把发生学的理解称为心理学说明，而它与因果的、客观的、真正的说明有本质的不同）很快就走到了边缘。心灵片断以我们完全无法理解的方式，呈现为某种新的东西。心灵的片断是一个接着一个，而不是彼此生成。正常的心灵发展阶段、异常心灵生命的时相与周期,都是这种不可理解的时间次序。我们无法完全以发生的方式去理解心灵的时间纵剖面,必须把心灵片断当作自然科学的对象,对心灵片断进行因果的说明。与心理学相反,我们不是"由内出发",而只是"由外出发"去对自然科学的对象进行因果说明。

如果要祛除含混性,我们就总是需要用"理解"这个表达,去指称由内获得的心灵直观。我们不把对客观因果关系的认识(我们总是只能由外出发去进行这种认识)称为理解,而总是称这种认识为"说明"(Erklären)。理解与说明也有固定的意义,而这些意义在阅读的过程中总是可以通过个案的增加而得到说明。与此相反,我们需要在不确定的意义上,用"把握"(Begreifen)这个词去指代理解与说明二者(在相关情况中或当理解与说明一起被提到时)。考虑到静态理解与外在感性知觉的根本对立,发生学的理解与因果说明的根本对立,取决于心理病理学中的有序研究与清晰探索的可能性。这里涉及的是最终不同的认识源泉。

有的研究者倾向于否认科学的原本心理来源;他们只想接受通过感官可知觉的东西,而不是通过感官可被理解为"客观的"东西。只要无法证明最终的认识源泉,人们也就无法反驳上述研究者的观点。但是,人们总是能够提供结果。如果上述研究者不想遭到驳斥,就必须去倾听心灵的诉说、作为科学家去思考心灵的片断、参与心理病理学,这样才能更好地在他们的研究中专注于脑与躯体的过程。他们不能作为法庭上的专家证人,因为从科学上来说,他们根据自己的见解,对于他们所追问的东西一无所知;他们只检查脑,而不管心灵:他们只把躯体的情况作为事实的知识,所以必然放弃通常的疾病史描述等。这样的结果也许是值得重视与研究的;通常固执的争辩与怀疑是"这是纯粹主观的"等诸如此类的话。这种研究者规劝自己的方式是:他们的无能不在于他们本身,而在于事实;他们的观点属于无效的虚无主义。

3. **对整体性的把握**。所有的研究都要决定、区分、采纳特殊与个别的对象,并在其中寻找普遍性。然而,被加以区分的是整体的现实。在对特殊性的认识中,存在着一种错误,即我们忘记了整体是在哪里以及通过什么而存在的。但这种整体本身不直接就是对象,而只在通向个别对象的道路上;作为对象的不是这种整体本身,而只是作为整体本质的图式。整体本身是一种理念。

整体以如下范畴得到规定:整体先于部分;整体不是部分之和,而多于部分之和;整体是独立的起源,是完形;因此,整体不能通过它的部分而被把握;整体就在其总体性中,而部分就消失在其总体性中,或在总体性中发生了改变。人们既不能由元素推出整体(机械主义),也不能由整体推导出元素(黑格尔主义)。整体其实是一种极性:人们必须通过元素去看整体,通过整体去看元素。没有从元素到整体的总括性综合,也没有从整体到元素的总括性溯源,而只有整体与元素的循环。无限的整体,就是个体与整体的相互规定。我们必须进行无边界的分析,并把所有被分析的东西,与它们所属的整体相关联。在生物学中,所有特殊因果关系内容,都通过相互影响进入到了有生命的整体中。"解释学循环"在发生学的理解中得到了深化:在从特殊的现实状态出发去理解整体时,就其而言的前提就是对于理解来说的特殊事实构成。

躯体医学就已经存在这样的问题了。过去当人们认为疾病是魔鬼时,一个人要么有病要么没病;当魔鬼在他身上时,这个人就"完全"病了。在认识当中最有成效的一步是在人们由此出发时:作为整体的躯体没有完全生病,而疾病是在整个躯体的某个部位上的;特定的解剖器官或生物功能出现了偏离,并且这个地方或多或少地对其他器官与功能产生进一步的影响。人们在疾病偏离与躯体整体(躯体整体作为生命进程,被视为是"健康的")之间观察到了反应与补偿的关系。现在,人们可以区分局部的、部分的疾病;这种疾病对躯体的其他部分根本没有影响,因此是不重要的(在其他的价值概念中,这种疾病有可能是瑕疵);这种疾病首先通过它对整个躯体(躯体现在对疾病有了反应)的影响而与生命价值相关。现在,人们可以用很多的部分与特定的疾病(它们造成了总体的现象,而不发源于躯体生命进程的总体性),去取代过去很多总是涉及整个躯体并且不清晰的疾病。躯体生命的偏离绝不只是非本质的残余——它们一开始就在躯体的整体中作为禀性而出现,即在所谓的体质中。但是,最终人们从所有个别的障碍中再次发现了:对于这种"体质"(生命个体的整体)的某种关系。

这种整体与部分之间的对立,对于心灵生命的理解来说也是存在的,在这里,只有当所有东西在科学上是更不清晰的、更复杂的,在方法论上有更多维度的时候,才要到躯体的领域中去。部分与整体的关系,在每一章中都发挥着作用。关键的转折点是对整体性意义的探索;第四部分的主题是作为经验整体的整体性意义,第七部分的主题是作为统摄整体的整体性意义(这种整体是无法在经验上进行把握的)。在这里,我们只能进行一些最粗略的解释。

我们所说的是"人之存在的整体",而这种整体是某种无限的东西,是无法认识的。这种整体的基础是个体心灵功能的充实。我们的例子是一些尽可能疏远的个体整体的例子:(打个比方来说)色盲、绝对声音记忆的缺失、不习惯数字记忆的缺失,是部分心灵的偏差,而且在总体生命的进程中,这些偏差最终也会对整体人格造成影响。因此,我们可以把很多个体——作为心灵的个体功能、作为人格的工具分开来;这些个别的疾病(例如,记忆的疾病),与其他首先以整体为基础的、基本上完全的偏差相反，不是源于心灵的个别部分。我们可以举一些极端的案例：有的患者由于脑的障碍而出现了严重的记忆缺损、语言障碍、运动麻痹，然后整体人格出现了崩溃。然而，人们在进一步的观察之后发现，整体人格在良好的条件下，就出现在它原来没有改变的特征之中；整体人格似乎停顿并且丧失了表达能力，但没有改变存在的潜能。与此相反，有的患者是这样的，他们的"工具"都是正常的，但整体人格出现了偏差，有时候几乎是难以定义的。因此，过去的精神病学家喜欢把精神疾病称为"人格疾病"。

人之存在的心灵整体与部分的普遍对立，不是唯一的分析方向；在心理学领会中，存在着很多类型的元素与整体性。与现象学元素相对的是瞬时的意识状态整体，与整体机能相对的是个别机能，与症状相对的是典型的综合征。全面的整体性，就是人的体质、疾病存在、人的传记总体。但是，这些最终经验性的整体性，也总是相对的，而不直接就是人类状态的整体。人类状态的整体，源于在作为对象时超越了对人的经验研究的自由。

我们的科学工作的唯一出发点是：在进行分析时，将个别与个别相关联，但是，如果我们的科学工作停留于个别之上，那么这种工作就会死亡，并且无法区分本质与非本质。我们的科学工作必须总是坚持整体性的理念，而不能屈从于这个诱惑——通过贫乏的推定去直接把握这种整体性；在这种推定中，人们陶醉于空话，并且由于表象的整体支配以及对整个心灵力量的表象直观而发生窄化。我们的研究工作，最终必须作为最后的视域，而保证人之存在统摄的意识；在这种意识中，所有在人身上可以进行经验研究的东西，总只是相对的部分与方面，并且是经验上最能包含的整体性。

人到底是什么？这仍然是所有认识的极限问题。

c) 形式逻辑歧途上难以避免的、始终要去克服的问题。在研究中是"正确的"事实论断与思维演进，还不足以达到认识。正确的研究中有让人停滞而不知道是为什么的歧途；在这条歧途上的特殊努力是没有结果的。每个研究者都有这样的经验。人们必须学会有意识地通过掌握危险所在，去面对危险。我将尝试揭示这样的一些危险。

1. 对无止境性的克服。我首先将通过一些例子来重现到处都有的、颠倒的基本危险：

aa）如果我在疾病史描述中遵循的是这样的原则：不做判断，而是去描述一切可描述的东西，接受患者所说的东西，收集有关他的经验，那么在形式的认真与勤奋居于主导地位时，我揭示的就是无限的疾病史，而且这种疾病史会臃肿到没有人可以读完。大量无关紧要的东西，会得到这样的辩护：后来的研究者们，在新的视角中会使这些东西具有意义。如果没有通过最低限度的本能认知，去直观与简明地领会事实构成的可能意义，那么就不会有事实构成。只有从对本质的原初观察出发，从主导的理念出发去引导对于事实构成与呈现的把握，我们才能克服无限性，而不只是简化流行判断的图式。

bb）统计可统计的东西，是最肯定的发现事实的方法。但是，我们的统计可能是无限的。一些统计本身可能会激发暂时的兴趣，特别是在每个人第一次进行统计时。但是，最初的意义源于人们可以通过特定的视角，对数字进行比较，但这仍然是无限的。重要的是把整个统计程序作为认识理念的工具；这种认识理念深植于现实性中，并且不只在统计上是无限的。因此，复杂的实验会向我们提供一些数字，但在整个统计程序不知道如何处理无限性时，这些数字也不能告诉我们什么，因此我们要用完形化的方法论视角去处理这些数字。

cc）人们偏爱的程序是：对两种事实构成之间关联的统计——从必然关系（关联数＝1）到完全没有关联（关联数＝0）。性格特性、天赋、遗传因素、测验得分等，都要根据它们的关联程度而进行统计学的检查。在应用这些关联统计时，它们首先是非常让人满意的。但人们仍然需要揭示真正和绝对的关联。但是，当关联是无限的时候，这种只是弱化关联的无限规模，会突然使每种关联都变得无关紧要。因为这种关联只能给出表面的因素、最终的影响，而不能告诉我们隐藏于大规模统计关联中的现实关系。世界上的所有东西，都处于某种关联之中。只有在我们从无限性出发，通过新的与特定的视角，对关联的意义进行限制，并且使无限性进入到认识运动的关联中时，才能克服统计学发现的无关紧要性。这里与其他地方都一样，人们不能混淆和谐一致的呈现。在研究与探索当中，只有方法论原则与由此出发的行为，才能克服无限性。

dd）在所有领域中，对现实性元素的确立，以及通过这些元素的组合与排列而进行的具体显现的说明，都是无限与僵死的程序。即使这些程序作为理智的运作是正确的，但通过这种程序也不能认识到本质。如果在所有时候都要按照需要去推导出每个可能的实现，那么人们就需要一种公式，然而，如果这些程序完全没有整体感意识，那么进行这种或那种排列运作，就没有意义了。

ee）我研究了反射心理学；在基本反射的相互影响的实现是如此特别，以致于我在确定一些"条件"反射后，在可能组合的具体执行中，很快就陷入了无限性。当这种反射整合的认识，把握了建筑原则、进行了抽样并且挑选出本质的尝试时，对这种反射整合的认识就可以控制无限性，因为这时无限性就得到了解释与原则上的澄清。

ff）所有认识领域中的事情都是相似的：人们可以无限地呈现与组合临床的综合征。人们可以积累现象学的体验描述，并通过测验去丰富机能的检验。

研究者总是必须经历同样的体验：他必须暂时走上无限的道路，尝试无限性，以便去体验冲突，并且从这条道路上得到的材料出发，去获得、组织、划分个案，并揭示个案的本质。真正发现的每一步，都是对无限性的克服。不论研究者是多么勤奋，如果他在工作中没有感受到无限性，并且索然无味地止步于简单重复，那么他的研究方式就是不可靠的，并且犯了基本的错误。人们必须去怀疑并且要去倾听，这样才能感受到任务的棘手性，并在体验到的无限性中，发现新的可能性。尽管暂时陷入无限性总是必然的，每一项发现工作之后都是单纯的类似工作。这些工作对其他材料再次做同样的事情：去证实、扩展，直到揭示出重复的无限性。但是，当一个想法作为对无限性问题以至晦暗的意识谜团的答案而产生出来时，向前的步伐，就仿佛研究节律中的搏动，会从对于研究情境的意识中孕育出来；然后，在答案出现的同时，清晰的问题也会出现。

对于无限性危险的探讨原则，就是如下洞见：它的具体此在中的所有现实、它的可能性中的所有思维，都是无限的。认识就是对以下领会的发现——无限性要通过无限的洞见得到控制与克服，因此总是创造性的有限性概念，符合事实的本质，得到了事实的支持，并且不是强加于事实的。

我们还要重现一些无限性包围我们的典型方式：

辅助建构的无限性。在解释事实构成时，我们需要辅助假设。这些假设的价值不在于作为其本身，而在于通过追问可能性，作为经验扩展与前进模板的工具。但是，我们也要承认，这些辅助假设也有未受注意的自在意义。人们总是要做进一步的概念区分,发展理论建构,并为了思考而思考。在精神病学文献、手册和个案的阅读中,人们只需要注意,在纯粹的思考中如果没有现实的经验证据,那么会有多少非直观的东西;这样人们就会看到这里的危险。思考的可能性,本身是无限的。展开思考是一种头脑游戏,而它在鉴赏、思路指导的装饰艺术以及吸引力上都有差异。但是,遏制这种无限性是有意义的智力工作的前提。与这种无限性相关的是这种要求——思考必须依据经验直观得到揭示与保障,尽管思考事先为经验提供了帮助,但只是用无法完成的思维绕过了现成的经验。远离鲜活体验与直观的东西,在没有回到鲜活体验与直观的情况下,在无限性中建造了一个表象的世界。因此,对每种方法都要去追问:这种方法是如何丰富、深化、建构直观的,正如它提升了对同一东西的再认识、扩展了体验、增加了能力那样。或者说,在这种方法中成为抽象空无的东西,如何用纯粹的概念、论文、计算和图式,把我们牵连到一个远离我们的观察与行为、并由空到空的世界中。

所有可能性的无限性。在理论说明不知不觉地选择它的工具时,可供理论使用的要素组合以及变化可能,就能把握每个已经存在的情况,而且每种情况都不会与理论冲突。由此,我就陷入了无限性当中——理论通过任意组合的重复游戏,说明了一切,但又什么都没有说明。一开始时清晰的理论遭到了反驳。存在着与理论相悖的现实性。人们构造出辅助理论来说明新的东西,直到在可能的特定边界上达到如此多的前提,以至于所有能想到的存在可能性,首先都得到了说明。这可能是所有占据片刻主导地位的理论的命运;在这种命运中的是混乱的魔法游戏——说明一切但又什么都没有说明,而信念只是无限的、没有遗漏的组合可能性的应用游戏。每当说明变得更为复杂时,研究者就必须警惕:不能落入思想循环的轨道;这种思想循环把研究者卷入到了所有可能性的无限性中,并一下子就使研究者成了只能在同义反复领域中活动的全知者。

文献的无限性。 所有进行研究的人，都想知道在他之前的研究。想要呈现一个知识领域，就必须知道之前的文献。在这里，全面工作的基础性会导致无限性——哪些思想、观点、区别（只是因为它们有某种意义），是重要的，并且应该得到保存、收集与整理。这种报告的无限性源于：不同词汇与表达中一致的东西还没有得到确定，整体的清晰性已经最大化但仍有一半的模糊性，作者思考过程中偶然的总体直观没有得到检验，文献上的关系没有遵循本质基线以及文献内容的实际层次，而只是在观点层面上将所有报告汇总在一起。面对难以计数的文献规模，人们必须要能够区分哪些是西西弗斯*式的、没有真正认识价值的。

2. 绝对化中的困境。 几乎所有的研究方法与对象，都倾向于把独特的、本质的、核心的东西绝对化。人们只能在正确的道路上行进有限的里程。人们会按照一种核心的视角去组织所有的发现；这种视角不再是方法论的了，而是存在论的了。人们相信他们已经把握到了现实性本身，而不再通过方法的多样性去进行多方面的研究。然而，实际上这总是对部分认识的绝对化。要想避免走入这种歧途，人们就得使用所有的方法与视角，而不能把一种方法与另一种方法对立起来，把生物学与精神科学对立起来，把心灵与脑对立起来，把疾病分类学与现象学对立起来。绝对化就是成见产生的温床。

在心理病理学与心理学中，理论也完全会从错误的需要中产生出来，即用唯一的说明、有限的元素去支配理论。结果就是建构型的"系统"、粗糙的分类概念、最终对整体的肤浅处理（整体只能建立于个别之上）。自然科学的理论总是模板。为了取代它，我们要求的是对于方法

---

*　西西弗斯是希腊神话中的人物。他触犯了众神，而诸神为了惩罚西西弗斯，便要求他把一块巨石推上山顶，而由于那巨石太重了，每每未上山顶就又滚下山去，前功尽弃。于是他就不断重复、永无止境地做这件事。——译者

与视角的概览。这种概览不应该是模糊的混合,也不应该是在它们范围之外的绝对化,而应该是在它们范围之内的有计划与纯粹的应用。

这本书从一开始就反对所有从追名逐利出发的、把一种领会绝对化的幻觉。在一种个别的工作中,当人们由发现的热情出发进行研究与追踪时,所有的可能结果几乎都是不可避免与富有意义的,因此人们在整体意象的设计中就要直接拒绝上述幻觉。与自身幻觉的斗争(人本身不想这样),就是设计整体的条件,只要整体实际上是源于整体的理念,而不是源于绝对化。这种整体是未完成的。与理论形态的封闭性和完成性相对的是,这本书从公认的客观事实原则出发,采取了很多种视角,并在不同层面上进行了探索——坚持视角的鲜活性、无边界性和开放性;与此同时,我们还想更好地把握由此获得的体系,并保持清晰性。

一件棘手的事情是,研究的多种多样性就在一个整体之中。每个研究者都会在他的领域中,相对不公正地去得出结论;他会否定每个在他的领域中没有和他一起进行研究的人,他会用他的判断去进行干涉;他很容易把源于事实本质并通过整体领会而获得的东西,当作纯粹的逻辑考虑。当整体建筑成为一种存在论建筑时,整体建筑在实际上就轰然倒下了;因此,整体建筑实际上不是一种总体存在知识的形式,而只具有总体方法意识的形式。总体方法意识必须吸纳所有可能的存在知识。方法论意识本身必须如此,才能保持开放性并容纳新的方法空间。

因此,这本书的基本立场是这样的:与一切绝对化相抗争、揭示无限性、解析模糊性,但承认每个真正的经验,以经验的方式去进行把握,理解和学习每种可能的知识,并在方法论结构中给予这些知识以尽可能自然的位置。

3. **术语中的伪洞见**。清晰的认识，也要通过清晰的术语反映出来。在概念与词汇中幸运或不幸运的印记，对于影响与传播，以及认识的可理解性或可误解性，有着额外的意义。但是，只有在认识本身是清晰的情况下，相应的术语才是符合事实与本质的。当人们总是反复要求用于心理学或心理病理学概念的统一术语时，困难不在于词汇，而在于概念本身。如果人们有清晰的概念，那么人们就会有一种清晰的术语。现在，统一的术语完全不能通过一个协会而获得。获得普遍承认的坚实概念仍然是完全缺乏的。人们只需要要求，每个从事心理病理学工作的人，都知道杰出的研究者与词汇之间的关联，并且他本身有意识地把他的词汇与特定概念相关联。现在人们不反对把心理学词汇转移到科学工作和讨论中，尽管心理学词汇具有完全的语法多义性。人们总是反复徒劳地去尝试提出新的词汇，而不是去进行研究工作。

d）心理病理学方法对其他科学的依赖。 医学只是心理病理学的根源之一。在全面的生物学直观的背景中，心理病理学显现总是一再被看作是生物学显现，例如，我们可以去看遗传学说中通过人以及精神疾病的现实性，在生物学关联中所把握到的东西。在生物学上可把握的东西变得清晰的时候，原本的人性才会变得清晰起来。

当研究的对象是人而不是作为一种动物的人时，心理病理学的本质就不只是生物学的完形了，而且是精神科学了。在精神病学中，医生会碰到完全在他学科之外的陌生世界。即使医生已经接受了化学、物理学、生理学的训练，他在精神病学中还需要完全不同的训练。这种情况意味着精神病学，就其是由没有受过精神科学教育的医生在从事而言，没有与科学同等的地位，因此年轻的医生或多或少是偶然地进行精神病学研究，而一些精神科医生是科学的业余爱好者。

在心理病理学中，有些在方法以及其他方面可以得到理解与扩展的东西，需要一种特别的研究。① 我们的心理病理学文献中，充满了不充分的工作。只有在脑病理学、躯体、法庭、护理技术、管理技术的问题中，官方精神科医生的平均水平才是达到内行标准的。

在康德看来②，精神状态的司法鉴定，属于哲学的专业技能。尽管这在纯粹的逻辑方法论考虑中是对的，但在实践中是错的。除了医生，没有人可以治疗精神疾病，因为这种治疗必须要有躯体医学为基础。因此，医生也只收集为司法鉴定所必须的实际体验。然而，康德观点的正确性在于：当医生可以通过教育与知识掌握哲学专业时，就能在一定程度上成为内行的精神科医生。我们不要求一名精神科医生（在精神病学史上曾出现过的情况）可以用心学习与转接一种特定的哲学体系（它是脆弱的，就好像精神科医生完全没有学过一样），我们要求的是掌握精神科学的视角与思考方法。

实际上，心理病理学汇集了几乎所有的科学。生物学与形态学、测量、计算、统计学和数学、理解的精神科学、社会学方法，都得到了应用。心理病理学这种对于其他科学（这些科学的方法与概念，转移到了心理病理学中）的依赖，对于心理病理学来说是建构性的。心理病理学涉及的是整体的人，而不只是患者。心理病理学本身要在一个包括所有方面的领会框架中得到澄明。心理病理学缺乏基础，因此其他科学移植给心理病理学的方法经常会变质或出错，有时候还会变成伪方法。但是，心理病理学的推动力是：使用在其他地方已经得到高效运用的方法，去探索心理病理学专有的、对于整体世界观与人类观来说不可替代

---

① *Külpe*: Medizin und Psychologie. Z. Pathopsychol. **1**(1912).
② *Kant*: Anthropologie. §51.

的对象,而对于对象的认识,首先就是在这种层面上达成并具有意义的。

这种对象认识的社会载体,就是精神病院、精神专科医院、疗养院、医生与心理治疗门诊的实践。科学认识首先只是实践必要性的一种结果,而且通常要在实践必要性的范围之内。很少,但更有效的是,这一领域中的主导研究者最初对于知识的渴望开辟了新的道路。

e) 对方法的要求;方法论批判与错误的方法论。我们要总结一下方法的要求是什么。方法应该为我们提供特定知识的基础,深化我们的认识,并扩展我们的经验世界。因此,方法应该教我们去认识让事件相互关联的因果要素;应该向我们揭示可理解的关系(这些关系的运作与心理病理学的前提是相关的)。但是,方法不应该纠缠于空洞的思想可能性中(这些可能性既不接近直观,也不接近经验)。方法的价值在于,我可以在与人交流时,通过方法去看、判断和影响他们。

因此,方法论批判的意义是:到知识的来源与基础中去检验知识,认清由错误方法而致的认识意愿的徒劳无功性,在方法的多样性中认清知识的秩序,扫清认识的道路,使认识更可达成与明了。

方法论道路与每条科学道路一样,也有它的危险。方法论会退化为对概念的形式逻辑的、空洞的推测。这种总是停留于最表层的推测技术(纯粹的概念推演和推求),具有破坏性的作用。认识的源泉总在于鲜活的直观。一位想要探求新东西的作者,也不能在概念中找到完全没有异议的表述。尽管他可以正确地用形式逻辑去揭示矛盾与错误(虽然只是表面的)。与此相反,有成效的批判可以领会本质与相关的东西,而且只有这种形式的批判,才能改善表述、解释方法。当形式更正会导致某种危险,并且洞察的根本意义被忽视时,有成效的批判也是必须的。很少的情况下,对于一个问题来说,提前设定尽管正确但又空洞的清晰概念,造成的弊端大于收益。

另外,只有在方法论的讨论中使用了一种具体的材料,并且发挥了作用时,方法论讨论才是有意义的。非直观的方法论抽象是令人痛苦的。具体逻辑只适用于经验科学。没有实际研究或材料的纯粹讨论,是虚幻的。当用方法去思考不能同时实现或者可能完全不能实现的东西时,人们就陷入了空洞的方法论闲聊。

最后,还有这样一种方法论的讨论——它通过纯粹的范畴来运作,因此事实上每一次对知识的积极尝试都被合理地否定,并且当它看起来是正确的时候,它仍是无用的。例如,对于清晰概念区分的典型反对意见是:人们割裂了原来是"统一的东西"(如:身体与心灵、科学与生命、人格变化与疾病进程、知觉与表象等)。或者说,被割裂的东西是由"过渡"来联结的;这种"过渡"使区分成为了实践的幻象。然而,尽管这种统一性的观点如此普遍,但它在认识进程中的应用又是如此的不正确。认识就是区分。真正的统一性已经作为无意识的统摄而存在了,并且就是在清晰视角中联结了被割裂部分的普遍理念。但是,认识本身不能预先认识到统一性,而且统一性其实是在实践中、在人的鲜活现实中得到实现的。认识是分辨的、特殊的和分离的,包含着对立,并且向统一性的运动开放。对"过渡"的讨论,通常是思考与观察的躺椅。进行这些否定理性的伪方法论批判,绝不是对统一性的巩固,而是对统一性的混淆。对统一性热情的压制,会导致混乱——盲目取代了开阔,而成为了认识的工具。

心理病理学工作的发表,要遵循如下要求:不能简单地朝前推理。在交流任何研究之前,有必要熟悉伟大的传统直观,学习区分本质,掌握一种清晰的方法意识。只有在可以控制自己的工作时,人们才不会把古老的东西当作新的发现(或者把古老的东西变成可能是更坏的东西），才不会陷入纯粹的思维可能性，才不会陷入无限性，才不会在搅乱已经获得的认识时陷入猜测与低语。

§5. 普通心理病理学的任务与本书的宗旨

普遍心理病理学的任务不是汇总所有的事件，而是营造一个整体。普遍心理病理学要做的是解释、组织、教育：要去解释事实构成的基本类型与方法多样性中的知识，在自然的秩序中去总结这些知识，最终把这些知识放到人的教育整体的自我意识中。因此，普通心理病理学进行的是一种超越特定认识任务的个别研究。为实践与思考所需的、单纯辩证的分类是不够的；只有与事实的本质把握相一致的教导构形，才能达到普通心理病理学的要求。

普遍心理病理学就处于迄今为止一直在被尝试的总体领会的连续体中，围绕着这些总体领会，并且能够为新的尝试提供支持——要么是通过反驳，要么是通过建构或进一步的探索。让我们来看一下过去的成果吧。

在我的《普通心理病理学》于 1913 年出第一版时，就有埃明豪斯（Hermann Emminghaus）和斯托林（Gustav W. Störring）的书，然后出现的是克雷奇默（Ernst Kretschmer）与格鲁勒（Hans W. Gruhle）的书。[①] 尽管这些书的意图是不一样的，在同一层面上去

①　*Emminghaus:* Allgemeine Psychopathologie zur Einführung in das Studium der Geistesstörungen. Leipzig 1878.

　　Störring: Vorlesung über Psychologie in iher Bedeutung für die normale Psychologie. Leipzig 1900.

　　Kretschmer: Medizinische Psychologie, ein Leitfaden für Studium und Praxis, 5. Aufl. 1939. Leipzig 1922.

　　Gruhle: Psychologie des Abnormen.（Im Handbuch der vergleichenden Psychologie, herausgeben von Kafka, Bd. 3, Abt.1. München 1922；也有单行本）

评价它们的目标或价值也是不公平的,但是每本书都表现了整体的直观与无边界材料的营造。*

　　普通心理病理学不是对已有工作的教学呈现;其实是要有意识地获得整体的秩序。每名精神科医生都会把或多或少棘手的、灵活的或僵硬的整体意象,归属到一种秩序类型中。一本有关心理病理学工作的书,会在整体上结合这种整体意象或思维方式。所有特殊的方法,都是在这种整体意象或思维方式中获得它们的意义与限度的。因此,致力于整体呈现的书,就是这么来获得关键意义的:看到整体,并且在显现的系统与思维指导中进入这种整体。我将尝试与过去的工作进行比较,而且我希望用比较的方式去解释(而不是实现)我的心理病理学的意图。

　　埃明豪斯的《精神障碍研究中的普通心理病理学导论》(1878),采用的是一种流行于其他临床部门的医学编排。这本书陆续涉及了疾病分类学(症状学,诊断学,疯癫的演进、持续和结局)、病因学(易患病的体质、诱发因素等),最后是病理解剖学与生理学。埃明豪斯的程序是纯粹描述性的,并且具有自然的、未经检验的自然科学医学的整体直观。在心理学上,他运用了非常不同的视角,但没有进行有意识的批判和发展。自然的日常心理学是占主导地位的,但是由于一种在它的时代的科学术语以及官方心理学的出现而变得暗淡了。这本书的第一个优点是向医生提供了流行的概览,但是模糊了精神病学与所有其他临床专业之间总是存在的界限(一种现实的综合,只有根据对部分异质的原则与方法的有意识澄清,才是可能的)。第二个优点是引人注目与完全的呈

---

*　克雷奇默(1888—1964)是德国精神病学家。他研究了人的体质并建立了类型理论。1929 年被提名诺贝尔生理学或医学奖。格鲁勒(1880—1958)是德国精神病学家。他与尼氏、威尔曼斯曾经是海德堡大学精神疾病专科医院的权威医生。——译者

现——这本书为我们提供了丰富的文献,而这些文献中的工作在今天仍然是值得参考的。第三个优点是广阔的视角(例如在通俗心理学中)——尽管这本书可能停留在医学框架中并且是由旧的精神病学出发的(旧的精神病学几乎就是这本书的基础)。埃明豪斯所运用的医学组织,正如它在之前的应用那样,在精神病学教科书的一般部分中仍然很常见。

斯托林的《心理病理学对于正常心理学意义的导论》(1900),有另外一个目标:他想探讨心理病理学对于正常心理学的意义。在这本书中,他首先以理论兴趣为基础,而占主导地位的是冯特(Wilhelm Wundt)的心理学理论。书中起主要作用的理论考虑是显现的发生,而我们已经把这种理论作为心理学的过时工具。书中的划分,遵循的是旧的图式:理智功能、情感过程、意志过程。然而,理智功能占了 400 页,情感过程占了 35 页,而意志过程占了 15 页。即使文献中一些有趣的材料是新近才被人所知的,这本书的成果仍然非常小,以致于我们对于这本书标题的期待落空了。尽管一种理论上的整体意象,提供了很多作为医学组织的形态(正如埃明豪斯曾做过的那样),但是从精神病的惊人现实性来看,这种形态在设问与回答上都是狭隘的。

人们可以从两个迄今为止有进一步发展的方面去比较克雷奇默的《医学心理学:研究与实践的范本》(1922)。这本书的目标主要是教学,而它涵盖了心理学,尽管对医生来说应该是重要的,但它没有在原则上正确地区分病理与正常。克雷奇默也是通过一种理论来建立他的整体意象、整体完形。他在历史、种系发生、个体发生(作为发育的结果)以及成人(作为同时代的人)那里发现的是心灵生命层次的思想。由此产生了他的第二个思想:关于人格类型与反应方式。但是这两个思想都是在表层上图式化的。克雷奇默本身强调的是对于少数形式与辅助概念的强力简化,而他的基础是自然科学。他通过自然科学来实现支配事物的目标。他给自己定的目标是:"在严格的自然科学建筑中,去揭示不太会再现的生物学的基本机制",并"把这种机制还原到丰富的实际生活的纷乱内容中"。在这里,克雷奇默制造了一种混淆。虽然真正的自然科学处于理论草案和证实或证伪观察的相互作用中(即准确的质疑也能做出准确的决定),并且以普遍关联的方式一步一步地进步,有时甚至跨越到一个新的基础,但直到现在,克雷奇默的精神病学理论或多或少都是一种有趣的、让分类成为可能并且能提示观察的游戏性试验。

克雷奇默提供了理解心理学的一个新式范例。这种理解心理学为了符合医学专业的要求,具有自然科学的外表,但克雷奇默的新式范例对于精确的自然科学及其方法的逻辑,只有很少的意义。克雷奇默对于"简化"的思考是这样表达的:"为了把生命晾干,我有时要做令人目瞪口呆的应用与极端的表达。"在这种对于大量个案的理论简化和表面控制中,一种处于个体的全部直觉中的全理解(Allesverstehen)上场了。值得注意的是,这种全理解很快就在分类上应用到了表现主义和对历史人物进行归类的概念上,并且在精神史上来看受到了一些神经科医生的荒谬妄想的鼓舞:"神经症的心理学在根本上就是人类心脏的心理学……一位神经症专家本身就是一位人的专家。"这本书的特点是采用了文学的写作风格。无需惊讶的是,人们在这本书中找不到对于个体的无限性与心灵的无限性问题的尊重。对此,他提供的是容易获得的陈词滥调,而这些东西会让人们以为已经对人有了根本的认识。但是,克雷奇默没有用这种程序去设计出一个心灵生命整体性的现实完形,而是停留于问题的选择之中。在他使用的、比喻多过概念精确性的语言中,人们感受到的表达错误,要多于理念。

　　在我看来,格鲁勒的《异常心理学》(1922)与克雷奇默的《医学心理学:研究与实践的范本》(1922)完全相反。在前者中,工作的细致、风格的朴实,表现得很明显。格鲁勒寻找的是一种把成见最小化的秩序。他没有运用整体的理论,而是选择了一种完全抽象的概念图式(材料就根据这种图式得到分类)。他区分了程度(量)、种类(质)、功能(活动)的异常;尽管他把功能作为意向活动与动机相关联。他只是简短地注意到了躯体及心灵过程与心灵发展关系的异常。格鲁勒通过这种方式获得了特别宽广的概念、一种对所有存在的完全区分(如质与量),尽管是如此表面,但他可以获得能够用来澄清现象的重要术语。他没有在方法上提出决定性的概念,也没有通过相关章节实现思想上的催化。相反,正如格鲁勒自己曾经说过的那样,"边界"已经设定好了,"看似重要且属于这里的心理病理学材料被堆积在其中,而对它的系统加工和内部组织在这里是不可能的"。在我看来,尽管格鲁勒在这么说时提到的是整体中的一个部分,但其中的心理病理学材料仍然有最内在的秩序。尽管我们可以期待形式的、进一步表现的秩序(其中包含了非常广泛与抽象的概念),但我们无法期待有型的整体意象。格鲁勒把坚定的批判与形式的清晰性推到了放弃创造构形的极致,因此他在事实内容中没有判定重要与不重要(这种判定只是源于理念,而不是源于形式秩序),并且错过了问题的实质。格鲁勒根本没有伪装,并且人们很快就会感觉到:书中似乎没有"不正确的"内容。在所有无关紧要的内容中,格鲁勒让人深刻地感觉到了作者的高度训练、他的鉴别力、他与事物的距离,以致于人们注意到,他显然使用了文学化的精致写作方式,他想要保持形式主义与客观性,因此他畏惧的正是文学与科学的混合。如果人们把这本书当作材料的汇编(正如这本书实际所是的那样),那么它是非常有用的。从巨量文献的汇集方面来说,人们应当去看一看这本书对旧的、被遗忘的和冷僻工作的评价。

我自己的书《普通心理病理学》(1913),所想要达到的目标既不同于这本书之前的书,也不同于这本书之后的书。因为有这种打算,所以我作为作者就不可避免地把本质放在优先的地位。我首先要说的是,我相信我这本书的意图中,没有否定其他书的尝试。其实,我希望每个想要深入心理病理学问题的人,都去对不同的整体呈现进行比较。只有这样,他才能通过对其他观点的控制,达到一种对于整体的可能把握。

我想重复一下我这本书的意图:

a) **存在教义学与方法论意识。** 我在 1913 年是这么描述我的方法论系统的意义的:"我不想用一个以理论为基础的系统去压迫整体领域,我想要尝试的是:纯粹地区分个别的研究道路、视角、方法,并由此解释心理病理学的多样性。我们不应忽视任何理论与视角。每种整体意象都应该根据它的意义与界限而得到把握。研究思考应该总是保持全面性——每个整体意象都只是由一个立场出发,这种整体意象可以在其整体性中反复起着支配作用,而且最后只能根据作为其出发点的方法与范畴得到组织。

我们铺就了可以直观心灵的各个方面的道路。这本书的每一章都应该致力于这些特别的方面。我们寻找的不是在心理病理学中以同样方式得到分析(正如在化学中对原子与关联规则的认识那样)的一个元素与功能的系统;我们所追求的只是不同的思考方式。我们获得的不是一种理论的秩序,而只是一种方法论的秩序。"

这种自身特征表达了一种人们无法从根本上看待的科学对比。在对象的已知当中，人们要么意指事实本身，以及自在和整体的存在，要么围绕每种认识的视角，方法论奠基和局限的东西。人们要么是在存在知识中寻找满足，要么是在无限运动的开放视域中寻找满足。人们把重心要么放在他们所相信的一种存在理论中，要么放在有意识的方法系统中（他们用意识方法去照亮无尽的黑暗）。为了占有人们假设已经征服的事物本身，人们要么取消所有作为暂时必需之支架的方法，要么为了再次的认识运动（它还没有完成，但向无限的体验与探索开放着），而取消所有作为暂时不可避免之错误的存在教义学。

方法论意识使我们已经面对着总是要重新把握的现实性。存在教义学阻碍了我们的认识，就像为所有新的经验披上了面纱一样。因此，我们的方法论基本立场是与绝对化相对的，我们的研究是与固着相对的。

但是我们不能忘记的是，方法只能在应用中产生，而不能在反思中产生。第一个通过方法实现而将认识扩展了的发现者，有时候也无法理解（他的发现）（他满足于他对新洞见的僵化教条的误解）。因此，这样的方法论意识不是创造性的，而只是说明性的。方法论意识是新的发现得以成长的条件与基础，而所有的教条都会阻碍新的发现。

朴素的认识兴趣同样可以通观整体，并急切地去把握似乎可以让人掌握整体的诱人理论。与此相反，批判认识想要同时把握边界与宽度：一方面，清晰地认识每一个体视角（每个事实）的意义边界；另一方面，通过艰苦的、终生不断的努力去达到所有只是可能的认识路径的范围。认识中相对最大的宽度与同时最大的清晰度，要通过一种方法论系统学才能达到。

b) 作为划分原则的方法论秩序。 方法论秩序就是让人意识到认识中的所有领会方式、观察形式、思考形式、研究方式、基本态度，并运用它们所包含的体验材料。在个案通过方法论秩序得到区分后，我们的领会与研究器官就可以得到纯粹的发展。我们还会触碰到在所有情况下都会出现的界限，并尝试进行可能的总体领会与相对化。方法上的训练，会提供对于所有知识的意义与界限的可靠批判，并为无成见的事实构成认识提供支持。

在我们眼中，现实性就是每一个体的整体，以及鲜活的人。在我们进行认识时，我们会做分析，而且每个实际确立的现实性，都是通过方法获得的。由此产生的第一个结果是：所有的认识都只是一种特殊的认识，而我们无法看到被分析之前的整体；当我们去看时，我们总是已经进行了分析。第二个结果是：现实与方法是紧密关联的。我们只能通过方法获得事实构成。在事实构成与方法之间没有根本的分界线，而且事实构成与方法是相辅相成的。

因此，方法划分同时就是一种遵循事实的存在者划分（正如存在者对我们所是的那样）。方法划分是变化着的认识功能，而经验存在就在这种认识功能中向我们呈现。通过方法划分以及由此所揭示的东西，我们同时看到了事实构成的基本类型；我们只能这样去获取清晰的解释以及对于可解释性的整体把握。方法论划分使事实材料具有了如方法论本身划分那样的一个结构。

对象与方法会在充分的划分与清晰的发展中发生重合。对其中一个的划分，就是对另一个的划分。与此相悖的是这个陈述——每个对象都是通过不同的方法看到的。然而，这个正确的要求意味着：直到那时，只是表面地作为一个对象而被把握的事实，是通过不同的方法得到探索的。我们把这种事实称为在那里的个人、疾病、意识变异、记忆等。这种对象的边界是模糊与不确定的。这种对象是一种含混的、在整体上不能清晰区分的现实。作为现实的对象，实际上首先是在方法中呈现的。这种应该通过很多方法来研究的对象,是否并且在多大程度上是实际的对象以及它的统一存在方式,也首先要通过一种特殊方法才能得到最终的澄清。

在一种存在理论占据统治地位的地方,很容易出现知识的划分。一些原则与元素会让我把握到整体。我把握到了现实性本身。因此,暗示系统的暂时成功(在这种系统中,事实本身似乎得到了基本的把握,而且每个新出现的东西都会很快侵袭整体),马上会在现实的核心处站稳脚根,并且仍然通过纯粹重复的、确认的、应用的、扩展的思维去工作,而且似乎引导着认识的工作。更困难但又更真实的是方法论划分。尽管这种体系是有吸引力与舒适的,但不能很快获得,也不能有力的把握住整体。但是这种体系运用了现实的认识,激发了研究动力,并支撑了自身的能力。这种体系揭示了:我们所获得的东西,可以使我们看到在特殊道路上呈现出来的东西,并且这种体系始终向整体的人之存在保持开放。

因此,在总体呈现中的方法论划分与组织工作,本身就是一项无终点的工作。这项工作不是对已完成图式的设计,而是持续努力地从事实研究中把结构思想提取出来,呈现出来,并把它们关联起来。

c) 整体的理念。方法秩序提供了一个支架,但这是不够的。我们在方法秩序中,并且通过方法秩序,去寻找超越方法秩序的整体。在这种意义上,我们的任务就是用多种多样的方式去呈现整体的意象。

我们必须用好的方法,去审视基本的事实类型。我们要获得精确划分的直观,并通过特定方向打开经验空间。

相互包含的东西,也就是相互产生的东西。我们要去解释使关联得以建立的独特东西。因此,我们要寻找的是使呈现划分得以成立的基本结构。

我们必须聚焦于基本的原则,因为这些原则在宽广的呈现中,很容易就消失在我们的视野中。我们要划分简单的基本界限,并寻找一种本质的浓缩。我们必须遵循最后与最基本的东西。

我们在基本秩序的寻找当中,会有一些发现,而不需要新的个别发现。我们所发现的每个秩序,都通过它们推动的不确定性而走向深入。当人们想要整体的确定性时,人们就要有特殊的经验。在知识整体中的问题,总是要通过实际的执行,才能呈现整体的直观。

无成见理性的基本立场,会批判性地划出界限,并在自明的秩序中运行。

d) 分类的实际意义。如果基本分类(Einteilung)与个别的划分(Gliederungen)是本质性的,那么就会产生这样的意象。只要这种意象不是由纯粹的逻辑先行中产生的,而是由现实中产生的,那么这种意象无论在发展还是回顾中,都会给读者留下信服的印象。

如果一种在美学上令人满意、在教学上令人舒适的分类,是遵循现实而得到应用的,那么这种分类就是真实的。分类的真实性标准,就在于分类是否增进了具体的洞见。因此,当一种分类不是一种无关联的分组时,这种分类就包括了事实判断。分类就已经意味着一种认识立场了。

划分应该通过不同的视角,去阐释基本路线、主要与次要的事实、变化中的等级秩序。划分应该通过定位,去注意可能到那时为止都没有得到重视的证据。划分应该通过定位,去相对地把每个重要性倒转过来。划分还应该接纳在体验中是有可能的东西(这些东西必须得到接受)。

每一章都呈现了一种特殊的方法及其包含的直观世界。把握与研究的基本内容、人的意象是一个接着一个的,因此实际的执行不是没有压力的。如果在一起的东西以非强制的方式聚合起来,划分呈现的任务就完成了；当不确定的强制总是出现时，就说明划分出现了错误。我们的任务就是随时注意这种错误，并通过错误向前推进。一个研究者用他的力量，只能达到他的极限，而他会瘫倒在这个极限上，因为无法再前进了。后来者应该利用与跨越这个研究者的极限。

这本书的分类在整体与个别上不是偶然的，而是经过深思熟虑的。我希望读者们能在划分的意义上深入下去，并在后续章节检验它们，而不要到最后时对基本思想感到厌倦。这本书整体首先要揭示的是总体空间——各个章节都从这种总体空间出来，去挑选特殊的视角。

e) 本书的宗旨。我们要在大致的预先讨论中，概述一下本书的主要内容。

第一部分呈现的是心灵生命的经验个别事实构成。我们将会逐个地重现主观体验与躯体检查结果、客观机能和感性的事实构成、世界与工作。这整个部分就是心理病理学家的领会官能（Auffasungsorgane），并且提供了直接的检查结果。

在第二与第三部分中，我们转向了心灵生命的关联。第二部分是可理解的关联，第三部分是因果的关联。我们不是通过对事实的掌握，而是通过对事实的确证去直接认识这些关联，在研究中去间接地认识这些关联。这两部分都要运用心理病理学家的研究官能。因为人介于精神与自然之间，并且同时是精神与自然，所以对人的认识，要求所有科学的协作。第二部分所研究的东西，以一种精神科学的知识为前提；第三部分所研究的东西，则以一种生物学知识为前提。

在第四部分中，分析的部分之后是综合的部分。第四部分涉及的是：心灵生命的整体性是如何得到领会的。这部分的内容，会提升医生的整体直观。医生依据承担一切的建构以及自传（它揭示了所有个体本质的总体性），看到的是整体的人，思考的是他诊断中的疾病。

在第五部分中，我们把异常的心灵生命放到社会学与历史当中来进行考察。精神病学不同于通常医学的地方还在于：人的心灵是这样来获得它整体构型的，即人不只是自然造物，也是文化存在。病态心灵过程的内容与形式，依赖于文化圈，并反作用于文化圈。第五部分运用了历史的视角去看人的现实性。

在第六部分中，我们对人之存在的整体做出了一种结论式的阐述。第六部分不再涉及经验论断，而是涉及了一种哲学的思考。每一章节都具有主导意义的特殊整体性，是相对全体性的。医生的总体直观并没有在经验上把握到人之存在的整体。人总是不限于我们对他的认识的。因此，结论式的阐述不是增加了我们的知识，而是解释了我们对人的所有知识与认识的哲学基础。

这本书的主题就是要去呈现我们所知的东西。在附录中我们只概述了实践的任务，并且简短地浏览了作为科学的心理病理学历史。

f) 对本书宗旨的评价。

1. **经验主义与哲学。** 我希望在前五个部分中做一个彻底的经验主义者，去抵抗推测性考虑的空洞性、理论的教条以及所有绝对的存在知识。与此相反的是，在第六部分（以及在导言中），我探讨的是哲学问题。我认为，解释这些问题，对于心理病理学来说是必要的。无成见的经验主义不仅把我们带到了哲学介入的真正边界，而且反过来，只有哲学的意识才能使可靠的经验研究得以可能。哲学与科学的关系不是这样的，即哲学研究能够在科学中找到它们的应用（这是一种无果而终的研究，尽管人们总是反复尝试从哲学上去重新命名经验的事实构成），而是这样的，即哲学起着内在立场的作用（这种立场通过边界设定、内在导引、无限知识追求的推进基础，为科学提供支持）。一种哲学逻辑必须在对事实的结构化领会中，间接地成为具体逻辑。因此，心理病理学需要关心哲学，不是因为心理病理学可以从哲学中学习某些正面的东西,而是因为可以通过哲学为它的知识可能性创造出内在的空间。

2. **章节的相互重合**。我们描述了体验的现象,因此我们已经顺带想起了因果和可理解的关联(体验的现象就出现在这些关联之中);相反,在其他大多数章节中都有现象学。因此,我们在可理解的关联中,对妄想观念(Wahnidee)进行了现象学和机能心理学的考察。自杀是一种明确的事实;自杀是如此的外在,因此人们可以统计它的出现;人们可以用很多方法,从可理解的动机、年龄、性别与年代、与精神病的关系、社会环境等去研究自杀。因此,同一事实构成会在不同章节中出现,但我们对"同一事实构成"的认识总是会有所增加。当科学吸纳了不同的要素时(要么是富有意义的统一,要么是模糊的混合),科学的进步(如精神分析、克雷奇默的体格学说)就总是会在更多的地方出现。各章之间也会有各种各样的重合。我们要明白这些重合的必要性与意义所在。

每一章首先只会遵循一种方法,并且会聚焦于这些方法所揭示的东西。但是,每种方法都已经使用了其他的方法,并且会在开始时让人联想到其他章节中的主题(它还不是或者说不再是主题了)(例如,人们所体验到的记忆错误的现象学,只有在人们从机能心理学上去领会事实构成时才可以成立,而回忆的机能缺损首先要通过体验现象学得到分析)。或者换言之,每种方法都涉及属于这种方法的对象,但这种方法所揭示的东西,都与其他用别的方法把握到的对象有直接的关联,并指示了其他的对象。因此,被看作是同一事实构成的东西,必须在多个章节中得到呈现与补充。然而,一个事实构成在其他视角中马上会变为其他事实构成。方法的孤立,一直都只是一个陷阱。没有一种方法可以将它的对象占为己有。因此,这是很自然的——某一章节实际上会涉及其他的章节。所有的割裂都是不自然的。事物之间的关联,要求人们坚持方法之间的关联。

有特殊作用的是这个基本因素：每个人都是某一意义上的人，并且是可以在他身上研究的各自事实构成之间的可能关系的全方面性。如果要去领会一个人，那就需要所有章节中的视角。没有一个章节可以独立完成这种领会。

分章的目的是为了清晰性，而且要让章节统一起来并获得领会的真理性与完善性，这种清晰性就是必需的。因此各章的主题是相互关联，而不是机械分割的。但每一章都有一种特殊的方法论道路、一种独特的观看方式、重现与奠基。

3. 方法的独立与整体意象。（夸张地来说）每一章都以整体的心理学事实领域为基础，但只有唯一的视角。但是，已经完成的、只有不同考虑的整体事实构成是不存在的；每种方法都呈现了特定的、只属于这种方法的、界限模糊的、非本质的一种相关事实构成。所有方法所揭示的整体性，不是统一的总体现实性。不存在一种能够揭示所有现实性的普遍方法。因此，我们总是只能用一种方法去解释一种现实性。

因此，认识的意愿总是会碰到这样的极限，即每次只能选择一条道路，而结果是认识的意愿会受到暂时的压制，但可以选择的道路有很多，而这些道路是关键知识的主要条件。然而，整体意象（在整体意象中，只有一种方法与完形的总体性）总是未完成的；整体意象的圆是没有闭合的。经常出现的情况是：未来会有新的事实材料出现，而且以后会有新的思考方法与视角。因此，我这本书的一个可能的缺陷是：个别章节仍然是不纯粹的；有些东西源于仍然没有意识到的其他独立原则。另一个缺陷在于：章节的整体意象（每个最终的视角都可以呈现在对材料的展开中）无法保证完善性；其实大概还需要更多的章节。最后，这本书的任务是：坚持不把所有的章节发展为列举，而是把它们发展为一种方法论关联。这种关联将会提供无限宽广的、独特的整体意象。这种整体意象,不能作为现实性的系统(System),而只有作为方法的系统学(Systematik)才能达成。

如果人们把我的这本书当作是"现象学方向的主要著作",那么人们就误解了我。现象学的态度是一种视角,并且在这本书的某一个章节里得到了特别详细的执行,因为现象学的态度在当时是一种新的视角,所以这本书运用了它。但是,这本书的理念在于,现象学只是一种视角(正如本书所说明的那样),甚至只是一种次要的视角。

g) 呈现的技术原则。

1. **源于案例的直观性**。经验基本上只是人们自己的东西。一本书可以支持或补充这些经验,但不能替代这些经验。一本书的琐碎描述不能传达人们一眼就看出的东西、在交流与谈话中体验到的东西,以及在实际调查中探索到的东西。但是当人们有自己的经验时,就可以理解他人的经验、在表象中重现他人的经验,并把他人的经验用于自己的经验。用直观的叙述替代经验,总是不完善的。尽管如此,具体案例的复述,仍是达到各种可能性的唯一道路。因此在这本书中,各种案例都得到了或多或少的详细描述。来自我的青年时代以来经验的所有案例都还保留着。我还补充了来自其他研究者工作的、令人印象深刻的、典型的案例。

这些案例可以帮助读者补充他的经验储备。尽管这种经验储备只有通过他自己的观察才是可能的,但他仍然可以通过这本书的报道与解释,得到准备和证实。

我们的要求是,每个思想都要得到直观的充实。在一种成功的呈现中,既没有不能在思维上得到领会的直观,也没有不能通过直观获得意义的思维。我们需要具有清晰结构(它包含的东西,既不太多,也不太少)的可塑直观。如果这种直观要在含混当中,通过定向正确地找到清晰的形式,那么它就必须保持内在表象的坚实立足点。这些直观与概念的支撑点应该就是人们可知、可说、可直观的前提。

2. 呈现形式。一种整体的呈现形式，应该具有长期的可读性，而不单纯是参考性的。本书的功能在于突出本质性的轮廓与聚焦。全书都力求概念的简明定义，直至达到了措辞的合法精简。

但是，我们所提出的东西，源于实际的无限与偶然。尽管我们应该尽可能少地运用单纯的列举、附带性与偶然性，但所有这些东西还是会出现并且总是会用到。正如人们在学习中总是必须反复地从无限性中取回他们涉及的东西，因此呈现不能遗漏所有在当下不能支配的东西，而是要适度地突出这些东西。在以某种方式让人感兴趣的事实构成的交流中，包含着附带的东西。这些事实构成起初只意味着就是如此。但是，人们不该忘记无限性、附带性是不可认识性的标志。因为我们还有未知，所以我们有知。

每一章都有一个主导视角。读者首先可以获得这种视角序列。在个别章节的阅读中，他尽可以按照他自己的兴趣，并通过内容索引略过一些内容。

3. 文献。这里有一个问题：人们该怎么去应对广泛的、持续增长的文献洪流呢？即使摒弃了无限的重复、随机读到的思考动机的混乱涌动、语言修辞、无关紧要报道的无结构性，人们还是会碰到巨量的文献。人们想学习正面的东西，因此会注意以下东西：首先是事实构成、案例、传记、自我叙述、报道以及其他所有的材料；其次是实际上认识到的东西、站得住脚的洞见；再次是可塑的事件、草拟好的情景、成形的东西、类型、简洁的表达；最后是展开认识的基本立场、在风格与判断中呈现出来的"观点"——这是一种遵循认识的、非反思的、整体领会的基本立场，隐藏的哲学，或者说是源于职业与任务的社会规定性，或者说是在行动与帮助愿望中的实践基本立场。现在应该提到哪些发表成果呢？人们根本不可能得到所有的文献，而只能得到近似完善的文献。

我们的任务不同于手册，因为手册的篇幅已经变得非常的长。[①] 正如我们所追求的不是事实的完善，而是事实的类型，所以我们对文献的使用是有选择性的：

首先，我们应该列举的是为一种研究方向、经典的原创工作提供基础的划时代性工作。其次，我们应该提供尽可能新的、全面的工作，而这方面的文献可以把我们带到一个领域中去。再次，我们应该把个体的研究领域工作，作为很多类似工作的案例；这种选择是偶然的，而且不包含评价。

实际上，筛选文献的巨大任务几乎是难以完成的。个别的科学也有同样的问题，正如难以计数的图书数量问题。人们需要知道一种工作的重要性次序，才能认识到有价值的文献，从而可以摆脱文献的洪流。为了实现专业化，人们必须剔除非本质的东西，并且进行编目。一种对于一切的最终评价以及精神法庭的整肃，是不可能的。在被丢弃的东西中，我们也能找到可服务于后来研究者的有用东西。直到今天，我们在心理病理学中几乎只能找到平均化的文献目录。

h）心理病理学教育的任务。一种整体呈现的目标不只是单纯的知识，而是心理病理学家的教育。这种教育会在分类的知识中、在学习的直观中、在方法论的体验中，训练心理病理学家的思考。这种教育在维护一种重要的传统时，也会致力于重塑这种传统。与这种教育相关的知识，首先是观察与思考的教育。

我的这本书想要帮助读者获得一种心理病理学的教育。尽管单纯地去学习一种图式并且用陈词滥调去进行表面的应付，是非常简

[①] 为了熟悉文献，我们要使用手册、专业杂志与研究报告。阿谢芬伯格（Gustav Aschaffenburg）的《精神医学手册》；布姆克（Oswald Bumke）的《精神疾病手册》；自1910 年以来的《总体神经病学与精神病学杂志》（柏林）；自 1929 年以来的《神经病学与精神病学进展》（莱比锡）。另外还有许多期刊上的评论。

单的,但教育源于有序知识和直观思考能力中的、向所有方向扩展的边缘知识。精神病学教育包括了具有宽广直观的自身经验(没有书可以做到这一点)、概念的清晰性与多方面的领会灵活性(后者可能需要我这本书)。

第一部分

心灵生命的个别事实构成

认识的基础是事实构成。对于事实的全面探索，是经验研究的基础。我们的思想全都要在事实中得到验证。

对于事实构成的领会，总是对于个别事实构成的领会。这种领会不是千篇一律的。明晰性需要的是一种对个别事实构成之基本类型的整理。这种整理从作为出发点的材料来看可能是表面的：疾病史、研究记录、患者的笔记、照片、各种官方文件、学校证明、统计、实验记录等。但是，一种本质的分类首先要遵循可知觉性的原则（基本事实是可知觉的）。在这种原则的意义上，我们可以区分出四种事实：体验现象、客观机能、躯体伴随显现、有意义的客观性（表达、行为、作品）：

1. 心灵的体验就是一种心灵的显现。人们把心灵的体验比作是意识流、不可分割事件的独特河流——它又在无数个体那里以绝非同一的方式流动着。当我们去认识心灵的体验时，我们会把握到什么呢？总在流动的过程，会在现象学的对象化中，凝结成固定的形态。我们所说的就是一种错误知觉、一种情绪、一种思维，就好像我们在用它们指确定的对象一样（这些对象在我们思考它们时，至少会存在一会儿）。现象学重现了这些在患者的意识中存在与发生的内在主观体验。

体验的主观事实构成，与所有作为客观事实构成的其他事实相对。追寻客观发现的道路，就是机能评价、躯体观察、表达理解、行为与工作。

2. 心灵的机能，例如，领会机能、记忆机能、工作机能、智力机能，都是机能心理学的对象。心灵的机能包括了质性与量化的机能。共同点在于：把检查当作执行任务，不论这个任务是出于研究者的一个需要，也不论这个任务是从非故意情境出发，还是从实际设定出发。

3. 心灵生命的躯体伴随显现，是躯体心理学（Somatopsychologie）的对象。我们观察的是躯体事件，躯体事件不是心灵，不是心灵事件的可理解表达，不是意义，而是作为心理上捉摸不透的，只是与心灵事情有实际关系或与心灵事件相重合的实在。

4. 心灵的有意义的客观性，就是可知觉性，而它只在我们理解了它的意义时，才呈现它的心灵源泉。这里有三种基本的事实构成类型：我们在心灵上可直接理解的身体显现和运动（表达心理学）；我们可理解的，在一个世界中的行为、活动与行动（世界心理学）；我们可理解的，文学、艺术和技术作品中的精神源泉（作品心理学）。

在下述四章中，我们把事实构成分为了三组：

a) 每个事实构成都会引发这样的问题：为什么实际上是这样的？这是怎么产生的？这会导致什么结果？在后面的部分中，会首先回答这些问题。我们总是不满于单纯的事实，但让我们感到特别满意的是如下对于事实构成的领会：事实构成是这样的，因此我们有了发现！事实的范围远远大于人们在关联中可以说明与理解的事实构成。

b) 在直接呈现中是同一的事实构成，在发生上是完全不同的。因此，对于关联的认识，可以解释事实构成本身，并在事实构成的显现中，使人们注意到一开始没有看到的差异性。隐藏在表面事实构成（谋杀、自杀、错觉、妄想等）背后的现实性是不同的。因此，当人们想要把事实构成领会为同一东西时，就总是已经在实际上超出了事实构成。

c) 所有的个别事实构成，都有属于它的整体框架的独特性：例如，意识状态中的体验现象、在心身统一整体中的躯体症状、智力机能整体中的机能、表达、整体（人们称之为形式水平、精神总体性或类似的东西）中的行为与产品。

第一章　病态的心灵生命的
　　主观显现（现象学）

导　论

　　现象学[①]的任务是：让患者实际体验到的心灵状态直观地向我们重现出来。按照这些心灵状态的相似关联去考虑，尽可能清晰地区分、辨别这些状态，并提供可靠的术语。由于我们不能如对待物理显现那

[①]　参见我的论文《心理病理学中的现象学研究进路》(Jaspers, Karl: Die phänomenologie Forschungsrichtung in der Psychopathologie. Z. Neur. **9**, 391 (1912))。在黑格尔那里，"现象学"这个词指的是意识、历史和思想中的精神显现整体。我们把这个词用于狭窄得多的、个体心灵体验领域。胡塞尔起初是在意识显现的"描述心理学" (deskriptive Psychologie)的意义上来使用"现象学"这个词(我们就是在这个意义上使用这个词)，后来他又在"本质直观"(Wesensschau)的意义上来使用这个词，而这就不是我们在本书中的用法了。对我们来说，现象学是一种经验程序；它完全以和患者交流得到的事实为基础。显然，心理学程序不同于自然科学描述：对象本身对我们来说是不可见的；经验只是一种重现。但是逻辑原则是一样的。（现象学）描述在系统范畴之外，提供了对于现象的良好陈述和差异对比、相似性展示、现象的秩序或直接根源的呈现。

样，直接知觉他人的心灵，所以这永远只能是一种重现、一种共情、一种理解。我们只能根据情况，通过对心灵状态的外在特征的一系列枚举，通过对他人心灵显现的发生条件的列举，通过感性的直觉类比和象征化，通过一种暗示的表现，把目光朝向他人的心灵状态。对此首先有帮助的是患者的自我叙述（我们可以在个体交流中探索和检查这些自我叙述）。我们可以最充分和清晰地加工这些叙述，而且由患者自己写下的书面形式的叙述经常有更丰富的内容，因此它们当然可以被接受。体验到这些心灵事件的本人，最有可能作出相关的叙述。只有进行观察的精神病学家，才致力于用适当的语言，将患者对他自身体验的叙述表达出来。

我们也要依靠患者的"心理判断"。患者完全可以把最本质与最直观的病理显现告诉给我们。患者本人就是观察者，而我们的工作只是去验证患者的可靠性与判断力。人们有时候认为患者的叙述过于可靠；因此，人们又重新极端地产生了怀疑。精神病患者的自我叙述不仅是不可替代的，而且也能产生很多可靠的结果。患者就是一些基本概念的提出者。对很多患者的比较表明，他们的描述总是相似的。这些个体既有高度的可靠性，也很有才华。癔症患者也不全是不可靠的，他们所作的大多数的心理病理学的自我叙述是非常关键的。当患者注意到我们的兴趣时，他们会乐于从感觉出发，报告人们所期待的东西。

我们的起点是去重现患者的实际经历、独特体验、意识给予、感觉方式。在这里，首先要完全排除的是关联、作为整体的体验、辅助的推测、基本的臆测、理论的表象。我们应该重现的只是实际上在意识中存在的东西，而所有实际上在意识中未被给予的东西，就是不存在的。我们必须搁置所有流行的理论、心理学构造、纯粹的解释和前见,只依赖我们在意识的现实此在中所能理解、分辨和描述的东西。在现象直观中的、根本的现象学无成见性(Vorurteilslosigkeit),不是一开始就拥有的,而是要经过费力的批判工作和经常是徒劳的努力。正如当我们还是孩子时,我们画一些东西首先是根据想象,而不是根据眼前所见;同样地,在我们作为心理病理学家时,我们要经过一个对心理进行各种思考的阶段,再达到对心理的无成见的、直接的、如其所是的把握。这总是一种新的努力,以及一种在克服成见之后达到的、新式的财富:现象学的态度。

对个体案例的完全沉浸,经常会在现象学上引出无数案例的普遍性。人们在一个案例中所把握到的东西,通常会一再出现。现象学靠的不是无数的案例,而是对个案的、尽可能完全的内直观(innere Anschauung)。

组织学(Histologie)要求,在脑皮层研究中,人们应该解释每个纤维、每个颗粒。完全相似的是,现象学要求,人们应该解释在对患者的探索和他们的自我陈述中出现的每个心灵现象、每个体验。人们不能满足于总体的印象和些许偶然取得的细节,而是应该知道每个细节,就像人们已经领会和判断的那样。有时候,人们使用这样的方法,然后,一方面,有一点让人觉得惊奇的是,人们经常看到的东西以及只是和整体印象在一起的东西,没有被意识到,而它们产生印象的能力总是很惊人,并且是前所未有的;另一方面,人们重视了实际上未知的东西,并且会陷入惊讶之中。停止这种惊讶,不会产生坏的影响。

现象学还会运用对患者的直接体验的简明直观,使同样的东西以多种多样的方式得到再认识。这要求在具体的个案中,内在地展示一种丰富的现象学直观材料。这些材料能在新个案的研究中,向我们提供标准和方向。①

不可思议的是，对未被期待现象的描述也是有价值的。因为我们认为，未被期待的现象，是此在意识的基本现象。另外，正常首先并且经常可以解释异常。但在没有直观个案的抽象道路上去进行逻辑区分，是不太有意义的。

从现在开始，我们要做的是：1. 独立地去考察个别现象，例如，错误知觉、情绪状态、冲动动势；2. 解释意识状态的特性。我们可以按照意识状态的类型，把它与之前考察的现象做特别细微的区分，并在与心灵生命的关联中区分不同意识状态的意义。②

---

① 人们可以在以下著作中找到好的自我叙述（我在下文将只引用这些著述的作者名字）：
Baudelaire: Paradis artificiels. Minde；O. J.；*Beringer u. Mayrer-Groß*：Z. Neur. **96**，209（1925）；*David*，*J. J.:* Halluzinationen. Die neue Rundschau **17**，874；*Engelken:* Allg. Z. Psychiatr. **6**，586；*Fehrlin:* Die Schizophrenie. Selbstverlag 1910；*Fischer*，*Fr.:* Z. Neur. **121**，544；**124**，241；*Forel:* Allg. Z. Psychiatr. **34**，960；*Fränkel u. Joel:* Z. Neur. **111**，84；*Gruhle:* Z. Neur. **28**，148（1915）；*Ideler:* Der Wahnsinn，S. 322ff，365ff. usw. Bremen 1848. Religiöser Wahnsinn. Bd. 1，S. 392ff. Halle 1848；*Jakobi:* Annalen der Irrenanstalt zu Siegburg，S. 256ff. Köln 1837；*James:* Die Religiöse Erfahrung in ihrer Mannigfaltigkeit. Leipzig 1907；*Janet:* Les obsessions et la psychasthenia；*Jaspers:* Z. Neur. **14**，158ff；*Kandinsky:* Arch. Psychiatr.（D.）**11**，453；*Kandinsky:* Kristische und klinische Betrachtungen im Gebiete der Sinnestäuschungen. Berlin 1885；*Kieser:* Allg. Z. Psychiatr. **10**，423；*Klinke:* J. Psychiatr. **9**；*Kronfeld:* Mschr. Psychiatr. **35**，275（1914）；*Mayer-Groß:* Z. Neur. **62**，222；*Mayer-Groß u. Steiner:* Z. Neurl. **73**，283；*Meinert:* Alkoholwahnsinn. Dresden 1907；*Nerval:* Aurelia. München 1910；*Quincey*，*Th. De:* Bekenntnisse eines Opiumessers. Stuttgart 1886；*Rychlinski:* Arch. Psychiatr.（D.）**28**，625；*Schmidt*，*Gerhard:* Z. Neur. **141**，570；*Schneider*，*Kurt:* Pathopsychologie im Grundriß in Handwöterbuch der psychischen Hygiene. Berlin 1931；*Schreber:* Denkwürdigkeit eines Nervenkranken. Leipzig 1903；*Schwab:* Z. Neur. **44**；*Serko:* J. Psychiatr. **34**，355（1913）；*Serko:* Z. Neur. **44**，21；*Staudenmaier:* Die Magie als experimentelle Naturwissenschaft. Leipzig 1912；*Wollny:* Erklärungen der Tollheit von Haslam. Leipzig 1889。

② 关于现象学进路的研究，可以参考以下常规的年度报告：《神经病学进展》《精神病学及其边缘领域》（1929 年以来，莱比锡），首先是库尔特·施奈德（Kurt Schneider）、卡尔·弗里德里希·沙伊德（K. F. Scheid）自 1934 年以来、魏特布雷希特（H. J. Weitbrecht）自 1939 年以来的报告。

第一篇　异常心灵生命的个别现象

a) 现象关系整体的划分。在所有成熟的心灵生命中,都存在着无法以任何追溯的原现象(Urphänomen)——主体与客体(对象)相对、自我指向着内容。因此,我们把一种对象意识与一种自我意识相对。这种最初的区分,要求从其本身去描述异常的对象性(如:变异的知觉、错误知觉),并按照这种方向去追问变异的自我意识。但是,(我所指向的)自我意识的状态与他者的对象化,在下述动作中得到了整合:我把握住了外在的给予;我由内而外地去把握外在的给予。描述开始于一种对象化,因此描述的是对象对于我的意义;描述始于我的状态、情感状态、心境和冲动,因此描述趋向的是澄明这些状态的对象化。

尽管现在对于对象的内在指向性,是所有可理解的心灵生命的一种必不可少的基本现象,但这种现象区分本身不是通过内在指向性获得的。我们直接体验到的东西,是一种关系整体。我们在关系整体中进行区分,以便对现象进行描述。

关系整体总是植根于空间与时间体验、身体意识以及现实意识的方式。进一步把整体分隔开的是情感状态与冲动的对立,而所有这些要素都会再次分裂。

最终,所有这些划分蔓延到了直接与间接现象的区分上。每个现象都有一种直接体验的特征。然而,心灵是本质的,因此在思考与意志中超越了直接的体验。我们把让思考与意志成为可能的原现象,称为反身性(Reflexivität)。反身性就是对于自身与内容的体验回溯。由此产生的间接现象,充斥于所有人类反身性的心灵生命中。

有意识的心灵生命也不是孤立个别现象的积聚,而是一种在持续流中可感知的关系整体。我们就是从这种关系整体出发，去描述个别事实构成的。导致这种关系整体发生变化的就是意识状态。心灵始终存在于意识状态中。尽管我们所做的所有区分都是暂时的，不能在某个地方被放弃，而必须被克服。

这种对于关系整体的整体直观导致：1. 现象只能部分地得到可划界与确定的描述，因此不同情况中的现象，实际上可以被再次确认是同一的现象。分离使得现象比它们在实际上所是，变得更为纯粹与确定。但是，只有暂时忍受这种缺点，我们才能达到简洁的直观、集中的观察与精密的描述。2. 在我们的描述中，如果某种现象的某一方面比较重要，那么这种现象就会反复出现（例如在对象意识与情感中的知觉特征）。

b) 现象的形式与内容。 适用于所有描述现象的是，我们要根据总在变化的内容，去区分现象的形式，例如，与错误知觉的事实构成相关的是，它们的内容是否是一个人、一棵树、有威胁的完形或寂静的风景。知觉、表象、判断活动、情感、冲动、自我意识，都是心灵现象的形式；它们展现了此在的方式，而对我们来说，内容就在这些此在方式中存在。我们对具体心灵生命的描述主要是对特定内容的把握（不可避免的是，这种特定内容包含着人），但我们在现象学上感兴趣的是形式。从当前的视角（人们考虑的是给予性的内容，还是形式）来看，现象学或内容上的探索是无关紧要的。对患者来说，内容才是重要的。患者经常完全不能回想起给予性的类型；患者会混淆错觉、假性错觉、妄想意识等，因为他们无法区分对他们来说如此次要的事物。

但是，内容也会改变形式，正如人们对现象的体验那样。形式使心灵生命整体中的现象具有了重要性；形式还使现象具有了自我领会与解释的方向。

有关形式与内容的按语：形式与内容的对立，普遍存在于所有的认识当中。在心理病理学中，这种对立也适用于从最简单的心理过程到持续应用的整体性。我们选出了很多的意义：

1. 在所有的心灵生命中，一个主体总是指向某些对象。在最宽泛的意义上，人们认为对象就是心灵生命的内容。与此相对的是，个体拥有对象的类型(如知觉、表象、思想)，就是形式。例如，疑病的内容，与呼喊声、强迫观念和超价观念的内容，具有同样的方式。焦虑与其他情绪状态的内容，也有同样的方式。2. 人们把精神病的形式，与特殊的内容相对，例如，把烦躁扫兴的周期性作为疾病形式，而把这种情绪的特定活动(酗酒、游荡狂、自杀)作为内容。3. 人们把心灵生命的某种最一般的变异，领会为形式。这种变异只能在心理上得到把握，例如，精神分裂症的心灵生命或癔症的心灵生命。这种形式包括了所有作为内容存在的人类冲动以及愿望、只是作为可能性的思维与幻觉。这些内容会以一种特殊的形式实现(或是精神分裂，或是癔症)。

让现象学更感兴趣的是形式。对现象学来说，内容更多地是偶然的。然而，内容是理解心理学的本质，因此内容的现象形式是非本质的。

c) 现象之间的过渡。 很多患者似乎能够在不同的现象学给予性形式中，在快速的时间序列中用精神之眼看到同样的内容。因此，在一种急性精神病中，同样的嫉妒内容会反复出现在不同的形式中(情感状态地、幻觉地、类妄想地)，而人们会误解不同形式之间的"过渡"。然而，这种"过渡"的一般用法，是懒于分析的温床。实际上，在可分离现象的描述中，个别的瞬间体验是交织在一起的：例如，独特的妄想明见体验会造成错觉体验，感性元素总是会更多地得到接受，而且人们在个别情况中经常不能确定这些存在的情况是否是真实的，又是如何变得真实的。因此，现象学的深渊（例如，在鲜活性与意象性之间）与现象学过渡（例如，从意识到错觉）之间明晰的现象差异是存在的。科学的任务就是清晰地把握、深化、丰富与组织这种现象差异。这种差异可以帮助我们分析案例。

d) 现象群组的划分。在以下段落中，我将要描述的是异常现象。我们将从对象到时空体验、身体意识、现实意识、妄想观念。我们还要从情感状态、冲动和意志，到自我意识，最终再到反思现象。划分段落的标准是自身可把握现象的直观性与独特性，而不是一种先在的、抽象的、演绎的图式。令人满意地去组织和分类现象学的给予性，至少在目前是不可能的。作为整体心理病理学基础之一的现象学，仍然处在起步阶段。我们不想在现象的描述中掩盖这种情况，但暂时必须进行一些梳理。这样的一种组织是对事实之自然生成的最佳与直观的刻画，并且同时是由不确定性驱动的——由更深的直观（不是由逻辑分组）出发去重新把握现象的整体性。

§1. 对象意识

心理学的前说明：我们认为，最广义的"对象"就是我们所面对的一切，我们用内在的精神之眼或外在的感官之眼，所看到、把握、思考、认识的一切，所有现实或非现实、可直观或抽象、可解释或不可解释的东西（我们可以把它们作为对面的东西，而内在地指向它们）。对象要么是出现在我们的知觉中，要么是出现在我们的表象中。在知觉中出现的对象是具体的（换言之，是"可感的"，具有鲜活的情感以及客观性特征），而在表象中出现的对象是意象的（是不在场的，具有主观性特征）。在知觉与表象中都可以区分出

三种元素：感受材料(例如，红、蓝、高音 C 等)、时空秩序与意向性
活动(对某种东西的意指、对象化)。特定活动可以激活感觉材料，
并且感觉材料首先是通过具有对象性的特定活动获得意义的。人
们把这种活动称为思考、意义意识。从现象学来看，这些意向活动
没有感觉材料的基础。在对于某些东西的纯粹认知中(例如，在
快速的阅读中)，我们完全不能产生直观。我们可以在没有直观
到被意指对象的情况下，完全清晰地了解词语的意义。人们把这
种对于内容的非直观的当下拥有(Gegenwärtighaben)，称为觉知
(Bewußtheit)。这种觉知要么会再度像知觉一样鲜活起来(例如，
当我们知道"某人"在我们背后，而没有去知觉与表象他时；在交际
语言中，人们就说他们"感觉到"有人在背后)，要么会像表象一样，
通常成为一种纯粹的思维觉知。

我们要重现的是对象如何以异常的方式，在原初体验中被给予：

a) 知觉异常。

1. **感受的强度变异**。所有声音听起来都更响了，所有颜色看起来
都更亮了；红色的砖瓦屋顶看起来就像一团火焰，关门的响声就像炮
击，木柴的喀嚓声听起来就像一声霹雳，风就像是风暴一样(在谵妄、麻
醉初期、中毒、癫痫发作前、急性精神病中)。

一位在若干年前遭遇轻微头部擦伤的精神变态者(Psychopath)
写道："自从我的头部受伤以来，我有时候会感到一种异常的听觉
放大；尽管相隔 4—8 周，不是在白天，而是在晚上睡觉时。过渡是
意外与突然的。在正常状态下几乎听不到的声响，对我来说绝对
是非常清晰与响亮的。我不由自主地保持着完美的安静，因为床
上用品与软垫的沙沙作响，使我非常不舒服。床头柜上的怀表就

好像塔楼上的大钟一样；甚至于我已经熟悉的、对我没有打扰的车厢与火车行驶的声响，也迸发出了像山崩一样的声音。我浑身是汗、僵硬地、本能地、自我选择地躺着，这样我才能没有任何过渡地再次进入正常状态中。这种情况持续了大约5分钟，但我感觉它似乎是无限长的。"（库尔特·施奈德）（Kurt Schneider）

反过来，还会出现强度缩减。环境显得更暗了，兴趣淡化了，一切东西感觉起来都是一样的（忧郁症）（Melancholie）。一名精神分裂症患者说：

> 当我正对着阳光大声说话时，阳光褪色了。我可以安静地看着阳光，并且阳光不会让我感到眩目。在我还是健康的时候（正如他人那样），直视阳光几分钟都是完全不可能的。（史莱伯）（Daniel Paul Schreber）*

疼痛刺激的不可感性或弱化的可感性（痛觉缺乏（Analgesie）和痛觉减退（Hypalgesie）），是局部与一般的。局部的（不可感性或弱化的可感性）通常是以神经疾病，有时候是以心理疾病（癔症）为条件的。一般的（不可感性或弱化的可感性），表现为癔症、催眠、强烈感情的结果（如战斗中的士兵）、特殊天性的表征（只在痛觉减退时）。痛觉迟钝（Hyperalgesie）同样有多种多样的条件。

2. 感受质的移置。患者在阅读时，会看到白色突然变成了红色，字母变成了绿色。他人的面孔具有一种显著的蓝色调，而德国人看起来

---

* 史莱伯（1842—1911）在精神崩溃前是德国萨克森州高级法院的主审法官。他的著作《对我的神经疾病的回忆》吸引了很多读者，包括弗洛伊德、荣格、德勒兹等，而且成为了心理学专业学生的一个关键文本。——译者

就像是中国人或印度人一样。

西尔克(Alfred Serko)* 在酶斯卡灵(Meskalin)** 造成的精神恍惚中观察到,所有实在的知觉,都包含着无限丰富的颜色,因此他体验到了一种似乎为真的颜色沉醉(Farbenrausch):

"最不可见的、甚至很难观察到的客体,如灰堆上的烟蒂和半燃过的火柴,从窗外望出去,远处施工现场的瓦砾堆上的一个五彩缤纷的瓦盆,写字台上的墨水渍,一排排单调的书籍似乎闪耀着绚丽的色彩,很难描述的东西。不能直接看到的客体,特别会通过它们完全鲜活的颜色指向,而产生不可抗拒的吸引力……屋顶、墙壁的精细阴影以及家具投射在地板上的苍白阴影,都有一种精细与柔和的色调(它使整体房间具有了一种童话般的魔力)。"

3. 异常的联觉。 一名精神分裂症患者叙述道:

我所听到的或在我近处发出的、轻微的、带有人们在活动时发出的噪音的每个词,感觉就像是对我头部的一次打击,并使我感到头痛。这种疼痛感就像头部被猛拽了一下——颅顶骨质的一部分好像遭到了撕扯。(史莱伯)

然而,甚至在这些情况下(在精神分裂中是常见的)还会出现的是

---

* 西尔克(1879—1938)是斯洛文尼亚医生、神经病学家、精神病学家和教育家,曾多年担任卢布尔雅那大学医学院教授和院长,也担任过校长。在卢布尔雅那大学医学院成立 100 周年(2019 年)之际,学院入口前竖立了他的半身像。——译者
** 酶斯卡灵是从生长于墨西哥的仙人掌植物中提取的一种生化碱(致幻剂)。人在服用酶斯卡灵后,会产生神奇的精神错觉。——译者

现实的联觉(Mitempfindungen),但不会在表象中出现的一种音调与一种色彩之间的联合(听觉色彩(Audition coiloree)、视联觉)。[①]

b) 异常的知觉特征。知觉有一系列我们作为已知与陌生、作为情感调子、作为心境而熟知的特质。这些知觉特征可以如下异常方式呈现:

1. 知觉世界的疏离(Entfremdung)。[②]

　　我就好像是透过一层面纱去看一切;就像我透过一面墙去听一切。人们的声音对我来说就像是从很远的地方传来的。事物看起来与过去不一样了,它们发生了变异,变得陌生了,显得像浮雕一样平坦。我自己的声音听起来也很陌生。一切都让我感到惊讶、全新,就好像我已经很久没有看到它们了。好像有一层毛皮盖在我的身上。为了确定我的躯体实存,我有时要触摸一下我自己。

因此,有轻度障碍的患者发出了这样的抱怨。这些患者不能充分地表达出他们知觉的变异与陌生性。这些知觉是如此少见、特殊与恐怖。对这些知觉的表达,总体上是比喻性的。没有什么词语是与这些变异的知觉直接关联的。患者不认为世界发生了实际上的改变,而只认为对他们来说一切都变得不同了。我们总是应该着重指出的是:患者在实际上的确切特点,以及他们所清晰地看到、听到与触摸到的东西。这还涉及一种知觉过程的障碍——既不涉及感受元素,也不涉及

---

① 关于视联觉学说,参见 *Bleuler:* Z. Psychol. **65**,1(1913);*Wehofer:* Z. angew. Psychol. **7**,1(1913);*Hennig:* Z. Psychother. **4**,22(1912);*Anschüz*,*Georg:* Das Farbe-Ton-Problem im psychischen Gesamtbereich. Halle 1929 (Deutsche Psychologie,Bd. V,Heft 5)(详细探索了一种少见与有趣的情况)。

② *Österreich:* J. Psychiatr. **8**;*Janet:* Les obsessions et la psychasthenie. 2. Aufl. Paris 1908.

意义的领会以及对知觉的判断。当这些患者没有说出他们独特的抱怨时，在正常的知觉过程中，必然存在着其他我们没有注意到的东西。有高度障碍的患者的叙述，总是值得注意的。

对我来说，所有的对象都是如此的新，以致于我为我所看到的事物都取了名字：我一次次地触摸着它们，以便确定它们是现实存在的。疾病使我无法找到道路的方向，尽管道路在实际上还和原来一样。实际上，未知的环境增加了陌生感；我惊恐地抓住朋友的手臂；我感到，当我暂时不能看到我的朋友时，我就会失去他。所有的对象似乎都在无限远的距离外移动着（不同于鲜活的错误距离知觉），自己的声音似乎就从无限远处传来，他人好像完全不能听到我的声音了。

患者感到，他们远离了所有的现实，并且在世界空间飘到了恐怖的孤独当中。"一切就像是一个梦。"正如空间是无限的那样，他们不再能感觉到时间，并且总是停留在同一瞬间，或者说无限的时空停止了。"我完全被孤立在一座坟墓之中，与世隔绝。我只能见到黑色；当阳光照耀下来时，我看到的还是黑暗。"然而，这些患者能看到一切东西，并且在知觉的感性部分上没有出现紊乱。

如果仔细地去探索这些患者，那么我们会发现，尽管在这些高度的紊乱中，患者独特的判断没有首先出现紊乱，但是他们的情感是如此有力，以致于他们不能压制情感的作用。他们必须去触摸，去确定他们仍然现实地存在着；他们必须通过与大地实存的碰撞，去确定自身的存在。心理障碍最终达到了如此高的程度，以致于他们失去了判断能力；惊恐与迷惘的患者（通常还有其他强烈的障碍）把情感体验为了现实，并且不再能够进行判断估计。现在，世界对患者来说已经消失了。患者不再能够达到世界了。患者完全生活在了无限性之间的可怕孤独之中。患者必须永远活着,因为他们感觉到没有时间了。患者本身也不再能存在下去,因为他们的躯体死亡了。折磨患者的命运,只能是虚假的实存。

2. 正如患者可以把知觉世界体验为陌生、未知、无生命的那样,他们也可以把知觉世界体验为是全新与非常美丽的:

> "所有的东西,看起来都不一样了。我好像在所有东西当中都看到一种神圣的庄严。""我好像处于一个新的世界中,处于新的此在中。所有的对象都笼罩在光环当中,我的精神之眼是如此清明,以致于我在所有东西中都能看到普遍的美。森林发出了美妙的音乐。"(詹姆斯)(James)

3. 这些叙述已经表明:对象不只是在感性上被知觉到,而且还有一种心境的特征。最重要的例子就是对他人的共情——我们不是纯粹地通过感性去看,而是通过心灵去理解。病态现象就在于共情的失败(他人似乎死亡了,而且患者认为,他们只能看到表面,而不能意识到他人的心灵生命),或者在于极其令人痛苦的共情(他人的心灵生命与非凡的生命性,不禁产生了难以抵抗的释放),或者在于幻觉的错误共情(它只能在心灵上得到理解,而根本就不是现实的)。

> 一名有脑炎昏睡状态的患者报告说:"在那个时候,我有一种令人难以置信的,对于无法估量的事物、心境或类似东西的精细感觉。例如,我可以立刻感觉到我的两个学生会成员之间最轻微的不满。"患者报告说,他本身不能知觉、参与这些情感,而只能记录这些情感。"这不是一种自然的共情。"(梅耶-格劳斯(Wilhelm

Mayer-Groß)与斯坦纳(R. Steiner))

　　患者在疾病进程早期,体验到了一种共情感的提升,以及对分化的心灵状态的高度细微理解。一名患者在急性精神病发作之前,长期体验到了这种感觉能力的上升,而他本人认为这种感觉能力的上升是异常的。在他看来,艺术作品是深刻、丰富和感人的,就像令人陶醉的音乐一样;人们显得比之前更为复杂了,而且他相信:他能以更加多样的方式去理解女人的心。文学作品会让他失眠。

在进程早期,一种不能理解他人心灵生命的知觉方式,也是典型的。对患者来说,他人似乎是如此地令人困惑与不可理解,以致于患者认为,健康人才有精神疾病,而他自己是没有的(韦尼克)(互易感觉)(transitivismus)。

c) 知觉断裂。这种现象指的是精神分裂与类似的中毒状态。

　　"一只鸟在花园里唧唧喳喳地叫着。我听到了鸟叫声,并且知道它在唧唧喳喳地叫,然而,这显然是两件不同的事:它是一只鸟,而且它在唧唧喳喳地叫。这里有一道鸿沟。我担心我不能把它合上。因此,这只鸟与唧唧喳喳地的叫声之间似乎是没有关系的。"(费舍尔)(Franz Fischer)

　　在酶斯卡灵所致的精神恍惚中:"当我睁开眼睛向窗户看过去时,我没有把眼睛当作窗户,而是看到了清澈的颜色、绿色与淡蓝色的斑点;我知道这些是一棵树的叶子,而间杂在树叶之间的是天空。但是,我们不可能把对空间中不同事物的感受,与不同的地点价值关联起来。"(梅耶-格劳斯与斯坦纳)

d) 错误知觉（Trugwahrnehumung）。我们已经叙述了所有的异常知觉；在其中没有看到新的非现实对象，而只看到了其他现实的对象。现在，我们要转向独特的错误知觉（在其中，我们会知觉到新的、令人糊涂的对象）。[①] 自埃斯基罗尔（Jean Esquirol）[*] 以来，人们就区分了错觉（Illusionen）与幻觉（Halluzinationen）。错觉就是所有通过对实在知觉的改造而产生的知觉；在错觉当中，外在的感觉刺激与摹仿的元素结合成为了一个统一体，从而不能直接与摹仿出来的元素相区分。幻觉是鲜活的知觉；它们不来自于对实在知觉的改变，而是完全重新制造出来的。

aa) 我们可以区分出三种错觉：不引人注意的错觉、情绪错觉与幻想性错觉。

1. 不引人注意的错觉。对于知觉的实验研究表明：所有知觉中都有摹仿的元素。由于引人注意性的短暂持续而导致的外在感觉刺激，几乎总是会得到补充。例如，当人们在倾听演讲并产生混淆时，人们首先会进行补充，并且会注意到这种补充。一个人忽略了一本书中几乎所有的印刷错误，并且在关联的意义上补充或纠正了所有的印刷错误。所有这些错觉都在注意力转移时得到了及时的改正。这包括部分的误判，还有不准确与错误的知觉，例如，在麻痹、谵妄等时出

---

① *Müller*, *Johannes*: Über die phantastischen Gesichtserscheinungen. Koblenz 1826；*Hagen*: Allg. Z. Psychiatr. **25**，1；*Kahlbaum*: Allg. Z. Psychiatr. **23**；*Kandinskty*: Kritische und Klinische Betrachungen im Gebiete der Sinnestäuschungen. Berlin 1885. 对于虚假知觉的一个详细评论，可参见我的：Z. Neur. Referatenteil **4**，289（1911）；Zur Analyse der Trugwahrmungen. Z. Neur. **6**，460。近来的工作有：*W. Mayer-Groß und Johannes Stein*: Pathologie der Wahrnehmung，in Bumkes Handbuch der Geisteskrankheiten，Bd. 1. Berlin 1928。

* 埃斯基罗尔（1772—1840）是法国精神病学家。他在《精神疾病》（Des maladies mentales）（1838）中为幻觉分类与心理病理学描述奠定了基础。在精神疾病的研究与治疗中，他发挥了重要的作用。——译者

现的知觉。这些错觉性的误判,在误读、误听、视觉印象的变形当中
都起着作用。

2. 情绪错觉。人们在夜晚独自行路并穿过树林时,惊恐地把一节
树干、一块岩石当作是人形。忧郁症患者在被害焦虑中,把墙上的衣服
看作是一具悬挂着的尸体;还听到了一阵无关紧要的、像链条铿锵一样
的嘈杂声,而他应该就是被这些东西给束缚住的。这些几乎总是不可
理解的错觉,根据情绪的内容就是可理解的。

3. 幻想性错觉。没有情绪,没有实在判断,也没有在注意时就消
失的虚幻形象,"源自不完全的感性印象的"幻影(Phantasie),就从云
雾、旧的墙面等诸如此类的东西,建构出了鲜明的错觉形象。约翰内
斯·缪勒(Johannes Müller) * 说:

> "在童年时代,我经常受困于鲜活的幻影。我可以回忆起其中
> 最鲜活的一个幻影。透过父母房屋的卧室窗户,我看到街道上有
> 一幢陈旧的房子;这幢房子上的一些石灰已经很黑了,有很多块已
> 经脱落了,而且可以看到最旧的颜色镶嵌。当我透过窗户去看时,
> 总是只能看到邻屋被熏黑与已经倒塌的墙壁,而我可以认出在脱
> 落与残存的石灰轮廓上,有一些面孔。在我看了又看以后,这些面
> 孔甚至还会有完全相应的表情。""当我让别人来看脱落石灰上的
> 各种面孔时,没有人说他也看到了,但我确实看得很清楚。""后来,
> 尽管我还能完全清晰地回忆起这些幻影,这种情况却不再出现了,
> 因此我不再能够在石灰的轮廓上重新找到这些幻影。"

---

* 约翰内斯·缪勒(1801—1858)是德国生理学家、生理心理学创始人。受黑格尔与鲁
道夫的影响,他摒弃了所有不以对于自然的严格观察为基础的生理学体系。从 1833
年开始直到去世,他一直担任柏林洪堡大学解剖学与生理学教授。他提出了脊髓反
射理论以及神经特殊能量论。1858 年,他在严重的抑郁状态下自杀。——译者

人们可以在患者那里观察到类似的错觉。头脑冷静的人，会把这些错觉作为陌生的东西。患者能够观察、引起并看着它们消失，而其他的错觉要么会通过注意而被清除，要么与产生它们的感受一起变化。

海德堡大学精神疾病专科医院的一名患者，在完全冷静的状态下，在床角看到了"刺绣一样的东西"，在墙上看到了人与动物的头，并且在墙上的光斑上看到了做鬼脸的孩子。她总是知道，这是错觉。她说："我的眼睛从深度与高度看出了一张脸。"另一名患者惊讶地说："事物是自己形成的。""窗户上的圆窟窿（钥匙孔），就像脑袋一样，而它总是来咬我。"

另一个患者叙述了他在打猎时体验到的错觉："在那里以及在隐隐约约的树与灌木上的不是我经常看到的喜鹊，而是完全清晰的形态可笑的轮廓——大肚子的小伙子，他有扭曲与细长的腿，以及又长又厚的鼻子，或者是长鼻子的大象，而它们正盯着我。它们有时大得惊人。我四周是所有可能的动物与鬼怪的形象。所有的灌木细枝，呈现出离奇的、让我生气的意象。下一回在每棵树上、在每棵灌木上坐着的是姑娘的意象，每个芦苇秆上都围绕着这样的形象。在稍纵即逝的云雾上，我看到了姑娘的形象——魅惑地笑着。当风吹动树枝时，姑娘就向我招手。风的沙沙声，就像她的窃窃私语。"（施陶登迈尔）（Ludwig Staudenmaier）*

---

* 施陶登迈尔（1865—1933）是德国化学家与牧师。1907 年开始担任实验化学教授。他从神学与自然科学的角度出发，讨论了当时流行的唯灵论（Spiritismus）。1901 年开始，他通过自动书写进行了自我试验，试图证明脑的思维活动被传送到耳朵，并在那里触发了声音。他写了一篇论文，1912 年将其出版为专著《作为实验科学的魔术》。但这项研究被当时的科学界忽视了。1968 年，德国科学图书协会再版了这本专著。自 1879 年以来，他一直患有神经病——受到了严格的自我实验的影响。在 1918 年和 1920 年，他去了慕尼黑的精神科医院。1922 年被提前退休。——译者

　　所有涉及感性体验事实的错觉,都不同于理智的解释。如果耀眼的金属被当作黄金、医生被当作一名检察官,那么这些领会就不会按照感性知觉的过程发生变化。不变的知觉对象,只会被判为是错误的。另外,错觉不同于所谓的功能性幻觉。当水从龙头中流出来时,一位患者会听到说话声;当龙头关上时,他就听不到说话声了。他同时听到了水的流动与说话声。错觉包含了现实的知觉元素;幻觉会与感性知觉一起出现,而且会在感性知觉终止时同时消失。

　　bb)真性幻觉是鲜活的错误知觉。错误知觉不是通过对现实知觉的改造形成的,而是完全重新制造出来的,并且是与现实知觉相伴产生的。在最终的特征上,错误知觉不同于梦中幻觉。正常的生命与真性幻觉是相似的。例如:视网膜上产生的残像,更为少见的感觉回忆显现(事后地、虚假地、但又鲜活地听见之前的话语,在劳累一天后看到的微观客体等,尤其在极度疲劳时出现的现象),缪勒所叙述的、经典的、幻想的人脸显现,今天已经作为主观视觉的直观图象为人熟知。

　　以下的自我叙述是感觉回忆的一个例子(马堡的枢密顾问图契克(Tuczek)对它们进行了最善意的运用):"在一天当中,我花了数个小时连续采摘苹果。我站在梯子上,手拿着采摘机。我一直看着树冠,并且拉着采摘机的杆子。然后,当我在晚上穿过镇上昏暗的街道,前往火车站时,我感觉到前行的障碍,即我总是看到面前有长着苹果的大树枝。这种显现是如此急迫,以至于我不禁要使用手中的棍子,在空中挥来挥去;这种情况持续了数小时,直到我上床睡觉。"

　　以下摘录来自缪勒关于幻想的人脸显现的自我观察:

　　"当我可以越来越多地徜徉在我自己眼睛的创物之中时,我就可以缩短不眠之夜。当我想要观察这些明亮的意象时,我在闭上的、处于完全休息状态的眼中,看到了黑暗的视野;在我感到放松并且眼部肌肉也静止不动时,我完全沉浸于眼部的感性安静或视野的黑暗之中。我放下了所有的思想、所有的判断……开始时,光斑、光雾上的黑暗视野会发生变换,并展现出各种各样的颜色,而取代这些颜色的东西,一会儿是各种对象的狭窄形象(最初是在微弱的光线中),一会儿是更清晰的形象。无疑,这些对象实际上是清晰的,而且有时候也是彩色的。这些对象运动着、变化着,有时候还会完全出现在视野的两侧,画面鲜活且清晰,否则我们绝看不到视野一侧的任何东西。通常在最有成效的眼部运动之后,这些意象会消失。反思也会驱散这些意象。它们是很少见的完形,通常是我见过的特殊图形、人物、动物,我没有到过的光明处所……不光是在晚上,我在白天的所有时候,都能见到这些显现。在晚上,我长时间地失眠,并且在闭着眼睛的情况下看到这些意象。我经常只需要坐下来、闭上眼睛、放下一切,就能不由自主地回看自童年以来的快乐意象……经常出现的是黑暗视野中的明亮形象,而且在单个形象出现之前,视野的黑暗也经常会逐渐变成内在与微弱的自然光线。这些意象也会同时出现。对我来说,同样值得注意的闪亮意象的出现(自我观察到这些显现以来),是视野的逐步点亮。因此,我最惊讶的是在白天里作为一个观察者,我的眼睛是闭着的,我看到日光逐渐从里面出来,并且眼睛看到了由感觉自身的生命产生的、闪亮意象的变化;所有这些都发生在清醒状态清醒的反思中——远离所有的迷信与狂想……在幻象亮起时,我可以进行最清晰的区分。我闭着眼睛,长时间地坐在那里;我所表象到的一切,就是纯粹的表象、在黑暗视野中的表象划分;表象是模糊的,并且无组织地在视野中变动着;有时候会出现幻象与光神经(Lichtnerven)之间的同感,某些意象会突然明亮起来,而不需要表象的刺激。显现是突然的,一开始不是想象的、表象的与明亮的。我看不到我想看的东西;我只能满足于我必须在没有刺激的情况下所能看到的东西。短视的反对意见认为,这些显现只能被设想成是如梦一般闪现的,或者正如人们所说的,这些显现只是幻觉的,但在这里这些反对意见自然而然地消失了。我可以长时间地进行想象与表象,然而在没有对于闪现的倾向时,这些首先被表象出来的东西是没有鲜活性的。一道光突然显现,而它首先不是与我意志相违的表象,也没有可知的联想。但是,这些显现(我可以在清醒与明亮的状态中去看)是如此闪亮,就如闪电一样(我把它当做通过按压眼睛造成的主观面部现象)。"

　　主观的视觉直观意象(Bilder)就是:人们在 50％ 的少年与略少于此的成年人当中发现的所谓遗觉(Eidetikern)的感觉显现。当把鲜花、水果或任意其他客体的图片放在灰色的纸上,然后再移除这些图片时,人们会在纸上重新看到明晰的客体(有可能是在纸平面的前面或后面)。不同于残像的是,遗觉不是补充的。遗觉会转移与变化;遗觉不是机械的映象,而是通过表象可以达到的改造。遗觉也会在很长时间以后,再次从记忆中出现。杨施(Erich R. Jaensch)发现,有遗觉的人可以在接受检查时,根据视觉的直观意象,读出整体文本。①

cc) 长期以来,人们都把幻觉与一种现象相混淆——在更仔细的探索中,这种现象根本不是鲜活的知觉,而是特殊的、值得注意的表象。

---

① *Urbantschitsch*: Über subjective optische Anschauungsbilder. Wien 1907; Silberer: Bericht über eine Methode, gewisse symbolische Halluzinationserscheinungen hervorzurufen. Jb. Psychoanal. **1**, 513(1909); *Jaensch*, E. R.: Über den Aufbau der Wahrnehmungswelt und ihre Struktur im Jugendalter.

康金斯基（Victor Kandinsky）* 把这种现象详细地描述为假性幻觉（Pseudohalluzinationen）。我们首先要通过如下案例来重现这些事实构成：

"1882 年 8 月 18 日，多里宁（Dolinin）服下了 25 滴纯萃取（opii simplicis）药剂，然后继续伏案工作。一小时后，他在表象过程中产生了巨大的无忧无虑感。然后，他中断了工作，在闭着眼的一小时当中（这时，他的意识是清晰的，而且毫无睡意），他观察到了白天曾经见过的人们的面孔与整个的意象、古代的著名人物（他已经很久没有见到他们了）的面孔、完全不认识的人物；在此期间，不时会出现有不同字迹的印刷纸张，另外，一幅画有黄玫瑰的画，变成了重复的标记；最后看到的整个意象，是面对面站着（但他们没有动）的很多古装人物。这些意象出现后瞬间就不见了，然后是新的意象（前后的意象之间没有逻辑关系）。这些意象强烈地向外投射出去，并以这种方式展现在眼前，但是这些意象与闭眼的黑暗视野之间全然没有关系。如果想看到这些意象，人们必须把注意力从黑暗的视野上移开；反过来，紧紧盯着黑暗视野看，会中断这些意象的显现。尽管做了很多尝试，但他不能与主观意象以及黑暗视野相融合，并把主观意象作为黑暗视野的一部分。尽管这些意象

---

* 康金斯基（1849—1899）是俄罗斯精神病学家，他最重要的成就是对幻觉的理解。他以各种语言（俄语、德语、法语）发表了许多有关精神病学、医学甚至哲学的期刊论文。他本人遭受各种类型的假性幻觉（视觉、触觉、听觉，除了味觉）的困扰。他的第一项有关假性幻觉的工作，基于他在自己精神病发作期间对他本人的主观经验的详细描述。他对精神病学的主要贡献是精神病学分类、心理病理学和法医精神病学等领域。1882 年，他创建了一个包含 16 种精神疾病诊断类别的系统。1890 年，他创造了"理念倒错"（ideophrenia）一词，意在描述知觉和思维障碍。后来这个词被"精神分裂症"（schizophrenia）所取代。——译者

有明晰的轮廓与鲜活的颜色呈现在主体眼前,但它们没有客观性的特征;对于多里宁的直接情感来说,尽管他亲眼看到了这些意象,但他用的不是身体上的外眼(它用有时活跃且朦胧的光斑看到了黑暗的视野),而是在外眼之后的内眼。这些意象与进行观察的内眼之间的距离是不同的(从 0.4—6.0 m),但这些意象经常是在进行清晰观看的距离范围内的(在这些情况下,清晰观看由于近视而变小了)。人类形象的尺寸,由自然尺寸变成了摄影肖像人物的尺寸。"最佳的产生条件是这样的:"如果人们想要观察到多里宁的假性幻觉,那么人们就要尽可能完全中断有意的思维活动,并且必须在不进行任何强行努力的情况下,只把注意力放到这种意义的内在活动上(在多里宁对面孔的自我观察意义上)。对自发产生之假性幻觉意象的积极统觉,在意识的专注中,相比没有观察者的积极努力的情况,只会让假性幻觉延续更长时间。将注意力转到另一种意义上的主观活动(如:由面孔到倾听),会部分或完全地中断第一种意义上的假性幻觉。在把注意力放在闭眼时的黑暗视野上,以及睁眼时周围的现实对象时,假性幻觉就会中断,正如在进行无意或有意的抽象思考活动时那样。"(康金斯基)

在这种叙述中,人们首先注意到的是"内眼"的现象——这种现象不是在黑暗的视野中看到的(正如幻影式的面孔显现那样),而且缺乏知觉的鲜活性(客观性特征(康金斯基))。如果要在这种杂乱无章中为引人注意的表象现象(多里宁只是一个特例)确定方向,那么我们首先就要设法对标志进行概览——正常的知觉与正常的表象就在这种概览中得到现象学的区分。

知　觉	表　象
1. 知觉是鲜活的(具有客观性特性)。	1. 表象是如画的(具有主观性特征)。
2. 知觉在外部客观空间中显现。	2. 表象在内部主观表象空间中显现。
3. 知觉有一种特定的轮廓;知觉在我们面前的呈现是充分的,并且具备所有的细节。	3. 表象没有一种特定的轮廓;表象在我们面前的呈现是不充分的,并且只有个别的细节。
4. 在知觉中,个别的感受要素具有充分感性的鲜活性,例如:颜色。	4. 在表象中,尽管有时候个别元素具有充足的知觉性,但大多数元素是不充分的表象。有些人甚至会把一切都表象为灰色的。
5. 知觉是持续的,并且能够以这种方式轻松地得到留存。	5. 表象是消解、分散的,并且必须总是得到新的确认。
6. 知觉不随意志而改变;知觉不能随意产生并得到改变。知觉与被动性情感相关联。	6. 表象取决于意志;表象可以随意产生并发生改变。表象是通过积极性情感产生的。

　　就第 2 点来说,值得注意的是:客观空间与主观表象空间会发生重合,对我背后的对象的视觉表象就属于这种情况。我也可以表象在我面前的客观对象之间有其他东西,但我不能在这些客观对象之间看到我所表象的东西(因此这是一种幻觉)。其实,我总是会从一个空间跳跃到另一个空间——两个空间在这些情况下似乎是重合的,但在根本上又是不同的。

　　根据上表,我们可以很容易地发现假性幻觉的独特性。知觉与表象的根本区分,只有在第 1 个与第 2 个特征(鲜活性-如画性,外在空间-内在空间)下的绝对对照中,才是无过渡的。这种对照,在其他特征中就没有那么的清晰。表象总是如画一般处于内在空间中,而且其实可以具备上述知觉的所有特征。因此,表象的现象具有一种在正常的表象与培育出来的假性幻觉之间的无限多样性(我们其实可以根据如下方式去进行描写):假性幻觉缺乏鲜活性,并出现于内部主观空间中,但假性幻觉在精神之眼前有特定的轮廓、所有的细节(第3点),有感受元素的知觉充分性(第4点)。具有完整细节的假性幻觉,一下子就带着感性意象所有最精细的特征与个性,呈现在意识之中。假性幻觉似乎不会流散,而是会成为持续的现象,直到它们一下子消失掉(第5点)。最后,假性幻觉不能得到自主的证实或改变(主体对于假性幻觉来说是接受与被动性的)(第6点)。

但这些培育出来的现象,完全不是通常的、最频繁出现的现象。通常的现象,其实是变化无常的,并且绝大多数只具有上述的一些特征。因此,出现的是完全苍白的、细节较小的表象,但这些表象是不由自主的。或者说,非常详细的固定现象可以得到有意的证实。因此,一名患者会在急性精神病后产生一种非常清晰的表象。他用内眼看到了完整的国际象棋棋盘(从棋子到下盲棋)。这种表象很快就消失了。到目前为止,假性幻觉只有在面孔与倾听上,才是内意象与内声音。

我们对于错误知觉中感性生命的展现,完全区分了错觉与幻觉、感觉现象与表象现象(即区分了幻觉与假性幻觉)。这不妨碍我们发现实际上的"过渡",因为一种假性幻觉会变成一种幻觉,或者取代一种整合了现象的、丰富的病态感觉生活。但只有在做出确切区分时,人们才能获得可作为标准的清晰分析。

　　错觉、幻觉和假性幻觉之间有特别多样的差异,由诸如火花、火焰、沙沙作响、霹雳声这样的基本现象,到对于成形对象的知觉、对于声音的倾听、对于形态与风景的观看。因为我们通达的是感觉领域,所以总是会获得一种特定的直观性。

　　视觉。[①]　实在的事物看起来变大了,或变小了,或变歪了,或

---

①　参见西尔克对于视幻觉的描述:*Serko: Z. Neur.* **44**;*Morgenthaler*:*Z. Neur.* **45**。

者说,对象动了起来,意象蹦到了墙上,家具活了过来。酒精谵妄中的视幻觉,数量繁多且变化无常;癫痫中的视幻觉经常富有颜色(红、蓝),而且非常大。在急性精神病中,人们可以观察到情景性的"全景"幻觉。以下是一些例子:

aa) 在表象空间中。一名精神分裂症患者在清醒状态下,看到了令人不适的意象。患者不知道这些意象是怎么出现的。它们是内在的。患者知道这些意象是不存在的。但是,她不由自主地产生了这些意象。她看到了一座半挖开的坟墓,以及若干无头的游魂。这些意象折磨着她。通过把注意力转向外在的对象,她可以驱除这些意象。

bb) 在眼睛睁开、视野开阔、客观空间没有组织时。"各种形象在我周围3—6 m的地方聚集起来。古怪的人形,发出了一种噪音一样的吵闹声。这些形象就在空间中,但它们好像有自己的专属空间。我感觉,越是远离熟知的事物,这种有居民的新式空间就越是清晰。我可以准确地给出距离,但这些形象既不依赖于房间中的对象,也不会为这些对象所掩盖。这些形象不会与一面墙壁、一扇窗户等一起被知觉到。

我不认为我只是在表象这些事物;我过去没有在我的表象与知觉之间找到相似性,今天也不能找到相似性。我感到这些表象根本不处于空间之中,它们是我脑中或眼后的苍白意象,而且我在我对于外部事物的知觉中体验到了一个世界。但这个世界与感觉世界无关。这个世界所包含的一切,对我来说就像是真实的(完整生命的形式)。后来,我感到在通常的世界中仍然有另一个有其特殊空间的世界,而意识来来去去地任意滑翔着。"(施瓦布)(Schwab)

西尔克叙述了他在服用酶斯卡灵后的错误知觉:"它们总是处于它们自己的、持续的、圆盘形的、微观的视野中,而且大大缩小了;它们脱离了现实的环境,并且其实是构造了一个它们自己的世界;尽管它们是一个戏剧世界的缩影,但没有一丁点现有的意识内容;它们总是主观的……有最精细的雕刻,有耀眼的颜色,出现在惹人喜爱的、深度的视角中,总是在发生变化……当我的眼睛动起来时,它们在空间中的位置仍是不变的。"它们的内容"处于持续的变化中:与裱糊布模式相交替的是花束、涡卷形曲线、穹顶建筑、哥特式的大门……:始终都有生成与消灭,而且这种感官错觉的特点就是不停歇的变动"。

cc) 在闭眼时。与缪勒的叙述相反的精神分裂症感觉是这样的:"在闭眼时,我会知觉到弥漫的、乳白色的光线,其中经常会出现闪亮的、美妙的、异国风情的植物与动物。我觉得眼里有朦胧的光线,但其形状就像是来自另一个世界的生命。对于光线的知觉不全是一样的。在我的心灵状态不错的时候,光线会变得更亮,但在少许的道德退步(如生气、兴奋)或在躯体不适(如吃了过多食物)后,光线会变暗或变成乌黑的暗夜。当我闭上眼睛时,这种光线会在1—2分钟后出现。当我坐火车穿过隧道并且闭上眼睛时,眼前马上就会亮起来;我觉得火车没有开动。然后当我突然睁开眼时,隧道里仍然是绝对的黑暗。光线的消失,不只是因为我睁开了眼睛,而且是因为我努力用眼睛向外看。当我不再凝视时,我也可以在眼睛睁开时(甚至在白天时)看到这些光线(只是不太清晰)。这些形象不会总是出现。植物超出了我对它们的表象,让我感到惊讶的是它们的美丽与妩媚——其中有某种光彩夺目的东西,就好像我平时所看到的植物只是它们退变了的形象。动物的样子类似于史前生物,而且所有动物都很友善。有时候,有些动物会非常显眼,但让我感到不可思议的是:所有其他动物是如此和谐地结合为了统一体,以至于形成了一种类型。这些动物是不动的，就像塑料一样，并且过一会儿就消失了"（施瓦布）。

dd）客观空间中的编排。康金斯基根据他自己的精神病，叙述道："我的一些幻觉是相对苍白与模糊的。其他幻觉则具有各种颜色，就像现实的对象那样。这些幻觉完全掩盖了现实的对象。在整整一周时间当中，我都看到了同一面墙；墙上铺着光滑的、单色的墙纸；户外有一系列令人惊讶的、金边包裹的意象——自然风光、人造风景，有时候是画像。"

乌特霍夫（Wilhelm Uhthoff）①描述了以下案例：老脉络膜炎（Chorioiditis）。核心正面盲点。在 20 年里这个病都没有特别的显现。有一天，患者感到头脑发闷、筋疲力尽。在同一天，在患者向窗外望出去时，她突然在庭院石子路面上看到了大片飘动与变化着的"葡萄树叶"。这些树叶的显现持续了一些日子，然后出现了一棵带有花蕾的树。当她漫步在大街上时，她看到现实的灌木之间（就像在雾中那样）有一棵树。在经过更准确的观察之后，她把现实的树叶与"虚构的"树叶区分了开来。"虚构的"树叶就像"染色了一样"；它的颜色是浓郁的蓝灰色，"就像墨水描绘的一样"；"幻觉的树叶就像是贴上去的，而自然的树叶是从墙上长出来的"。过了一些时候，患者还看到了"具有超尘世之美的、有所有可能颜色的花朵，另外还有小星星、阿拉贝斯克*、小花束"。在更准确的研究之后，这位聪明的患者是这样来描述她所观察到的现象的：树叶、灌木等，就位于正面核心盲点区域中，而且它们的大小随着距离而改变。例如，在 10 cm 的距离上，显现的直径大约是

---

① *Uhthoff*: Beiträge zu den Gesichtstäuschungen bei Erkrankungen des Sehorgans. Mechr. Psychiatr. **5**，241，370.

* 阿拉贝斯克是舞者最常练习的一个舞姿（迎风展翅）。它通常和其他芭蕾舞步组合完成，例如，伸展动作或者腿部动作。——译者

2 cm。在投射到对面的房子上时,显现是如此之大,以致于遮盖了整个窗户。在眼睛运动时,显现也会运动;当患者注意到这种眼睛与显现的共同运动时,她也注意到:显现不是现实的客体。在闭上眼睛时,这些显现就不见了,然后产生了独特的意象("黑色背景中的金色星星,而且经常围绕着这些星星的是一个同心的蓝红圈")。这些幻觉的事物掩盖了背景,并且是模糊的。

　　一名精神分裂症患者叙述道:"有一次,一位年轻漂亮的女生,来访问了我一段时间……两天后的晚上,我躺在床上。当我翻身面朝另一边时,让我大吃一惊的是,那位女生的脑袋从我右边的被子中伸了出来,而她好像就躺在我旁边一样。她的脑袋看起来是魔幻般的,美丽而迷人,像超越尘世一般娇嫩,并且在黑暗的房间中柔和地闪烁着。一开始的时候,我完全是目瞪口呆,但下一刻当我同时听到一个沙哑、阴森的声音在我脑中嘲弄般地响起时,我已经知道我面对的是什么。然后,我愤怒地转过身,并且不再去理这个幻象(这时响亮的谩骂声再次从我左边发了出来)。后来,一个友好的内在声音对我说,这个女生已经走了。"(施陶登迈尔)

　　一名患有精神分裂症的女孩报告说:"一开始,我看到了很多神圣的'灵魂'——它们是小小的、白色的、透明的碎片;它们在空中跳跃或跳出我的视线,看起来就像死的、冰冷的光一样。我看到,人们的皮肤发射出完全黑色或黄色的射线。我还看到,空中再次充满了其他值得注意的射线与层次……在整整一天当中,我都担心野兽们冲破紧锁的房门,或者说在墙上慢慢地、黑魆魆地爬着,直到它们躲到沙发下,并在那儿闪着眼睛瞪着我。让我惊恐的是无头人——他们穿过了走廊,走到了处于正厅中央的、死者的无魂躯体面前。当我打量他们时,他们就消失了。我用眼睛驱散了他们。"(格鲁勒)

听觉。在急性精神病中,患者听到了曲调、纷乱的声响、口哨声和机器丁零声、风的呼啸声(这对他来说,强烈地就像是隆隆的炮声)。无论是在急性还是慢性的状态中,都经常会出现声音、"不可见的人";这些人对患者发出各种可能的声音,向患者进行提问、辱骂并命令患者。这些声音所包含的内容,要么是单个的词语,要么是完整的句子;要么是单个的声音,要么是嘈杂声;要么是彼此之间的有序对话,要么是与患者的对话。这些声音可能是女人的、男人的、孩子的、认识或不认识的人的声音,或是完全难以描述的人声。当发出辱骂声时,会伴有患者的动作。有时候发出的是无意义的词语、空洞的重复(思维回响)(Gedankenlautwerden)。

以下是一个自我叙述(基泽)(Dietrich Georg Kieser)*:"与其说是可怕,还不如说是如此让人惊讶,让人屈辱——近 20 年来,我的耳朵与身体所做的听力练习与实验(也包括音乐练习与实验)……同样的一个词,经常会无间隔地响彻 2—3 小时。人们还会长时间地听到我连续讲话;讲话内容更多时候是辱骂,而这时我听到的声音类似于我很熟悉的人。但是,这些讲话总是没什么真实性,并且更多的是关于我人格的全然无耻的谎言与诽谤(经常也是对于他人的)。这些讲话经常宣称我说了所有这些……在这里,流氓也想搞点消遣,做拟声的公告和通知、文字游戏与其他修辞,并且表现地像说话的永动机一样。不间断发出的声音经常只是在近处,但有一半的声音来自一小时行程之外。这些声音是从我的躯体中发出来的,而且还有最多种多样的嘈杂声和呼啸声,尤其是在我走进一所房屋、一个村庄或一座城镇时。因此,很多年来我都

---

* 基泽(1779—1862)是德国精神病学家,1824 年开始担任耶拿大学医学教授。他在其主要著作《精神病学的元素》中,探索了所有精神障碍的躯体条件。——译者

是独居的。我的耳朵一直在响,并且经常是响得如此强烈,以至于能听到很远的地方的声音。特别是当我在森林与灌木丛中时,主要是在狂风暴雨的天气中,经常会出现一个可怕的、恶魔般的幽灵;在天气平静时,每棵树都会在我靠近时,发出一些嘈杂声,以及词语和讲话的声音。水也是这样的;所有的东西都在折磨我。"

一名患者在数月之中,在街道、商店、火车、饭店里听到声音。声音通常很轻,但非常清晰与独特。例如,这个声音说:"您知道,这是疯狂的海格曼(Hagemann)","现在他又在看他的手","请随便坐,您的脊髓发炎了","他是一个没有性格的人",等等。

史莱伯叙述了功能性幻觉。这种幻觉与现实的嘈杂声是共存的,并且只能在现实的嘈杂声中而不能在安静时被听到:

"我考虑了我听到的所有嘈杂声;这些嘈杂声持续了很长时间,就像火车的丁零声、缆拖轮船的拉动声、音乐会的音乐等。这里涉及的自然只是与太阳及神鸟语言相反的一种主观情感,我说出或发出的词语声音,本身同样与我对火车、缆拖轮船、嘎嘎作响靴子等的听觉印象相关联;我认为,火车、缆拖轮船等实际上没有像太阳及神鸟那样在说话。"精神分裂症患者经常听到声音就在他的躯体、身体、脑袋、眼睛等中。

假性幻觉、内在声音("精神声音"),不同于真实的声音:

一位慢性偏执狂患者帕里瓦劳(Perewalow),把一种由外而来的、穿透墙壁与管道的直接说话声,与通过气流传播的说话声(跟踪者强迫患者内在地去听,但这些内在声音既不在外部,也不在身体里)相区别。在这里,思想不是源于脑袋的(康金斯基)。Kr.女士说她有两套记忆。对于其中一套记忆,她可以像他人一样回忆起全部;对于另一套记忆,她可以前意识地、不由自主地回忆起声音与内在意象。

这些"声音"在精神分裂症患者那里，会起到一种特别重要的作用。对于这些"声音"，有很多命名与解释（如格鲁勒所引用的）：调停声、报告语言、语言魔术、秘密语言、声音暴动等。

味觉与气味。在这些感觉领域中，没有成形的对象性。人们在原则上以及有时候在实践中，可以区分自发产生的幻觉与错误知觉（在错误知觉当中，人们把客观的气味与味觉，当作是不一样的东西）。

一名精神疾病患者说："味觉很特别。我碰巧品尝了饭菜，煤就像蜂蜜或其他东西一样；我经常在品尝时发现汤很淡，以至于加了太多的盐；与此同时，在我还没加盐时，我就突然觉得太咸了。"（科普）（Köppe）的另一名患者抱怨了煤粉、硫磺、发臭的空气。

更多感觉的联合作用。在感性知觉中，我们指的总是一种对象，而不是一种感觉领域。多种感觉领域所呈现的是同一个对象。因此，在幻觉中，一种感觉会通过另一种感觉得到补充。

但完全不一样的是一种感觉的杂乱，而这会阻碍清晰的对象性。有的直观体验的对象意向，不在特定的感觉领域中实现直观化，而在徒然确立的意义意识中，把变化的感觉元素交织到回旋的不可理解性中。这涉及的不是大量感觉之间的关联幻觉，而是一种向着主导知觉方式的联觉实现。真实的知觉能够通过幻觉与错觉形成。布洛伊勒曾经叙述他是如何在指尖上"品尝到"果汁的。在酶斯卡灵所致的陶醉中：

"人们相信他们听到了噪音，看到了面孔，一切即一……我所看到、听到的东西，我所尝到、想到东西……我就是音乐，我就是触摸到的栅栏，一切皆同……因此，听觉错乱就是视觉，锯齿形的、有角的、东方的纹饰……我不是去思考这些事物，而是去触摸它们，去闻它们,去看它们,我的运动就是它们……一切都很清楚、绝对确定。对于不可能的体验,批判是没有意义的。"(贝林格)(Kurt Beringer)*

e) 表象异常、错误记忆。我们已经描述了异常知觉的现象学。通过假性幻觉,我们可以进到异常表象的现象学。

在表象中,存在着这样一种异常——它源于知觉世界的疏离;它不是表象本身的异常,而是作为"表象特征的"表象方面的异常。有些患者抱怨,他们绝对不能表象任何东西,他们的表象是暗淡的、黑暗的、阴暗的、僵死的;他们认为,他们的表象不能正确地在意识之前出现。

奥特弗里德·弗尔斯特(Otfrid Foerster)的一名患者抱怨说:"我不能表象我看起来是怎么样的,我的丈夫与孩子看起来是怎么样的……当我看一个对象时,我知道它是怎么样的,但当我闭上眼睛,我就不知道了。情况就好像是人们应该想象到空气看起来是怎么样的。您(医生先生)可以去思考一个对象,但我不能。我觉得我的思维完全是黑暗的。"奥特弗里德·弗尔斯特在他的研究中发现:这名患者实际上可以根据回忆进行叙述,并且她对于颜色等是极端敏感的。

这里涉及的不是感性表象的实际失能,而是知觉世界的疏离:感

---

* 贝林格(1893—1949)是德国精神病学家、药物研究的先驱。1925 年,他通过有关酶斯卡灵历史及表现方式的研究,获得了在海德堡大学的执教资格。这项研究使贝林格致力于分析病理意识现象——医生与医学生记录了他们在注射酶斯卡灵之后的自我实验中的陶醉体验。贝林格继承了海德堡大学的药物研究传统,正如他的同事梅耶-格劳斯对咖啡、茶、吗啡、可卡因的研究那样。1928 年,他与梅耶-格劳斯一起创立了专业刊物《神经科医生》(Der Nervenarzt)。从 1934 年直到去世,贝林格一直担任弗赖堡大学精神病学与神经病学教授。——译者

性元素以及对于对象的纯粹指向状态,既不能充分地构成知觉,也不能充分地构成表象。知觉与表象还需要附加的东西。这种附加的特征,在表象当中具有更大的意义,因为在表象当中的感性元素已经非常少、不足与细碎了。我们在表象中,其实经常只依赖这些附加的"特征"。在这些附加特征缺失的时候,我们就能理解患者所说的不能进行的表象是怎么样的。

在表象当中,记忆(即与意识一起出现的表象)具有特别的意义,因为记忆重现了过去的知觉,记忆的内容是已经被体验过的,记忆的对象在现在存在或在过去存在过。正如错误知觉会混淆我们的判断那样,错误的记忆也会如此。在下文当中的记忆学说中,我们会看到:所有的记忆是如此地短暂,并且是真实与幻象的结合体。纯粹的错误记忆,完全不同于记忆中的幻觉(卡尔鲍姆)(Karl Ludwig Kahlbaum)*。第一个案例是这样的:

> 一名精神分裂症患者,在偏执焦虑急性时相的消退期讲述说,自过去数周以来,她想起来如此多的、她之前在爱弥儿(Emil)(她心爱的人)那里所经历的事,"就好像有人曾经告诉我的那样"。她已经完全忘记了这些事。后来,"在我想起如此多事的时候",她几乎说出了时间。她想起来的事情是这样的:"每次爱弥儿都把我催眠了,因为我有时候处于让我自己惊讶的状况;有一次,我必须跪在厨房的地板上,并用猪桶吃饭,爱弥儿欢欣地把这件事告诉了他的妻子……有一次我还必须进入猪舍,我不知道我在猪舍里呆了

---

* 卡尔鲍姆(1828—1899)是德国精神病学家。1863 年,他提出一种新的精神疾病区分——他首先把青春型精神分裂与紧张型精神分裂定义为疾病。在德国的格尔利茨(Görlitz),有以他的名字命名的卡尔鲍姆博士路与卡尔鲍姆博士老年精神病学中心。——译者

多久,也不知道我是怎么进去的;当我手脚并用从猪舍中翻出来时,我还是想了一下……爱弥儿把两块木板钉在一起,而且我必须说我想被钉在十字架上,因此我必须脸朝下躺着……有一次,我好像骑在一个扫帚柄上……有一次,我感到好像是爱弥儿把我抱在怀里,而且当时刮起了令人害怕的风……有一次,我陷入了泥潭,并且被拉了出来。"最近,她必须与爱弥儿一起去散步;她清楚地知道在迟到的情况下发生了什么,但她不知道她是怎么回家的。

这种一再出现的案例①,有三个特征。第一,患者知道他们遗忘的是什么。第二,他们感觉到,他们曾经处于一种异常的意识状态中。他们说到了晕眩、昏厥的侵袭、半睡、半醒、"特别的状态"、催眠状态。第三,患者叙述了这些印象:他们曾经必须成为"无意志的工具",他们不能去做,或者说他们必须去做他们所做的一切。在这些情况下就有可能出现错误记忆,但与此同时,人们也能在个案中(厄提克)(Ötiker)、在错误的记忆中,证明患者的实际行为。

这些错误记忆所涉及的现象是:患者把表象与之前的具有鲜活记忆感的体验混淆了;实际上,患者回忆起来的基本上不是现实,而是重新创造出来的东西。但是,也存在着相似的现象,这些现象不是全部重新制造出来的,而是经过改造的现实场景,例如:在中毒与催眠体验中的无害小酒馆场景。最终,这些错误记忆也会呈现出无害的内容:一名患者认为,他在一小时之前受到了访问,而实际上他当时是在睡觉。在"基本的"现象印象之外,最终还有"突然出现的念头"(Einfallen),而且正是这种特征在主观上把这些事物与正常心理的记忆移置区分了开来。

① *Ötiker*: Allg. Psychiatr. Z. **54**. 还可参见施奈德那里的案例:Z. Neur. **28**,90. Über eine mögliche Beziehung von Erinnerungsfälschung und Traum;*Blume*: Z. Neur. **42**,206。

　　这些在"遗忘"体验之间"突然出现的念头",很难与神志昏迷状态中对现实体验的逐步记忆澄清相区别[1]。在阿尔特(Alter)的一个案例中,一名政府高级官员一步步地回忆起了强奸杀人的细节(不久前,他相信自己做了这件事)。有迹象表明这是非常可能的。但在他死后(人们在他的遗物中发现了详细的自我谴责),人们既不能从其余的精神变态症状,也不能从客观数据出发做出判断。这些现象本身(正如阿尔特对它们的描述那样)在一种现实体验的关联上,有以下特征:在个别数据的帮助下,记忆可以得到逐步的解释,而这能够激发联想。没有迹象表明这名政府高级官员是无意志的工具,或者说是受到了影响,等等。

　　错误记忆的另一种现象,看起来就像是在患者意识中成为现实的似曾相识感(déjà vu)。

　　一名早发性痴呆(Dementia praecox)患者报告说:她很明显地注意到,她在医院这里看到的面孔,是她数周以前在家里曾经看到过的,例如,一个女巫般的人物,在夜晚她清醒时以访客身份走进来。之前,患者还看到普福尔茨海姆(Pforzheim)的、穿着黑衣的女修道院院长。"在 G. 医生问我为什么不工作时,这就是我最近在花园里所体验到的东西;四周以前,我就已经和我的女房东说过了。我担心她会笑我,并且我好奇地问她是怎么看的。"在诊室谈话中,她认为这些事是在过去发生过的。她相信她曾经住过精神病院。[2]

---

[1]　*Alter*: Ein Fall von Selbtsbeschuldigung. Z. Neur. **15**,470.
[2]　其他的案例可参见:*Pick*: Fschr. Psychol. **2**. 204ff. (1914)。

这些在精神分裂症患者那里是很常见的现象,不同于似曾相识感的实在判断(尽管人们体验到了似曾相识感,但不会把它当真)。但是,这种体验本身会造成其他印象。这些已经发生和曾经体验过的意识,有时候只与当下的个别方面相关联,有时候与整个瞬间情境相关联;有时候,这些已经发生和曾经体验过的意识,只持续很短的时间,最多持续数分钟,有时候则会伴随心灵事件数周之久。

记忆幻觉以及更特殊的似曾相识感,在现象学上来说是相当独特的现象。我们在以下分组中列举的、对于过去的混淆,不是现象学上独特的错误记忆:

a) 病理性谎言。发现者最终相信了源自幻想的、关于过去的故事。这些错误的范围是从无害的荒诞故事,到对于整个过去的幻想重构。

b) 对于之前不重视体验的解释。在回顾当中,无害的场景得到了一种全新的解释。与一位官员的一次碰面,就意味着自己出身王侯等。

c) 虚构症(Konfabulationen)。人们将所有变幻的、根本没有或只在短时间存在的错误记忆,称为虚构症。虚构症有很多种形式。难堪的虚构症,只是严重缺损记忆的空隙填充,例如,老年痴呆症患者(Senilen)。同样的患者(还有严重的头部损伤等),会出现作为科萨科夫(Korsakow)*综合征之一部分的生成性虚构中。患者叙述了他们所体验到的、未发生事件的漫长故事(有关他们的散步、活动),然而在相应的时间,他们实际上是躺在床上的。最

---

*　科萨科夫综合征是一种遗忘症(记忆障碍)。1887 年,俄国精神病学家和神经病学家谢尔盖·科萨科夫(Sergei Sergejewitsch Korsakow)(1854—1900)首先发表了基于18 例酗酒者的、作为多发性遗忘综合征的研究。——译者

终,典型的现象是通常发生在偏执样进程中的幻想虚构:患者在 7 岁时经历了第一次世界大战;他曾在曼海姆看到大量的军队;他获得了很多的奖励,因为他有很好的出身;他曾经带着很多随从去柏林见他的父亲(皇帝);这些事情发生在很久以前。他变成了狮子。这样的事情是无限的。一名患者把整个幻想世界称为"传奇"。这些虚构的内容通常会受到调查者的影响。人们有时候会谈到全新的历史。另外,人们在个案(例如,在头部受伤后)中观察到:虚构的内容是固执的。

f) 鲜活的觉知。我们在讨论错误知觉、记忆混乱、假性幻觉等时,重点放在了感性的直观上,但接下来要讨论的是非直观的、强烈的障碍(觉知错误)。①

一名患者感到,总是有人在旁边或非常怪异地在他后面。当他站起来时,那个人也站起来;当他走时,那个人也走。当患者转身时,那个人也转到患者后面,因此此患者看不到那个人。那个人总是保持在同一位置,只是有时候会更近或更远一些。患者看不到、听不到、感受不到、触摸不到他,但患者非常确定这个人就在那里。尽管患者的体验是强烈的,并且他会暂时产生障碍,但他最终判断:那儿实际上没有人。

我们可以把这些现象与正常的显现相比较,因此我们是这样想的:人们知道有人坐在大厅后面,因为人们可以看到他;人们在黑暗的房间里突然往回走,因为人们知道前面有一堵墙等。在所有情况下,人们都

---

① 参见我论鲜活觉知的论文:*Jaspers*. Z. Pathopsychol. **2**(1913)。

知道当下有某些暂时无法直观的东西存在。但是,正常的现象既不以过去的知觉,也不以眼前所注意的现实感受(声音的改变;在对一面墙的意识中,透过空气的特定触觉)为基础;病理觉知的出现完全是原发的,并且具有强力性、确定性与鲜活性的特点。与这种觉知(思维觉知、妄想觉知)(这时,心中非直观地呈现出了某种不在场的或非真实的东西)相反的是,我们把上述现象称为鲜活的觉知。

鲜活的觉知可以过渡到幻觉。

> 某种东西总是伴随着我;换言之,我感到和看到3—4 m远的地方有墙壁围绕着我;这堵墙由敌意的、一直波动着的材料构成;有时候,魔鬼可以反复从中出现。(施瓦布)

另外,鲜活的觉知可以过渡到原发性妄想体验:患者感到"被观察着",而这时附近没有人。一名患者说:"我感觉那堵墙把我困住了。"

§2. 空间与时间体验

心理学与逻辑学前说明。空间与时间在感性上是无所不在的。空间与时间不能成为对象,但所有的对象都在空间与时间中。康德将空间与时间称为直观形式。空间与时间是普遍的,而且在空间与时间这种直观形式之外,没有感性对象,也没有表象。我们当下世界中的一切存在,都要与空间以及时间一起呈现。我们在感性上不能跨越此在的时空体验,也不能离开时空体验,而永远都只能在时空体验当中。因此,我们不能像知觉其他对象那样,知觉到空间与时间本身,而只能知觉到与对象共在的空间与时间。即使是在没有对象的体验中,我们仍然是内在于时间中的。空间与时间不是独立的存在;甚至当空间与时间是空虚的时候,我们也只能依据对象去填充或划分空间与时间。

原始与基本的空间及时间,总是既在异常的心灵生命中存在,也在正常的心灵生命中存在。空间与时间是不会消失的。可以修改的只是空间与时间的显现方式、体验方式、我们对它们的大小与延续的估计。

空间与时间只有通过它们的充实才能变成对我们来说是现实的东西。当我们徒劳地去表象空虚时,我们就在空虚直观中思考空间与时间。作为空虚的空间与时间,具有可量化的基本特征:维度、均质性、连续性、不可分性。然而,这些部分不是空间或时间之种属概念的案例,而是直观整体的部分。从充实上来说,这些部分直接就是量化的。尽管空间与时间彼此不可分割,但它们是非常不同的;空间是均质多样化的,而时间是非空间的事件。如果我们用同义反复的术语去描述这些基本事物,那么我们可以说:空间与时间都是不同于其本身的分隔存在。空间是并列的存在,而时间是一个接一个的存在。

有时候我们的体验会没有空间性,而我们可享受内在的无对象体验,但时间总是存在的。我们的体验可以脱离时间吗?所有的神秘主义者都说:可以的。在脱离时间后,时间停顿的体验就是永恒、不朽。过去与未来都可在当下呈现。

如果空间与时间只有通过它们的充实而现实化,那么问题就是:空间与时间到底是什么呢?空间与时间的普遍性,使我们在过去误将它们作为基本存在;然而,将它们绝对化为存在本身、将对它们的体验绝对化为基本体验,也是不对的。尽管对我们来说,一切存在的东西(不管它们是现实的,还是在对意义的符号直观中)都有时空的形态,但我们不应该把给予它们以内容与基础的东西,归于空间与时间。尽管每个人都在空间与时间中生活(因为空间与时间在无所不包的当下,充实了每个人的方式),空间与时间仅仅通过人类的态度才能获得其意义的外壳。把空间与时间变成心灵语言及形态的东西,不是特定体验,而是意义。在讨论空间与时间本身时,心灵语言及形态是无关紧要的。在这一章中,我们只讨论实际体验到的空间性与时间性。这是另一个问题:当实际体验发生改变时,这种体验会修改所有的心灵内容,并且本身会遭到心灵内容的改变;换言之,在意义意识中,空间与时间体验是会改变的。

对我们来说,空间与时间还在更多的基本完形中存在,尽管它们的共同点不总是直接明确的。空间可以区分为:(1)我从我当下的身体中心定向出发的、在其量化结构中知觉到的空间,如,左、右、上下和远近。这是我在其中生活与运动的空间,是我看到的空间,是我所在的地方。(2)我运动于其中的、三维世界的直观空间;我总是把它作为我直接的定向空间。(3)空间知识,包括数学上的非欧几里得空间;而它只是理论建构的非直观对象。我在空间形态中、在这些空间中、在变异的空间中感觉到什么样的意义,这完全是另一个问题。时间可以区分为:体验时间、客观的钟点时间、同步与历史时间,以及作为个体存在史的时间。

对于心理病理学的现象学目标来说,我们不会从这些只有哲学相关性的问题出发。更有效的做法是弄清实际上异常的现象,对这些异常现象的清晰领会有助于对空间与时间的认识。

a) 空间。① 人们可以在对大小的估计中检验空间直观。在正常的

---

① *Binswanger*,*L*.: Das Raumproblem in der Psychopathologie. Z. Neur. **145**,598 (1933).

空间体验中,这种估计是有缺陷的。或者说,空间显现本身要么会有意识地发生体验上的变化,要么会无意识地只在机能缺损中得到查明,因此患者可以把变异的空间体验,与他对正常空间体验的记忆或他仍然保有的正常空间直观相比较。

1. 所有的对象,看起来变小了(视物显小症)(Mikropsie),或变大了,或走样了,一边大(视物显大症)(Dysmegalopsie),另一边小。另外还有由双重到七重的错觉。(所有这些现象会发生于谵妄、癫痫以及急性精神分裂性疯癫,但这些现象也会发生于精神衰弱中。)

精疲力尽的神经症。一名过度疲劳的学生,一会儿看到字母与笔记本,一会儿看到墙壁和门又小又远。房间就像狭长的走廊。另外,他的动作呈现出了庞大的维度和疯狂的速度。他认为他走了很大的一步。[1]

(宾斯旺格(Ludwig Binswanger)[*] 所引用的)卢巴希(Otto Lubarsch)[**] 报告说:在11—13岁时,他躺在床上,觉得自己很虚弱。"我的床变长了、变宽了,因此这个房间无限延伸。钟的滴答声与我心跳声,听起来像一种巨大的锤击声。飞过的苍蝇看起来像麻雀一样大。"

一名被诊断为精神分裂症的患者说:"有时候,我看到身边的一切都非常大;人们看起来像巨人;所有的东西以及距离,在我看来就像是在巨大的望远镜里一样。例如,当我向外看时,我好像总

---

[1] *Veraguth*: Über Mikropsie und Makropsie. Dtsch. J. Nervenheilk. **24**(1903).

[*] 宾斯旺格(1881—1966)是瑞士心理病理学家和精神分析家,现象学心理病理学、实存人类学的奠基者。1911—1956年主持欧洲著名的精神疾病医院——拜里弗疗养院。——译者

[**] 卢巴希(1860—1933)是德国病理学家。——译者

是在用野外双筒望远镜看东西。一切东西看起来都很远、很深、很清晰。"（鲁梅克）（Henricus C. Rümke）*

2. 在整个空间体验改变时的空间无限性体验。

　　一名精神分裂症患者报告说："我还是能看到房间。空间似乎延伸至无限，并且就像是空洞的一般。我感觉自己迷失在了空间的无限性中，而空间的虚无性威胁到了我。这种虚无性是对我本身空虚性的补充……旧的现实空间就像另一个空间的幻肢一样。"（费舍尔）

　　西尔克描述了酶斯卡灵所导致的空间无限感。空间的深度维度似乎变大了。墙壁消失了，而空间在所有方向上扩散开来。

3. 空间性和知觉内容一样，也有"情感性"。宾斯旺格称之为心境空间。这种气氛空间具有心灵空间的本质特征，因此气氛空间既可作为威胁的现实性而存在，也可作为快乐的现实性而存在。即使是在上述例子中，人们也很难区分实际的知觉变化与单纯的知觉情感变化，尽管从概念上来说，我们必须区分这两种情况。

　　卡尔·施奈德的一名精神分裂症患者说："我看每样东西时，都像是透过望远镜去看的；那些东西看起来变小了并且变远了，然而实际上没有变小，而只是在心里感觉起来是变小了……彼此好像没有关联了。颜色变淡了，因此重要性也变小了。一切都很远，而这更像是一种精神上的退缩。"

*　鲁梅克（1893—1967）是荷兰精神病学家。在荷兰乌特勒支大学获得医学博士学位，其博士论文是有关现象学方法在临床精神病学中应用的第一本荷兰语著作。后担任乌特勒支大学精神病学教授。——译者

上述知觉变异现象,显然在根本上更是情感性的。在下述精神分裂症体验案例中,现实性体验意义似乎很突出,尽管知觉本身发生了变异:

> 一名精神分裂症患者报告说:"突然,一种异己的力量使风景远离了我。我相信自己内在地看到了:在淡蓝的夜空背后,有漆黑的天空在延展,而它的远处是灰色的。一切都是无限的、广阔的……我只知道,秋天的风景遍布在第二个空间中,如此精微,如此不可见,尽管第二个空间是黑暗、空洞或可怕的。有时候似乎有一个空间在移动,有时候两个空间似乎混合在一起……我不能说这只是空间上的事情,因为我发生了同样的事情。这是我一直以来的问题。"(费舍尔)

> 另一名精神分裂症患者报告说,当他看着客体时,通常一切都是如此的空洞,有时候在那里,有时候在这里。"空气还在事物之间,但事物本身不在了。"另一名患者说,他只看到了事物之间的空间;事物仍然存在,但不清晰。侵袭他的东西,就是完全空洞的空间。(费舍尔)

b) 时间。 前说明。

我们必须做如下三个区分:

> 1. 时间知识。它与客观时间以及正确或错误地估计时间间隔的活动有关。它还与有关时间本质的或对或错、或类妄想领会有关(例如,一名患者说,他的脑袋就是一口钟,而他正在生产时间;另一个患者说:"新的时间被生产出来,因此人们必须转动黑白旋钮。")。(费舍尔)

> 2. 时间体验。对时间的主观体验,不是对任何特定时间间隔

的估计,而是整体的时间意识;在这方面,估计时间的方式,只是时间标记的方式之一。

3. 时间考虑。每个人都必须考虑基本的时间情境,正如人们可以通过等待、成熟、做决定,在对他们过去以及生命的整体意识中去考虑时间。

时间知识涉及机能心理学;时间考虑属于理解心理学;在下述段落中,我将只涉及时间体验。我们只描述现象,而不需要解释或掌握这些现象。

在上述三个问题框架(时间知识、时间体验与时间考虑)以外,我们最后要面对的问题是:生命(包括心灵生命)的时间事件的生物学问题。每个生命都有它自己特定的时间,不管是蜉蝣还是人类;每个生命都有它自己的时间间隔,它自己的生命曲线周期。这种生命力时间就是一种客观的、生物学的和量化充实的时间。在生理学事件中,时间总是在发挥着作用,例如,引发青春期的荷尔蒙冲动。时间也在所有调控中发挥着作用:不仅是根据温度快速地调控化学进程,而且调控着一种节律性建构(刺激之间有序的相互作用)。最后,时间在奇特的"脑钟"(Kopfuhr)当中发挥着作用。这种"脑钟"无意识与精准地确定了时间期限(根据睡眠之前的打算、根据催眠感应)。①

根据生命力时间的现实性,我们可以提出如下问题:如果时间事件有物种上的差异,那么时间事件在物种内部是否也有力量、推动、促进或抑制幅度上的差异? 时间事件在整体上会出现紊乱吗(不只是构成成分上)? 在我们的时间体验中,时间事件会被意

---

① 埃伦瓦尔德(Ehrenwald)提出了一个特别的证据(*Ehrenwald: Z. Neur.* **134**,512.)。在两个发生了严重时间感紊乱的科萨科夫综合征案例中,埃伦瓦尔德可以观察到在特定时间启动的、具有近似正确反应的催眠感应:原初的、无意识的时间感仍然存在,而有意识的时间领会消失了。

识到，时间事件的障碍会改变时间事件吗？我们的时间体验，知觉到了什么呢？是某种客观的、像我们用感官所知觉到的事物那样的世界事件吗？或是生命力事件，或是某种东西，或是自在的东西呢？或是二者兼有呢？我们可以追问所有这些问题，但无法得到答案。答案只在巨大的谜团中，正如卡雷尔（Carrell）所说的："有可能是这样的，身体组织的时间估计达到了意识的临界点，而且解释了深植于我们心中的、不确定的、就像静默水流一般的感觉。我们的意识状态，就像巨大暗河上的探照灯一样在摇摆。我们发觉我们正在改变，不再是之前的我们，然而我们还是觉得我们仍有同样的本质。"我们不能解释时间体验，也不能从其他地方将时间推导出来；我们只能描述时间体验。我们不能不问：异常时间体验的原因是什么。然而到目前为止，我们还是没有答案。

以下要素就是时间体验现象的根本。时间知识（以及当下实际的时间方向）就在我们的时间体验的基础上出现，但时间知识不是时间体验本身。我们的时间体验包括：存在连续性的原初意识；如果没有时间上的一如既往性，那么我们就无法意识到时间的流逝。时间流逝意识就是一种原初连续性体验（柏格森的绵延、闵可夫斯基的生命力时间）。时间体验也是方向体验、向前体验；在这种体验中，当下意识就是一种存在于作为记忆的过去与作为计划的未来之间的实在。最后，也存在着无时间性的时间体验、永恒当下的存在时间体验、所有生成之超越的时间体验。[1]

---

[1] 有关异常时间体验的文献：*Straus*，*E.*：Mschr. Psychiatr. **68**，240；*v. Gebsattel*：Nervenarzt **1**，275；*v. Gebsattel*：Die Störungen des Werdens und des Zeiterlebens in Gegenwartsproleme der psychiatrisch-neurologischen Forschung，herausgeg. von Goggenbau. Stuttgart 1939；*Fischer*，*Franz*: Z. Neur. **121**，544；**124**，241；*Kloos*，*G.*：Nervenarzt **11**，225（1938）（Störungen des Zeiterlebens in der endogenen Depression）.

1. 瞬间时间进程的体验。正常的瞬间时间进程体验是多种多样的。兴趣与职业变化,使我们认识到了时间流逝有多快;闲散、无所事事和等待,都让我们感到了时间过得有多慢,并且通常还会让我们产生无聊感,尽管不总是这样。精神疾病患者可以常年无所事事,但也不会感到无聊。筋疲力尽与疲惫的人会感觉到空虚,但不会有无聊感。与此相对的不是由可理解的方式,而是由生命进程的基本源泉而导致的,在精神疾病发作、疯癫和中毒时体验到的异常时间进程。

（aa）时间加速或放缓。克里恩(Klien)[①]报告说:有一个儿童在受惊吓时发病,并跑到妈妈那里说:

> "妈妈,我又发作了,这是怎么回事呢？ 一切都重新变得如此之快! 是我说话变快了,还是你说话变快了呢?"他还认为街道上的行人都走得更快了。

在服用酶斯卡灵后,西尔克感觉到,未来正在以不规则的速度向他跑来:

> "首先,我有特别的感觉,就像失去了对时间的控制,时间好像从指缝中溜走了,好像不再能处于当下以便活着一样;我紧紧地抓住时间,但时间还是溜走了。"

（bb）时间意识丧失。只要还有意识,那么时间感就不会全部丧失,但会降到最低。例如,当患者处于极度疲劳状态时,他们说自己不再能够感觉到时间的存在。如果没有活动,那么时间流逝的意识也会

---

① *Klien*: Z. Psychopath. **3**, 307(1917).

相应地丧失。

在服用酶斯卡灵后,当时间匆匆涌动时,当酶斯卡灵的陶醉感处于高峰时,时间也会一起消失。西尔克:"尤其是在有丰富的错觉时,我会感觉自己畅游在一条无限的时间流中,在任意地方与任意时间……我总是必须反复突然地去努力考虑时间情境,以便立刻逃离这种时间流。哪怕我只是在这种紧张以后放松一下,无限的时间又会回来。"正如贝林格所说的,这是一种"只在当下,而不在过去或未来中的"生命。

(cc) 时间体验现实性的丧失。当下、在场、不在场、现实性的感受,一开始都是与时间体验相关联的。当下及现实性,随着时间而消逝。我们把现实性感受为时间当下;或者说,我们感觉到:没有什么不是时间性的。一些精神衰弱患者、抑郁症患者叙述说:这就好像总是保持在同一瞬间,好像处于无时间的空虚当中。他们没有生活在他们仍然知道的时间当中。

一名抑郁症患者有这样的感觉:时间不想往前走。尽管这种体验没有之前案例中的基本特征,但其标志性感觉是自我以及时间锁定在了一起,"指针完全在空走,钟完全在空转……这就是一年中丢失的小时,而那时我是不能工作的"。时间倒流了。尽管抑郁症患者看到指针在向前运动,但对他来说,实际的时间好像没有随着指针在走,而是完全停滞了。"世界是不能前进与后退的唯一片断,而其中就有我整个的焦虑。时间为我而逝,并且指针是如此轻盈。"在恢复以后的回顾中,患者说:"一月与二月过去了,而对我来说,一月与二月就像没有了一样。我不相信时间实际上仍在前

进。正如我们总是在工作而不能工作那样,我感觉一切都倒流了。我无法再处理任何事情。"(克卢斯)

(dd) 时间停滞体验。一名精神分裂症患者说:

"我突然进入这样一种状态:手与腿似乎胀了起来。一种可怕的疼痛穿透了我的脑袋,而时间停止了。与此同时,我以一种几乎超人的方式,感受到了这一瞬间的生命意义。然后,时间再一次地像过去那样流动起来。但是,这种停滞的时间就像是隘口一样。"(费舍尔)

2. 对刚刚过去的时间跨度的意识。不难理解的是,大量的工作或体验会使我们感觉时间漫长,而空虚和无聊的时光回顾起来总感觉短暂。过去的体验越是鲜活,逝去的时间就越短;过去的体验越多,逝去的时间就越长。然而,有一种时间演进的回忆方式,它不能这样来得到理解,而是有新的基础。

在一次急性的、体验丰富的精神病之后,一名偏执狂患者写道:"总体上,我的印象是这样的,对正常人来说3—4个月的时间,对我来说好像非常漫长;一个晚上就像一百年一样长。"

在服用酶斯卡灵后,西尔克体验到了一种非常主观的、对于时间流逝的过高估计。时间似乎延伸了。同样的体验在很久以后又会回来。

总是会有人报告说:在数秒内有一种非常丰富的体验,例如在坠落或做梦时。一位法国的梦境研究者报道说(引自温特斯坦(Hans Winterstein)):"他梦到了法国大革命的恐怖统治,谋杀的场面与法庭、判决、法场、断头台;他感到,他的躯干与头部分开了;

然后,他醒了过来;床上的装饰掉了下来,并且砸到了他的颈椎。"

"梦的结尾是他的出生。"

类似报道的可信性,是无需怀疑的。但这些人不可能在数秒时间之内体验到他们在回忆中觉得是前后相连的东西。肯定存在着强烈的瞬间重现的整合活动,而正是这些活动在回忆中呈现为一种前后相连的东西。

精神衰弱患者与精神分裂症患者报告说:有崇高的体验,短暂似乎成为了永恒。

在癫痫的先兆中,一秒钟体验起来好像是无时间的,或者说是永恒的。

3. 与过去及未来相关联的当下意识。值得注意,但又非常不同的现象是这样的:

aa) 似曾相识感与旧事如新感(jamais vu)。患者产生了这样的意识——他们所看到的一切,都是曾经发生过的;整个瞬间以至每个细节,都是他们曾经体验过的。同样的对象,同样的人,同样的姿势与表情,同样的话,同样的音调,一切都是曾经有过的。反过来说,旧事如新是这样的意识——一切都是初次见到的,而知觉对象就好像是不认识的、崭新的、不可理解的。

bb) 时间的不连续性。例如,一名精神分裂症患者报告说:他突然就从天上摔了下来。时间好像空了。他意识不到时间的过程、时间的连续性(闵可夫斯基)(Eugene Minkowski)*。博曼

---

* 闵可夫斯基(1885—1972)是法国精神病学家,现象学心理病理学的创始人之一。他最有影响力的著作是《生命力时间》(1933)。在这本著作中,他对躁狂-抑郁症进行了时间现象学的分析——躁狂症与抑郁症,都属于时间经验内在结构的变异。——译者

(Bouman)的一名患者(科萨科夫综合征),在由一家精神病院转到另一家精神病院时,突然感到他从一个地方换到了另一个地方。两个瞬间是直接连在一起的,其中没有时间间隔。

cc) 月与年超速向前流动。"世界跑了起来;当秋天来到时,春天就再次来到了,因此时间走得比过去快。"(一位精神分裂症患者)(费舍尔)

dd) 过去收缩了。博曼的患者觉得长达 29 年的过去,似乎最多只有 4 年那样长,而在这期间的时空都缩短了。

4. 未来意识。未来消失了:

一名遭受"可怕的空虚"与情感的丧失的抑郁症患者报告说:"我不能往前看了,而且未来好像不存在了。我总是觉得,一切都属于现在,而明天基本上没有了。"尽管她知道明天也是一天,但这种意识与过去不一样了。下 5 分钟不再像过去那样在她面前了。这些患者不能做决定、不会操心,也没有对未来的希望。她们不能感觉过去的时间段。"我知道年的数量,但我不知道它有多长。"(克卢斯)

这不是基本的时间体验。对所有事物的知觉与内觉知(Innewerden)的心境变化,也会使时间体验变得引人注意。感受内容的当下性发生了瘫痪——当下性仍然存在,但患者只能知道当下性,而无法感受当下。未来与当下一样消失了:患者仍然有时间概念,并且对时间有正确的认知,但没有了时间体验。

5. 精神分裂症的时间停滞、时间交汇与时间崩溃体验。精神分裂症患者报告说:在瞬息即逝的发作期,时间体验曾发生这样的变异——有十分显著的,同时又是基本与富有意义的感性当下以及形而上学的怪诞性。

　　一名精神分裂症患者叙述了这样的发作:"昨天中午我看着一座钟……我感觉时间好像倒流了,就像是某种过去的东西向我走了过来。对我来说,在 11 点 30 分之后,11 点又回来了,但不只是时间倒流了,我在其间经历的事也倒流了。突然,不只是 11 点钟,而是整个过去都回来了……在时间当中,我由过去出发走向我自己。这是多么可怕啊。我觉得,可能是钟被放反了,因为护理员开了一个愚蠢的玩笑……然后,我有了一种可怕的期待,我可以被拉入过去之中……这真是叫人害怕啊——人们可以如此对付时间……陌生的时间降临了。一切都彼此混在了一起,而且我用尽力量对自己说:我要抓住一切……然后,中饭来了,而一切都回复如初。"(费舍尔)

　　一名精神分裂症患者说:"当下没有了;有的只是一种向后的关联。未来总是在收缩。过去是如此令人讨厌;过去包裹了我,又把我拉了回来。我就像是一台站在那里工作的机器。我工作得筋疲力尽,但还是站在那里……我活得比过去快。这是与旧的事物的交流。我觉得这能让我过关。我让自己被拉走了,这样人们最终可以看到一个结束,并安静下来。当我们跟上这种快速的时间时,我就被带走了……时间追赶着我,并吞噬了我,而我就在时间当中。"(费舍尔)

　　另一名精神分裂症患者叙述了过去的空虚、虚无、时间停滞、回归的痛苦交织。"现在,生命就像是奔跑的带子一样。但它不能打开。生命奔驰着,但又总是一样的……我不知道死亡看起来是这样的……我现在活在永恒当中……外面的东西远去了,树叶在舞动,其他东西穿过了大厅,但对我来说,时间停滞了……有时候,当外面的这些东西在花园里快速地跑来跑去,树叶在风中飘来飘去时,我想参与进去,好让时间再次流动起来。但是,我还是没有动……时间停滞了;人们甚至摇摆在过去与未来之间……这是一种无聊的、漫长的、没有终点的时间……如果能够重新开始,并再次大摇大摆地与正确的时间在一起就好了。但这是不可能的……我被拉了回来,还能去哪儿呢?它就来自它之前所在的地方。它走入了过去……它就是已经消逝的东西。时间滑进了过去……墙壁塌了,而之前它是立在那儿的……我是否知道我在哪里呢?是的,我已经知道了。但是,已经消逝的东西,已经没有时间,而人们应该在哪里抓住时间呢……时间坍塌了。"(费舍尔)

一名精神分裂症患者叙述了这样的发作:"晚上,当我在繁忙的街道上散步时……我突然有了痛苦的感觉……在我眼前突然出现了一块如手掌般大小的平面。表面有一丝微光、黑色的丝线拉动着……纷乱的旋涡变得更强了。我感到自己被吸了进去。实际上,这些运动的杂乱交织,取代了我个体的位置。时间失效并停滞了。实际上不是这样的。因为时间刚刚消失,就又出现了。这种新的时间是无限多样与复杂的,并且非常不同于我们通常所说的时间。我突然有了这样的想法:时间不只在我的前后,而且也有其他的方向。我是透过彩色镜子看出来的。……我很快就忘记了这些紊乱。"

同一名患者的另一体验是这样的:"思维停止了,一切都停止了,时间好像消失了。当我们站在地上看着自己时,我自己就像是一种没有时间的生物,完全清晰与透明……我同时听到很远的地方有一阵轻柔的音乐,并看到有昏暗的雕塑。所有这些都在一条不停歇的运动流中,而不同于我自己的状态。远处的这种运动,就是我状态的一个背景。"

这名患者还有这样的体验："我就像是与我的过去分离了一样。我就好像是没有存在过一样；我就像是虚无飘缈的一样。一切都交织在一起，但无法把控。一切都收紧了、混乱了，并聚集了起来……就像木棚塌了一样……或者就像有深度视角空间的绘画，摊平并且坍塌了。"（费舍尔）

c) 运动。运动知觉同时包括空间与时间。人们首先是把运动知觉障碍，当作神经损伤中的机能障碍来研究的。对于作为异常体验的时间体验的描述，已经包括了运动，因此存在着不连续性：没有运动被知觉到，对象或人本身现在就在这里、就在那里，但是其间没有时间的连续性，也没有可见运动的加速与放缓等。

运动知觉是存在的，但状态没有变化：

在莨菪碱（Skopolamin）* 作用中："我突然看到钢笔杆（它看起来就像笼罩在雾气当中），通过精细、波形的运动，像一条毛虫一样向我蠕动过来。钢笔杆似乎接近了。但与此同时，我注意到，我与写字台的木头及织物之间的距离，一点儿都没有缩小。"（曼海姆（Mannheim）[1]

§3. 身体意识

心理学的前说明。我把自己的躯体当作自己的此在；与此同时，我可以用眼睛看着它，用手把握它。躯体是世界中唯一的、我

---

* 莨菪碱是副交感神经抑制剂，药理作用似阿托品，但毒性较大，临床应用较少。莨菪碱有止痛解痉功能，对坐骨神经痛有较好疗效，有时也用于治疗癫痫、晕船等。——译者

[1] 转引自 *Schneider*，C.：Z. Neur. **131**。

同时可以感受其内部与知觉其表面的部分。躯体是为我的对象，我就是躯体本身。尽管躯体是双重的(我可以在身体上感受自身，并且可以把自身知觉为对象)，然而二者是不可分地关联在一起的。躯体感受(它是我的对象)与作为我身体状态感的感觉，是同一东西，并且是不可分的：

情感感受(Gefühlsempfindungen)，交汇在了身体的状态意识中。身体的此在意识(通常是不受注意的，既非障碍、也非振奋，而是意识的中性背景)，会发生完全特殊的变化；在力比多状态、焦虑状态、极度疼痛下，身体会被把捉直至最后的纤维，而人会被吸收到振奋或毁灭中。

对我们来说，身体是自己躯体意识的对象；这个对象没有精确的对象化隔离或固化，但我们每个人都把这个对象作为空间意象的直观；另外，这个对象在每个躯体运动中都伴随着我们。海德(Henry Head)与席尔德(Paul Schilder)①曾经对这种现象作过说明。在海德看来，空间印象建构出了我们自己的(动觉、策略、视觉)组织模型，人们可称之为躯体图式(Körperschema)。我们把握身体感受与进行运动，要依据与之前躯体印象的关联，而这些关联(躯体的位置与姿势)在我们的躯体图式中是不受注意地存在着的。

身体状态意识与空间躯体图式，构成了韦尼克所说的心身(Somatopsyche)整体。身体的状态意识，在生理学上是根据确立身体状态意识的特定感官的感受来划分的。所有的感受都参与到了身体的状态意识中：眼与耳的参与是最低的，而它们只有在除

---

① *Schilder*, *Paul*: Das Körperschema. Ein Beitrag zur Lehre vom Bewußtsein des eigenen Körpers. Berlin 1923.

内容之外的最强烈的刺激中，才会带来外在的身体感受；舌与鼻的参与非常多，并且它们总是会带来身体感受。人们将这些身体感受分为3组：躯体表面的感受（温度、触觉、湿度等感受）；自身运动与空间位置的感受（动觉与前庭器官感受）；组织感受（使人们可以感觉内在器官的状态）。这些感受的生理基础在于组织学上为人熟知的神经末梢。所有这些感受是否是由神经条件产生的，这仍然是一个问题。

在现象学上，身体意识是通过对我们身体的总体体验的重现，而得到说明的。因此，对于身体与自我意识之接近关系的最佳例证是音乐与运动活动经验，身体与自我意识之较远关系的例证是心脏与循环感受，身体与自我意识之最远关系的例证是植物性事件。我们特定的躯体本质情感，就在运动与举动中（其形式有：运动的灵巧和优雅，或沉重与不适），就在我们的躯体性对于他人的期待印象中，就在对轻与重的把握中，就在心身感觉的变化中。所有这些都是我们的生命力人格的元素。变化很大的是我们与身体之间的统一或疏离的程度，直至对我们自身的医学观察中的最大疏离（这时，我们的疼痛只是症状，我们的躯体就像解剖研究的陌生对象，而我们尽管在实际上与躯体是不可分的统一体，但这时躯体只是衣服，只是与我们保持距离，并且根本不与我们相同一）。

值得注意的是：我们与我们的身体意识，不局限于我们躯体的边界。我们用棍子的顶端在黑暗中探索道路。我们的自身空间、我们的解剖躯体的空间，可以延伸到与我们共在的物品的感受上。因此，当我开车时，汽车就属于自身空间，并且就像是延伸的躯体一样（我与我的感受，完全就在这个延伸的躯体之上）。异己空间开始于我用自己的感受，去接触我所碰到的对象边界上。

我的躯体意识，可以脱离现实的与有目的的定向空间以及空间现实性,尽管既不是头晕时的负面作用(作为生命力情感与确定性的丧失),也不是跳舞时的正面作用(作为生命力情感与自由的获得)。①

　　自己身体的体验,在现象学上与情感、冲动、自我意识的体验相关联。

　　我们要在疑病症、自恋、象征性倾向以及对于自我意识之影响的可理解关联中,区分体验身体性的现象学描述与身体对于人之意义的讨论。

a) 截肢(amputierte Glieder)。令人惊讶的是:截肢仍然有感受。这是在截肢以后的、习惯躯体图式仍然存续的现实。躯体图式不是对于自己身体的自由浮动认知,而是一种通过整个生命得到的深刻领会方式(在其中,每个躯体感受都是一个整体)。正如我们认为我们可以在通常的盲区中看那样,我们仍然把已经失去的肢体感受为是现实的,而且在躯体图式中实际裂开的空隙,被填上了。这种感受肯定与脑皮层中的区域相关联。因此,海德发现:在相应的脑皮层损伤后,已有的幻肢就消失了。

　　例如,里泽(Riese)②描述了一名健康的大腿截肢者:已经失去的腿在所有的躯体运动中都可以感受到。当这名截肢者站着时,已经失去的腿就在膝盖处延伸开来;当他坐着往后靠时,已经失去的腿舒适地与所有肢体一起疲乏地延伸着。有关现实性这个问题,患者自然知道这条腿已经没有了,但他让它具有了特殊的、"它的"现实性。

---

① *Straus*, *E.*: Die Formen des Räumlichen. Nervenarzt **3**(1930).
② *Riese*: Neue Beobachtungen am Phantomglied. Dtsch. Z. Nervenhk. **127**(1932); *Katz*, *D.*: Zur Psychologie der Amputierten. Leipzig 1921.

b) 神经病障碍。 在可定位的脑障碍中，对于自己躯体的定向能力出现了多种多样的障碍。因此从机能心理学上来说，在躯体表面上认出一个受刺激的点、认出肢体位置的能力，在躯体的某部分或整体上都丧失了。患者不能用手找到鼻子、嘴巴和眼睛。或者说，区分自己躯体左右的定向能力，出现了障碍。患者不能指出感觉刺激的侧面。我们不知道这时的躯体意识本身（在现象学上）是怎么出现变异的。[1]

眩晕就是：1. 旋转眩晕，2. 坠落感受，3. 普遍的、非系统的、作为意识不确定性的、没有对象旋转与没有坠落感受的眩晕。眩晕涉及三种不同的现象。

它们的共同点在于位置与立足点的总体不确定性。

这种不确定性通常发生于由一种状态到另一种状态的关键过渡中，而不管生理的环境条件与生理动机。从神经病学上来说，这种不确定性的原因源于躯体（尤其是源于前庭器官）。从神经机能上来说，这种不确定性会在与心灵置换的关联与冲突中增长。眩晕是一种丧失了其根基的整体此在经验，并且它在作为这种经验时，是所有最外在东西的象征（这些最外在的东西，不具有当下存在的有序清晰性）。因此，对哲学家们来说，眩晕是可以表达存在整体的基本洞见的起源。

c) 身体感受、身体完形知觉、躯体感觉的幻觉等。 我们可以区分出以下类别：

---

[1] *Schilder:* Das Körperschema. Ein Beitrag zur Lehre vom Bewußtsein des eigenen Körpers. Berlin 1923.

1. **躯体感觉的幻觉**。人们可以把虚假温度知觉(脚底板有火辣辣的、难以忍受的灼热感)与触觉(冷风吹向患者,非常像令人发痒的蠕虫和昆虫)区分开。在后一种情况下,人们挑选出了潮湿幻觉(潮湿与流动的知觉)。值得注意的是肌肉感中的幻觉(克拉默)(August Cramer)[1]。地面起伏,床被抬了起来。患者下沉、飞翔,并感觉自己像羽毛一样轻、无重量。手中的东西非常轻或非常重。患者相信自己动了,但实际上,他们没有动;他们在没有说话的情况下,感觉自己说话了(语言器官的幻觉)。他们部分地把声音当作了语言器官的幻觉。这种幻觉的一部分,就是前庭器官的幻觉。

2. **生命力感受**。人们在情感中感受到了生命力的身体状态。患者对身体感觉有无数的陈述。患者感觉到了呆滞、僵化、干瘪、疲倦、空虚、贫乏或心塞。在这种状态下,躯体此在的情感发生了变异。患者感觉自己就像肥皂泡,感觉他的肢体是玻璃做的,或者说甚至发出了无数的词语。我们曾经从精神分裂症患者那里,获得了大量有关谜一般感受的报告。人们很难把现实的感性体验,与类妄想解释区分开。类妄想解释会澄明基本的感性过程。

3. **虚假的身体体验**。身体体验是与躯体感官一起出现的,因此身体体验是外力制造的。患者指的不是任意的异常器官感觉,而是对于外部的知觉。因此,人们观察到:这名患者在躯体疾病(咽峡炎、关节风湿病)中正确地理解了疼痛与感受,而与此相反的是,他把他的特殊感受体验为由外而来的东西。精神分裂症患者体验到:她好像置换到了性兴奋中,好像遭到了强暴,好像在没有陌生人在场的情况下发生了性行为。患者还感到好像有金属丝缠绕在头发与脚趾等上面。

---

[1] *Cramer:* Die Halluzinationen im Muskelsinn. Freiburg 1889.

4. 身体扭曲的体验。躯体变大、变强、变得笨拙与沉重，与此同时，枕头和床都变大了。[1] 头和肢体大大地膨胀了，部分肢体扭曲了，有的肢体变大，有的肢体变小了。

西尔克对酶斯卡灵所致的精神恍惚，给出了这样的自我叙述（它在直观性上，与一些精神病体验有相似之处）：

"我感到我的躯体特别的立体，并且非常精细……我突然感到，脚好像离开了小腿；我感到它与截肢的小腿以下的躯体分离了。请深思熟虑一下！我不仅感到失去了脚……我还有两个正面的感受：有关脚、截肢的小腿，以及侧面失常的幻觉定位……因此，我感觉到脑袋好像旋转了 180 度，肚子变成了柔软流动的团块，脸有非常大的维度，嘴唇肿了起来……手臂特别僵硬，而且轮廓也不灵活，就像纽伦堡木偶一样，或者说长得像猴子的手臂一样，下颌骨重重地挂了下来……在其他很多时候，我还有这样的幻觉：我的头与躯体分开了，并且悬浮在半米高的空中。我觉得我的头正在滑翔，但它仍然属于我。为了控制自己，我高声说话，我听到背后有些远的地方有声音传来……更为特别与奇怪的是变形。例如，我的脚变成了钥匙的形状，变成了螺旋形、涡卷形；下颌骨变成了钩状、条状，肺好像融解了。"

身体意识与空间（身体就在其中感受到了事物）的统一，在意识变异中采取了怪异的形式。患者感觉自己"就像纸上被书写的水印"。西尔克根据酶斯卡灵所致的精神恍惚，作出了如下叙述：

---

[1] *Klein*, R.: Über Halluzinationnen der Körpervergroßerung. Mschr. Psychiatr. **67**, 78(1928)（bei Hirnverletzung und Enzephalitis）.

"有时候,触幻觉与视觉,以特殊与难以叙述的方式混合在一起……在模糊的视野中,条纹的鲜活运动形成了一个光的螺旋,而这个光的螺旋快速地在视野中旋进与旋出。与此同时,触觉也发生了上述变化;大腿变成了螺旋形。光的螺旋与触觉螺旋在意识中交织到了一起;这时,视觉上的螺旋幻觉,也是触觉上的螺旋幻觉……人们把躯体与视觉统一在了一起。"

在大麻所致的精神恍惚中,被试觉得,"躯体就像一个壳、一口棺材,而心灵似乎就在其中休息或系缚着。心灵完全是轻柔的、透明的,由玻璃构成、飘荡地固定在外壳中。肢体看到了自身,所有的感官都统一在了一起。外壳是沉重的,并且不能运动,而核心是思考、感觉与体验。这不是想象,而是现实;他担心人们会伤害他"。(弗兰克尔与约尔)(Fränkel und Joel)

一名精神分裂症患者叙述:"我看到,新的我就像新生的婴儿一样。所有的力量都源于这个新的我,但他还不能完全穿透我的躯体;他太大了,我想要让人们拿走一条腿或一只手,这样躯体就可以完全塞满了。后来情况好些了,我感觉这个新的我最终超越了躯体,而进入了空间。"(施瓦布)

上述现象不是单一类型的,但我们很难把它们区分开来。躯体图式体验发生异常的完形,显然部分地不同于正常的身体体验。感性生命力感受、象征意义体验、神经病障碍是相互交织的。自我意识是通过他者表征为统一的。

d) 双重感。自窥症(Heautoskopie)就是这样的显现:人们把他们在外部世界中的身体,知觉为第二个身体,而这要么是在独特的知觉中,要么是在单纯的表象、妄想、鲜活的觉知中。有的患者谈到了双重感。这种现象根本不是统一的。[①]

1. 在《推力与困惑》(Drang und Verwirrung)中,歌德最后一次看到弗里德里克,并且从他这里前往杜鲁森海姆(Drusenheim),这时发生了如下事情:"我不是用我的身体之眼,而是用精神之眼,看到我自己站在骑马时的同一条路上。尽管我穿的是我从来没有穿过的衣服:这身衣服是青灰与金色的。我刚把自己从梦中拍醒过来,这种意象就完全不见了。""奇异的幻象在分离的瞬间,让我有些平静了下来。"值得注意的是对于精神之眼的困惑(梦一般的状态),以及对于显现意义的满足:他从相反的方向走回了塞森海姆(Sesenheim),他会回来的。

2. 曼宁格-莱辛塔尔(Erich Menninger-Lerchenthal)的一名精神分裂症患者抱怨说,她从背后看到自己光着身子,她感觉到她没有穿衣服并且是裸露的,她感觉到冷;这是精神之眼。

3. 一名精神分裂症患者(施陶登迈尔)说:"晚上,当我进出公园时,我最鲜活地看到除了我以外,还有三个人。相应的面孔幻觉逐渐产生了。然后,我面前出现了三个穿着完全相同、速度也相同的'施陶登迈尔'。当我停下来时,他们也会停下来;当我伸手时,他们也会伸手。"

4. 佩策尔(Otto Pötzl)的一名半瘫痪与自我知觉贫乏的患者,把瘫痪的那半躯体,感受为是异己的躯体。他在看着他那瘫痪的右手时说,这只右手就像是在他旁边一样。在夜晚的谵妄中,他说左边有一个陌生人站在他的床边,而且这个陌生人想把他赶走。

这还涉及外表相似、实际上有本质差异的现象——它们会出现于

[①] *Menninger-Lerchenthal:* Eine Halluzination Goethes. Z. Neur. **140**,486(1932).

机体的脑损伤、谵妄、精神分裂、梦一般的状态中,并且总是有至少是轻微的意识变异:白日梦、中毒、睡梦、谵妄。它们的相似性在于:我们自身形态的躯体图式,是在我们以外的空间中成为现实的。

§4. 现实意识与妄想观念

妄想在所有时候都是疯癫中的基本现象,而且妄想与精神疾病的含义一样。实际上,心理病理学的一个基本问题就是:妄想是什么?当人们把妄想称为一种颠倒的、难以纠正的表象时,对于什么是妄想这个问题的回答,就只是表面的与错误的。我们不能希望可以快速解决事实定义的问题。妄想是一种原现象。我们的首要任务是探索这种现象。妄想发生的体验,是现实的经验与思考。

论现实意识的逻辑学与心理学的前说明。在所有时候对我们来说是自然而然的东西,通常也就是最神秘的东西,例如,时间、我、现实性。我们应该说:现实性是什么。我们的回答是:当我们把现实性与其显现相区分时,现实性就是自在的存在者;当我们把作为普遍通用的现实性与主观谬误相区分时,现实性就是客观;当我们把现实性与单纯的结果及外表相区分时,现实性就是真正的存在。或者说,当我们把作为实在的现实性,与有效的理想存在的客体(如数学对象)相区分时,现实性就是时空中的存在者。

这些回答是逻辑学的回答。我们通过它们来确定现实性的概念。然而,我们在思考现实性时,总是要涉及体验的现实性。只有在现实性本身提供了当下体验时,我们所思考的现实性才能让人信服。康德说,就概念而言,100 个想象中的塔拉,不同于 100 个实际上的塔拉。人们首先是在实践中注意到这种差异的。

现实性体验是什么呢？这个问题的答案，既不能推导出来，也不能通过与其他相似的现象进行比较得到，而只能作为原初的现象得到间接的描述。因为现实体验会发生病理障碍，所以我们会注意到现实体验的本质。对于这种现象的描述，必须总是注意以下元素：

1. 现实性就是我们所鲜活地知觉到的东西。与我们的表象不同的是，所有的知觉内容都有一种特质：它们不在机体感受（眼或耳）上，而在感受的方式上，即非派生的原初（感性实在以及通常与来自外部世界的刺激相关联）。人们可以描述、指称、命名这种原初的东西，但不能推导出它们。①

2. 现实性就是这样的存在意识。本身当我们鲜活地进行知觉时，我们可以停止现实意识。现实意识失落于知觉世界与自身此在的"异化"中；这肯定是原初的此在体验以及让内所说的实在功能（function du reel）。笛卡尔的"我思故我在"（cogito ergo sum），对于异化体验状态中的人来说也是正确的，因为他悖论性地说道：我不存在，但我必须作为这种非存在（Nichtsein）永恒地活着——笛卡尔命题的实现，在逻辑学上来说是不能强求的，而它要求的是原初的此在意识，尤其是此在意识本身：我存在，因此外在于我的事物此在，就是现实的。

3. 现实性就是拒斥我们的东西。拒斥（Widerstand）就是阻碍我们身体运动的东西，而且拒斥就是所有阻止我们的努力与愿望直接实现的东西。目标就是要克服拒斥，正如受制于拒斥就是现

---

① *Kloos, Gerhard:* Das Realitätsbewußtsein in der Wahrnehmung und Trugwahrnehmung. Leipzig 1938. 这项杰出的工作清晰地解释了迄今为止的尝试，并且做出了新的尝试（在我看来是不成功的）。但这项工作可以帮助我们认识妄想这种原现象。

实的经验那样。因此，所有的现实性体验就是实践的根源。然而，实践中的现实就是事物、进程、情境的意义。我就在意义中把握到了现实性。世界中的拒斥就是广阔的现实性领域——这个领域把可触的清晰性、事物的意义知觉以及人的行为与反应，带到了我在实践中所考虑的现实意识中；我每时每刻都遵照这些实在，因为它们就是我所期待的东西，以及我相信是存在着的东西。这种实在意识以或多或少的清晰性，作为对与我相关实在的认识而渗透给我。这种与我相关的实在，就根植于普遍实在之中，正如它通过我在其中得到成长与教育的文化传统，而结构化与形成内容那样。对我们来说是现实的东西，有很多我们通常不是完全清楚的确定性层面。我们只需要去探索我们在判断现实或非现实时所冒的风险是什么，以便查明我们对于现实性有多确定。

　　我们要把实在判断与直接的实在确定性区分开来。人们会判断出鲜活的错误知觉仍然是错觉，因此简单的残像（Nachbilder）与精神疾病患者的一些幻觉也是如此。即使在错觉已经被识别出来的情况下，患者仍然可能无法注意到这些错觉，而把错觉的内容当作是真的。例如，截肢者会把已经没有的大腿当作是幻肢，而尝试走路并摔倒；植物学家冯·内格里（Carl Wilhelm von Nägeli）想把一杯水放在幻觉的桌子上。实在判断源于直接经验的思想加工。实在判断与直接经验的思想加工是相互印证的：现实的东西，仅仅是在检验中得到确认与证实的东西，因此也只是可以得到普遍相同认识的东西，而不只是主观私人的东西。习惯的实在判断，会在新的直接体验中发生变化。我们总是按照通过上述方式获得的实在认识来生活，而且这种实在认识是我们不能明晰判断的。现实性的特征（正如人们对它们的实在判断那样）也是这样的：现实性不是独立的个体经验，而只是在经验关联中、最终整体地在经验关联中成为现实的东西——现实性是相对的,即尽管现实性被认为是这样的,迄今为止都是这样的,但仍然可能不是这样的;现实性是再造的,并且以洞见及其确定性为基础,而不以鲜活性与直接现实体验为基础。鲜活性与直接现实体验只是整体中的部分、只是必要的,但总是需要得到审查。因此,实在判断的现实性,是在理性运动中的漂浮现实性。

如果我们想要确定妄想的领域,那么我们就需要区分:缺席的存在与此在意识,会作为知觉世界的异化而被触及,并在自我意识的障碍重新碰到。虚假的鲜活性,存在于感觉错误中。但是,妄想是全面(在实在判断中是次生的)现实意识的变异。现实意识在经验与实践世界之上,建构了拒斥与意义,然而,除了最难把握的基本经验变异以外,错误的幻觉鲜活性只起附带的而非充分基础性的作用。①

a) 妄想的概念。妄想是判断的一部分。它只存在于有思考与判断的地方。因此,人们把妄想观念称为病理上的错误判断。这种判断的内容,也会以退化、因此起作用的方式作为纯粹觉知而存在,而且人们习惯说的是模糊"感觉"。

人们含糊地将所有具备如下外在特征、具有某种程度(难以清晰区分)的错误判断称为妄想观念:1. 特别确信,且具有难以比较的主观确定性。2. 不受经验与怀疑论断的影响。3. 内容是不可能的。我们尝试到这些非常外在的特征背后洞悉妄想观念的心理学本质,因此首先要区分原初的体验,以及在它们基础上的判断,即区分鲜活的妄想内容给予与只在任意场合得到重复、讨论与异化的强化判断。因此,我们根

---

① *Schmidt*, *Gerhard*: Der Wahn im deutschsprachigen Schrifttum der letzten 25 Jahre (1914 – 1929). Zbl. Neur. **97**, 115.

据妄想的起源,区分了两大类妄想:第一类是从情绪出发,从震惊、疾病、罪感以及其他体验出发,从意识变异等时的错误知觉或知觉世界的异化体验出发,可以理解的妄想;另一类是在心理学上无法进一步回溯、在现象学上来说是最终者的妄想。我们把第一类妄想称为类妄想观念(wahnhafte Ideen),而第二类妄想称为真性妄想观念(echte Wahnideen)。必须尝试在第二类妄想中,切近妄想体验的真正事实构成,尽管我们无法清晰与直观地重现如此陌生的事件。

　　在每个真正的错误知觉中,人们都会体验到这样的强制:对象是真实的;当这种强制体验是从知觉与认知的总体关联中产生时,这种强制体验在错误的实在判断得到纠正后仍然会存在。然而,当这种从整体情境出发的纠正是可理解的时,体验者仍然会坚持错误的实在判断,尽管有反对的理由,以及所有的深思熟虑都不会有最小的怀疑,而是会削减一开始的怀疑,因此这里涉及一种真性妄想观念:对我们来说,单从错误知觉出发是不能理解真性妄想观念的。在源于错误知觉的类妄想观念中,只有一种倾向,即倾向于实在判断(或一种只是完全暂时的确定性);在妄想观念中,所有怀疑都停止了。其他心理因素要作为纯粹错误知觉而起作用。我们将在下文尝试探索其他心理因素。

当我们通过交谈去了解患者的妄想内容时,我们获得的总是第二手的资料。一个我们已经熟悉的判断表述以这种方式出现在我们面前,即它可能只是在内容上区别于另一个转载的判断。因此,在我们的研究中,问题总是:疾病的原初给予体验是什么,以及在表述中派生出来的、根据体验可以得到理解的东西是什么? 这里有三个观点:第一个观点否定真性妄想体验,并认为所有的妄想观念都是可理解与继发的;第二个观点相信在智力低下的人那里,批判力的贫乏会使所有的可能体验都产生妄想观念;第三个观点从一种现象学的特殊妄想体验出发,并把这种体验作为真正的病理元素。第一种直观的倡导者是韦斯特法尔(Carl Westphal)①。他认为,这首先在于对自身人格变化的意识。例如,一个人第一次穿上一件制服,感觉受到了注意,因此偏执狂患者相信:不仅是他自己注意到了这种变化,而且别人也注意到了。由人们会注意的妄想,产生了人们已经注意到了的妄想;一个接着一个。尽管这种理解关联在一种人格的妄想发展中发挥着重要作用,并且也被作为精神病的内容;还使一种超价观念、主要是继发性妄想观念,变得可为人理解,但这种理解关联不涉及真性妄想的本质。从情感(例如不信任感)推导出妄想观念,同样不涉及真性妄想的本质。这里解释的不是特定的体验(妄想)现象,而是顽固谬误产生的一种可理解关联。如果谬误成了妄想,那么肯定会有新的东西,可在现象学上作为体验而得到把握。第二种直观相信,妄想的原因,或者更温和地说,妄想的前提,是一种智力的低下。人们喜欢在偏执狂患者那里寻找错误的结论与逻辑纰漏,以便证明这种智力低下。与此相反的是,桑德伯格(Sandberg)②已经正确地指出:偏执狂患者的智力不比健康人低。疯癫的人与健康人一样会出逻辑纰漏。人们不能把患者的逻辑纰漏看作是疾病症状,而把健康人的逻辑纰漏看作是正常的。实际上,人们发现所有以及严重的低能者都没有妄想,而智力超常者有最具幻想性、最难以置信的妄想观念。批判力没有消失,而是为妄想服务。患者的思考、证明与反驳,和健康人是一样的。因此,在相应的天性中,作为精神态度的高度怀疑主义既很少出现在健康人身上,也很少出现在偏执狂患

---

① *Westphal*: Allg. Z. Psychiatr. **34**, 252ff.
② *Sandberg*: Allg. Z. Psychiatr. **52**.

者身上(高度怀疑主义会给妄想内容的表达形式添上一种色彩)。如果人们要想掌握妄想的基本意义,那么就得摆脱这个成见:智力低下是妄想的根源。只有妄想的形式才取决于智力。当一个有充分觉知的人在处理妄想体验之后(在极少数没有任何其他的疾病症状,而且每个人都会立刻认为那是不可能的认识妄想的情况下),当这个人简单地解释说"就是这样的,我毫不怀疑"、"我知道就是这样的"时,我们必须假设这不是智力的低下,而是一种心灵功能的特殊变化。真性妄想观念的错误在于材料,而形式思考是完全没有受损的。形式思维障碍会导致错误的表象、混乱的关联、错乱的意见(在急性状态中)(它们没有妄想观念的特征)。第三种直观认为存在着一种在现象学上完全特殊的妄想体验,并且寻找的是原发性妄想体验。

　　妄想在方法论上取决于多种考察方式的视角:现象学研究的是作为体验的妄想,机能心理学研究的是作为思维障碍的妄想,作品心理学研究的是作为精神产品的妄想,可理解关联研究的是作为内容生成之动机运动的妄想,疾病分类学-传记学追问的是能否通过生活曲线的中断或连续的人格变化去把握妄想。

b) 原发性妄想体验。当尝试接近原发性妄想体验时,我们很快就注意到:我们根本不能正确地直观与重现对我们来说完全异己的体验方式。总是留有很多难以把握的、难以直观与理解的东西。尽管如此,人们还是会做出尝试。[1] 患者出现了原初的感觉、生命情感、心境、觉知。桑德伯格的一名患者对她的丈夫说:"有事情发生了,告诉我,发生

---

[1]　*Hagen:* Fixe Ideen, in: Studien auf dem Gebiete der ärztlichen Seelenkunde. Erlangen 1870; *Sandberg:* Allg. Z. Psychiatr. **52**.

了什么事?"对于"发生了什么事"这个问题,患者说:"我真的不知道,但就是某事。"患者害怕起来;她预知到了某事的发生。一切都有了新的·意义。环境发生了不太明显的变化;知觉的感性方面没有变化,但发生了一种细微的、渗透一切的变化,并且处于一种不确定及可怕的光线中。一个之前中性或友好的卧室,现在处于一种难以名状的心境的支配下。空气中有某种患者难以言说的东西,而且其中充斥着难以信任、令人不舒服与令人害怕的张力(桑德伯格)。"心境"(Stimmung)这个词会与精神衰弱心境以及情感禀性发生混淆。但是,在"妄想心境"中总有"某种东西",尽管其客观用法与意义的起点是完全不清楚的。这种没有特定内容的一般妄想心境,必然是难以忍受的。患者经受了极大的痛苦,而一种特定的表象可以减轻痛苦。患者产生了"动摇感与不确定感,而这使他本能地去寻找一个可以依靠与坚守的支撑点。他只能在一种理念中寻找这种补充、加强与安慰,而这与健康人在类似情况下的做法是很相似的。在我们感觉到压抑、焦虑与迷惘的所有生命状态中,一种清晰认识的突然意识生成(无论它们实际上是真还是假),本身都已经产生了一种安慰的作用;当判断清晰时,我们在这种情况下所产生的情感(其他条件不变)经常就会丧失它们的力量;反过来说,没有什么恐惧比一种不确定的威胁更大了"(哈根)(Friedrich Wilhelm Hagen)*。由此会产生对特定后果、罪责的控诉,或在相反妄想指向下对黄金时代、神的鼓舞与救赎等的确信。

然而,值得怀疑的是:这种过程分离是否在所有情况下都是正确的。在其他情况下,内容似乎立刻就带着完全的清晰性出现了。但在开头的情况中,人们会怀疑患者是否体验到了足够的内容,而更多地会

---

* 哈根(1814—1888)是德国精神病学家,于1860年开始担任埃尔朗根大学精神病学教授。——译者

把原初体验、情感、感觉本身当作内容,尽管这只在较小程度上才是可能的。这种内容可能只是非常偶然、根本不是有意的,并且可能总是一种完全不同于我们所能理解的类似内容。

让我们在新的环境意义中,重现一下这些妄想体验的心理学意义:所有的思考都是对意义的思考。当感性知觉、表象、回忆的意义是直接获得的时候,意义就具有实在特征。我们的知觉不是对感觉刺激的一种机械反映,而总是对意义的知觉。家是人所居住的地方;街道上的人是有追求的。我看到了一把刀,直接看到了切割的工具,而当我看到来自陌生文化的一种未知工具时,尽管看不出它的意义,但我知道它是有意义的造物。我们知觉不到这些意义,但它们仍然是在场的。原发性妄想体验就类似于这种对意义的看。意义意识发生了根本的改变。对于意义的直接与不由自主认知,就是原发性妄想体验。我区分了我经验到的意义的感性质料,因此我说到了妄想知觉、妄想表象、妄想记忆与妄想觉知等。如果在对象认知的二分性中,意义意识变成了妄想体验,那么就没有体验可以与"妄想"这个词相关联(库尔特·施奈德、格哈德·施密特(Gerhard Schmidt)①)。

我们要更进一步叙述妄想知觉、妄想表象与妄想觉知:

aa)妄想知觉的范围由模糊意义体验,到清晰观察与关系妄想。

事物突然有了完全不同的意义。一名患者看到街上有穿着制服的人:这是西班牙士兵。她又看到了穿另一种制服的人:这是土耳其士兵。所有的士兵都聚集在这里。这是世界大战(这个观察来自 1914 年)。同一名患者看到数步之外有一个穿着蓝夹克的

---

① *Schneider, Kurt*: Eine Schwierigkeit im Wahnproblem. Nervearzt **11**,462(1938).
库尔特·施奈德认为妄想知觉只是二分的,并且尤其把它区别于其他所有的妄想源泉(妄想侵袭)。

男人：这是死去的大公（他又一次站在这里）。两个穿着雨衣的人是席勒与歌德。在一些建筑物上，她看到了脚手架：整个城市应该被拆除了。一名患者看到街上有一个男人。她直接认出这是她过去的爱人。尽管他看起来完全不一样了。他戴着假发，并且还有其他变化。这事有点不对头。一名患者说到了这样的体验：这是如此确定与清楚，以至于所有矛盾的知觉都无可怀疑。

这里没有涉及判断性的解释；意义是在感性的、充分正常与不变的知觉中被体验到的。在其他（在进程初期是非常频繁的）情况下，知觉没有清晰的意义。对象、个体与过程，是令人害怕、恐惧，或不常见、值得注意、令人费解，或超感觉、超自然的。对象与进程意味着某种东西，但不意味着确定的东西。以下是这种意义妄想的例子：

一名患者注意到了咖啡巴中的服务员。这名服务员以如此快的速度令人害怕地掠过他身边。这名患者发现一位熟人有古怪的举动，因此患者觉得不舒服。街道上的一切都变了。肯定发生了什么事情。一名路过的男子投过来如此强烈的目光；他可能是一名侦探。然后来了一条狗，它就像着了魔一样，就像一条通过机器来运动的橡胶狗。路上有如此多的人，好像有某种东西在与患者做对。一切都戴着面罩咔嗒咔嗒地响，好像里面有一台仪器。

在其他时候，患者注意到了容光焕发的面容、非常美丽的风景、引人注目的金发、令人倾倒的阳光之美。肯定发生了什么事情。世界变样了。一个新的时代开始了。光线中了魔，但不会燃烧起来。后面有某种东西不自然地存在着。孩子变得就像猴子一样。人们"混在了一起"，他们是"群众"，他们看起来很不自然。房屋上的招牌是歪的，街道看起来是如此可疑。"一切都是如此之快。"狗在奇怪地挠门。患者始终在说"我注意到了它",但不能说出他们到底注意到了什么,以及他们猜测到了后面有什么。他们首先想要弄明白。

当患者把知觉内容与进程体验为和本人有明显关系时,他就在关系妄想中认识到了特定的意义。

　　手势、歧义的话语,会提供"无声的暗示"。然后这名患者会以间接的方式明白一切。在诸如"丁香是美丽的"、"短外套是合身的"等中性的评论形式中,人们意指完全不同的事物,就好像存在着假象一样;但人们很好地理解了这些不同的意义。在患者看来,所有人都"好像要对他说些什么";"对我来说就是这样的,我相信一切都在戏弄我;曼海姆发生的一切,都是为了戏弄我、哄骗我"。街上的人们显然总是在谈论患者。路人的特定话语,总是在针对患者。在报纸、书籍中,到处都有与患者相关的事物,涉及他的生活史,发出了警告、侮辱。人们想把这些东西解释为偶然,因此患者愤怒地拒绝了。这些"魔鬼一般的偶然",绝对不是偶然。街上的走路碰撞显然是有意的。肥皂在桌上,而不在它原来的地方,这显然应该是一种侮辱。

以下报告来自一名仍然在工作的患者。这名患者整天都在完全现实的知觉中发现想象的关联。

　　"我几乎走不出房子,每个人都徘徊在我身边、盯着我;有人试图故意用一辆自行车拦住我。在两步开外:一名女学生令人振奋与充满希望地向我笑着……"他到达了办公室,然后注意到了同事的"嘲笑"与"尖叫"。"在 12 点左右,我受到了更多的侮辱。女生们从学校出来了。我艰难地让自己只看着这些孩子。只想看着这群女孩,只是简单地挥挥手。""但是,小伙子们毫无根据地说我要对这些女孩意图不轨,并且颠倒黑白来污蔑我。人们很难对注视与恐吓的胡闹采取措施……他们模仿我,并且在街道中央向我笑。他们用最令人厌恶的讽刺阻拦我:我应该从他们的面容中读出他们与第三者的相似性。然后,小伙子们一起在警察署指控我;他们与工作人员结成了同盟……在我吃饭时,注视与解释的胡闹甚至更厉害了。在我回家之前,每个人都总是让我生气地投来无言的、忽视的目光。我不知道保安与警察的姓名。"这位患者拒绝了主审法官所使用的"眼色"。在街道上,"保安数次想要悄悄靠近我,但我用眼神把他们赶回去了。然后他们变成了敌对的士兵……我所做的只是防卫,并且不去侵犯任何人"。

在独特的关系内容上,关系妄想的一个最佳病例是格哈德·施密特所报道的一名 17 岁的患者。这名患者罹患了精神分裂性精神病,经过数月被治愈了。[①] 这个病例是这样的:

我的疾病首先表现为厌食与恐血。这个周期停止后,出现的是固执。我不能自由地说话。我没有了兴趣,并感到悲伤、心烦意乱;当有人对我说话时,我会吓一跳。

我的父亲(饭店老板)对我说,第二天的烹饪考试只是一件小事。他以如此少见的口吻笑着说,以至于让我感到他在嘲笑我。顾客们古怪地看着我,就好像他们猜到了我的自杀想法。我站在

① *Schmidt*, *Gerhard*: Z. Neur. **171**,570(1941).

收银台旁,顾客看着我,这时我有了这样的想法:我应该做点什么吗? 最近 5 个星期以来,我有这样的感觉:我做错了什么事。母亲有时候也以如此刺骨、滑稽的方式看着我。

这是晚上 9:30 左右(她看到她所害怕的人,而且这些人想把她拖走)。然后,我脱了衣服。我完全僵直地躺在床上,并且一动也不动,这样他们就听不到我了。但是我敏锐、准确地留心着每个声音。我相信,这三个人现在聚在一起,并会把我绑起来。

早上,我离开了。当我穿过广场时,钟突然倒转了。钟是停下来倒转的。我想钟是在另一面运转着的。当时我想:现在世界结束了。一切都停在了最近一天。然后,我看到街上有很多士兵。当我走近一位士兵时,他总会移开。哎,我想:这些士兵现在不是要报到吗? 在通缉令发出时,他们完全能明白! 他们总是盯着我。我真是觉得:我是世界的中心。

然后就是下午了。当我有不好的想法时,我感觉太阳还没有出来。我一有好的想法,太阳就重新出现了。我认为汽车开反了方向。当一辆汽车开过时,我根本听不到声音。我认为地上肯定有橡胶。大型的货车没有发出丁丁当当的声音。当汽车一靠近我的时候,我就觉得自己好像散发出了能让汽车立刻停下的某种东西……我把一切都与自己相关联,就好像它们都是为了我而存在的。人们没有看我,而且他们似乎想说:我坏到不能看了。

在警察局里,我有这样的印象:我没有在警察局里,而是在彼岸。警察看起来像死人一样。我认为这个人已经死了,并且必须长久地在机器上打字,直到他赎清了罪。每当铃声响起时我都相信:它们带走了寿命已尽的人(后来,我意识到铃声是打字机在到达行末时发出的)。我等着铃声将我也带走。一名年轻的警察手上握着枪,我担心他会杀了我。我没有喝他递给我的茶,因为我认为他下毒了。我殷切地等待着死亡的降临⋯⋯这就像是在一座舞台上一样，而木偶不是人类。我认为它们只是皮囊。我觉得打字机好像颠倒了，因为上面没有字母，而只有我相信是来自彼岸的符号。

当我上床时，我觉得有其他人在床上，因为被子很不平整。我感觉床上似乎有人躺着。我觉得一切都被施了魔法。我把窗帘当成了海伦婶婶。黑色的家具也令人害怕。床上的灯罩总是在动、在旋转⋯⋯早上，我走出卧室，并且喊道：我是谁，我是魔鬼！我想要脱掉睡衣，并跑到街头，但我的母亲抓住了我⋯⋯

灯光广告非常黯淡。当时我不认为这种黯淡是由战争造成的。我发现，这是非同寻常的。人们点着的香烟令我生畏。好像失落了什么东西！所有人都盯着我。我觉得，我被直接照亮与注视着，而其他人没有。

在私人诊所中，我觉得一切是不自然的，而且我将被用于某种特别的事。我就像是一只实验用的兔子。我觉得医生是一个杀手，因为他戴着黑帽，并且长着鹰钩鼻。外面有一个在推苹果推车的人，在我看来就像是一个玩偶。他走得如此匆忙、快速，就像在电影中一样⋯⋯

然后，家里的一切也都和过去不一样了。家有点变小了。一切都不再是如此熟悉，而变得冰冷与陌生了⋯⋯父亲给了我一本书。我觉得这本书是特意为我而写的。我不相信其中描写的所有场景都是我经历过的，但我认为这些场景是适合我的。让我害怕的是，他们都知道了。

今天，我看清了事物真实的样子。与此相反的是，我有时会想到极少出现的、非同寻常的东西。这就是一种真正的疾病。

在沉醉于大麻中时,人们会体验到与精神分裂症相关联的关系妄想:

> 不确定感出现了,而事物的自然自明性失落了。沉醉于大麻中的人,感到自己要被击败了,陷入了不信任与防御的境地。即使是最平凡的问题,听起来也像是审查与质问,而中性的笑声听起来就像是嘲笑。一次完全无意的看,也会招致反应:"不要看我。"沉醉于大麻中的人,看到了旋转的面容,察觉到了跌倒,听到了影射。沉醉于大麻使我产生了新的力量,因此产生了过度自我的关系妄想。所发生的事情,是围绕他的,但不是针对他的,而是为了他的。(弗兰克与约尔)

bb) 妄想表象呈现为生命记忆的新色调与新意义;或者说,呈现为突然的侵袭:我是路德维希国王的儿子,而这得到了一段清晰记忆的证实,即在几十年前的阅兵式上,骑马经过的皇帝明显在看着他。

> 一名患者写道:"有一天晚上,我突然地、完全自然与自明地,强制产生了这样的想法:L太太可能是最近这些年我必须承受的这些可怕事情的原因(心灵感应影响等)······我当然不能把我这里所写的东西,当作坚定的主张。但是,请您公正与客观地检查一下我在这里所写的东西。我所写给您的东西,极少源于反思,而是突然地、完全意外与强烈地产生的想法。我有这样的感觉:我恍然大悟,知道了为什么我最近这些年的生活,总是以这种完全特定的方式运行。"

cc) 在体验丰富的急性精神病中,妄想觉知尤其是一种频繁出现的元素;在急性精神病中,患者获知了非同寻常的世界事件——有时候没有对于这些事件的清晰感性直观的痕迹。在这种直观体验中,这些纯粹的觉知会在患者获得内容的形式中发生多重混合。情感深厚的妄想体验的内容,会以觉知的形式成为占主导的部分。例如:

> 一个女孩正在读《圣经》。她读到了拉撒路(Lazarus)的死而复生。她立刻感觉自己是玛丽亚(Maria)。马大(Martha)是她的姐妹,而拉撒路是她患病的父亲。她把她所读到的所有过程的鲜活性(情感——不一定是感性的鲜活性),当作了她自己的体验。(克林克)(Klinke)

从现象学上来说,妄想体验总是类似的:除了感性体验上错觉的、幻觉的或假性幻觉的内容之外,存在着这样的体验——感性内容在本质上没有变化,而一种完全不同的体验,被作为正常的体验与对特定对象的认知相关联。有关对象的思考可以让对象具有一种特殊的实在性,而且对象不必是感性的。新的特殊意义,就与思想以及被知觉者相关联。

因为所有的原发性妄想体验都是一种意义体验,所以不存在单独的妄想念头。例如,患者突然充分相信一个远方的城市(史威登堡)起火了,因此他的内在幻境具有实在性特征。

在妄想中,早期意义妄想的一个基本特征是"没有理由的关系设定"(格鲁勒)。在没有动机的情况下,意义突然插入了心灵生命的关联中。然后,在一种新的关联中出现的是总在感觉中反复的意义体验。感觉已经被铺垫好了,并且对特定意义体验的准备,几乎把所有被知觉到的内容混合到了意义之中。现在占主导地位的一种妄想动机,成了所有进一步知觉的领会图式(Auffassungsschema)。(格哈

德·施密特）

c) 不可纠正性。上述真性妄想体验、错误知觉与其他所有之前列举的原初体验（它会引起判断错误），是我们在患者那里发现的各种各样妄想建构的源头。妄想思维由体验中产生以后，患者在很多时候会采取第二步，即把妄想思维当作是真实的；患者会以一种超过正常确切性的信念，抗拒所有其他经验以及所有根据，并且会完全消除一开始时的偶然怀疑。

心理学按语。在正常生活中，信念是在与共同生活及认知的关联中确立的。只有在瞬间的实在经验顺应普适或经过批判检验的经验时，瞬间的实在经验才能存在。实在经验是实在判断的结果。所有的个别经验都是可纠正的，但个别经验关联中的整体经验是稳定的，难以纠正或根本不能纠正的。因此，我们不能在个别现象中寻找不可纠正性的基础，而要在人类状态的整体中寻找不可纠正性的基础。没有人会轻易放弃这种整体。当共同相信的实在动摇时，人们就会不知所措。那么，什么是共同相信的实在呢？只有习惯、残余和偶然。实在可还原为最近与当下的东西，而最近与当下的东西是无根的。

但是，不可纠正性还有其他基础。在一种讨论中主张或长期教条式地支持的判断狂热，不总是说明人们在实际上相信判断的内容就是实际的实在，而只说明根据判断者的信念，对这些判断的支持，在实际上有期许的作用，并且这也只是判断者的模糊本能。人们在实际上相信为实的东西，首先表现在他们的行为中；因为这些东西会让人们采取行动。因此，实际上不相信的狂热，总是会被推翻的；就此而言，这种狂热是可纠正的。但是，作为实在信念表达以及作为实际行动依据的、真正的实在判断，是很难纠正的（例如,对地狱的信念);但是,当这些实在判断得到纠正时,这就意味着一种生命理念的革命。

健康人的错误经常也是难以纠正的。令人惊讶的是,大多数人相信实在性,并且在讨论中难以说服地坚持实在性,尽管这些错误在相关领域的专家看来只不过是妄想。人们经常如此频繁地阐述的、公众生活中的"妄想观念",不是妄想观念,而是大众的信念内容;这些信念内容与时代相混合而成为典型的错觉。只有那些最高程度的愚蠢,才称得上是妄想,如巫术妄想(它也不一定是心理病理学意义上的妄想)。

不可纠正性在方法论上是一种机能心理学的概念,并且是理解心理学的概念,而不是现象学的概念。现象学上的问题只是:在体验现象之上作为不可纠正性基础的各种不可纠正性,是否有本质的差异。

简而言之,健康人的谬误,就是共同的谬误。这种信念的根源在于:所有人都相信这些谬误。纠正不是源于论据,而是源于时代变迁。个体的类妄想谬误,是所有信念(人们所相信的东西)的产物;心理学上的不可纠正性,与内在地反对一个世界的、真正洞见的坚守不移性没有区别。真性妄想的不可纠正性,源于人格的变异。我们到目前为止还没有描述人格的本质,更谈不上在概念上表达人格的本质,但我们必须假设人格的本质。关键不在于直接明证性的一种意外"强度",而在于现有反思与批判中的明证性确立。这种明证性的确立,既不是思维功能与行为的变异,也不是教条主义者的错乱以及常见的狂热。有人曾经报告过一个具有高度批判洞见的、偏执狂患者的乌托邦理想的案例(也许这位患者是一位天生的研究者);尽管有各种怀疑,但在他身上,不可纠正性作为一种纯粹的现象而出现,并且他好像不再是一位偏执狂患者了。即使患者具有清晰的意识与持续的检验能力,他还是无法进行纠正。人们不能说患者的整个世界都变了,因为在经验与逻辑上,他的行为表现符合一种健康的理智。但是,变异的实在认知统治着患者的世界,以至于一次纠正就像是存在本身的一种崩解,并且变异的实在认知实际上就是患者的此在意识;就此而言,患者的世界是变异了。这个人不相信他的此在本身已经废了。但是,这种表达形式已经一再让我们理解了不可理解的东西:精神分裂症患者的特殊的不可纠正性。人们能够确定的只是:这种不可纠正性还存在于被保留的思考形式中、正确的思考能力中、最清晰的意识定向中。

但在另一方面,我们要看到根本难以纠正的东西。这种东西在患者的实践中,比在患者的谈话中表现得更为清晰。现实性对于患者的意义,不像正常实在对于患者那样总是相同的。这些患者的受迫害状态不总是像实际上受迫害者的体验那样,他们的嫉妒也不同于实际上的嫉妒者,尽管他们之间的行为有相似性。因此,患者面向妄想内容的行为,经常是不连续的。妄想的特定内容,象征着完全不同的东西。有时候,内容总是在发生变化,而妄想的意义却不变。对于现实性的信念,通达所有层面——从有关双重(经验与妄想感性)现实的纯粹可能性游戏,到与唯一及绝对的妄想内容之现实性相应的明晰行为。在游戏方面,每个个别内容都是可纠正的,但整体行为是不可纠正的;在绝对实在方面,不可纠正性也是完全的。

当我们弄清真性妄想观念的标志,就存在于原发性妄想体验与人格变化中,那么我们就会明白,一个妄想观念也可以有正确的内容,但仍然是妄想观念(例如,现在是世界大战的观念)。这种正确性是偶然的,并且极少是实际的(在嫉妒妄想中却是最常见的)。一种正常的正确思维,以正常经验为基础,因此适用于他人;一种妄想观念源于他人无法经验到的原发性妄想体验,并且是无法证实的。我们只能通过患者试图提供依据的方式,去认识妄想观念。因此,我们可以通过典型的特征去认识嫉妒妄想（Eifersuchtswahn），而不用知道当事人的嫉妒是否有理由。尽管患者的妻子对患者不忠（有时候首先是患者妄想的结果），但妄想仍没有停止。

d) 妄想的运作。一个妄想产生的第一步也是有思考的。这种思考在急性精神病与缺损持续状态中，会以非系统、模糊的方式进行。在这里，患者已经在寻找关联了。或者说，这种思考在慢性的、深思熟虑的状态中，会以更为系统的方式进行。在慢性的、深思熟虑的状态中，妄想的思考以原初体验为基础。原初体验应该是与患者的现实知觉以及认识形成了和谐的关联，并且似乎是通过思考进行了一种妄想的运作。有时候，妄想的运作需要整个理智人格的力量。由此产生了妄想系统。妄想系统在它的上下文中是完全可理解的，有时候是非常机敏的，并且首先是在原初体验的最终源头那里才变得无法理解。① 这种妄想的系统属于客观感性构造，并且从方法论上来说在作品心理学中具有其地位。

e) 真性妄想与类妄想的观念。我们只把以下妄想观念，称为真性妄想——源于一种原发病理体验或者在其说明中以一种人格变化为前提的妄想观念。真性妄想，包括了基本症状组。与真性妄想相对的是类妄想的观念——我们从其他的心灵过程出发去理解类妄想的观念，并且可以在心理学上追溯到感觉、冲动、意愿和忧虑。我们不需要用人格的变异去说明类妄想的观念，而是要从长期的人格禀性或一种瞬息即逝的情绪状态出发去理解类妄想的观念。类妄想的观念包括由错误知觉、忧郁和躁狂妄想观念（罪责、贫穷、虚无妄想等②）以及首先是超

---

① 机敏妄想系统的例子包括：*Wollny:* Erklärungen der Tollheiten von Haslam. Leipzig 1889, bes. Anmerkung S. 14ff.; *Schreber:* Denkwürdigkeiten eines Nervenkranken. Leipzig 1903。

② 忧郁妄想观念，只有在瞬息即逝的整体心灵生命变异（重性忧郁就在其中）的前提下，才能可理解地归于情感。

价观念(überwertigen Ideen)引起的瞬息即逝的混乱。

我们所说的超价观念,就是这样的信念——它们具有一种非常强烈的、根据人格及其历史而可理解的感情色彩,并且由于有这种强烈的感觉色彩,以致于人格与错认为真的观念合二为一了。在心理学上,研究者对于一种真实观念的强烈遵从,对一种政治或伦理信念的狂热支持,与这些超价观念是没有区别的。超价观念与其他现象的差异在于其虚假性。超价观念既会在精神变态者身上出现,也会在其他健康人身上作为发明妄想、嫉妒妄想、好争辩妄想等而出现。超价观念与真性妄想有非常明显的区别。超价观念是实际上统一的、由人格及情境可理解与发展出来的观念;真性妄想绝不是以一个点为中心的,而是由模糊妄想体验以及发散与谜一般的专门关系构成的结晶产物——真性妄想既不能通过人格,也不能通过情境得到理解;真性妄想其实是一种由其他症状上可认识的疾病时相或进程而导致的症状。

f) 形而上学妄想观念的问题。患者的妄想经常出现在他的形而上学体验中。在这种体验中,所有的评价不再是对与错、真与假——在妄想中,评价已经不再是根据经验实在来决断了,尽管通常涉及经验实在。我们可以这样来研究精神分裂症体验——在它的进程条件中去确定与把握:在这种妄想体验中产生的形而上学直观(意象、符号),在健康人那里由于完全不同的动机而获得了文化意义。

现实性就是空间与时间中的实在。过去、未来与现在对健康人来说是现实性,但采取的是不再、还没与现在的不同方式。时间的持续流变,使一切失真了,过去不再有了,未来还没有到来,而当下难以停驻并消逝了。时间实在不是现实性本身。现实性似乎穿越了时间,而一切形而上学意识就是这种现实性的经验与确证。如果现实性得到了真正的把握,那么我们就称之为信仰(Glauben);如果现实性在被客观化时成为了世界中的人造此在,那么我们就称之为迷信(Aberglauben)。人们是多么渴望这种世界实在的绝对支持,而这表现了他们的无根基性与迷惘;当接受迷信的绝对性时,他们通常就会陷入无根基性与迷惘。迷信似乎就是正常人的妄想。只有信仰才能通过它本身生活与行为的无条件性,在不陷入无根基性的情况下在世界中实现超越,在越过无根基性与迷惘时确定所有此在象征意义中的此在。

有人说,精神分裂症患者的世界末日体验,反映了自我的动摇。然而,这种体验是很难理解的。世界末日体验,是患者的一种深层宗教体验内容——一种数千年来的关于人类实存的象征真理。在我们想要理解世界末日体验时,我们只能把它看作这样的宗教体验,而不只是颠倒的心理学和心理病理学现象。宗教经验仍然是其之所是。具有宗教经验的人是圣人,还是精神疾病患者,或二者都是呢?

妄想是认知与谬误的疾病显现形式,涉及信仰与迷信的经验实在、形而上学的现实。

§5. 情感与情绪状态

心理学的前说明。什么是感受、知觉、表象、思维、冲动动势、意志活动,人们对此相当清楚,但人们还不清楚的是"情感"(Gefühl)的词义与概念,在个别情况下到底指什么。通常,人们说"情感"就是所有心灵的东西——既不明确地属于对象意识现象,也不是冲动动势与意志活动。所有未发展的、模糊的心理意象,所有难以把握的、难以分析的东西,都可称为"情感";一言以蔽之,"情感"就是人们甚至不知道如何去言说的东西。每个人都有一种无兴致的情感、某种东西是不正确的情感、房间极为狭窄的情感、清晰的情感、痛苦的情感等。心理学对于这种最纷繁复杂的、被称为情感的事实构成，从来都未能做出完善的分析。人们不知道什么是一种情感的元素，哪些东西是情感的元素，应该如何组织情感——而人们已经对感受的元素进行了最好的组织与探索。人们说，有关情感的研究是不少的，但科学研究仍然是较少的，而有关对象意识的病理现象以及反常冲动动势的文献是丰富的。人们也不知道应该从哪儿开始。然而，心理学家们[1]已经为一种情感分析打下了基础，人们可以在他们这里知道最主要的方向以及视角。这种方法论定向是有价值的。人们在超越情感的假设判断中会更为确定，而对所有情感的详尽分析，会导致对于使人疲乏的细节（通常是细枝末节）的无限搜集。[2] 我们首先要概述一下人们划分情感的各种视角：

1. 在纯粹的现象学上，按照情感的存在方式。a) 重要的区分：作为人格意识方面、自我确定性的情感，以及构成了对象意识色调的情感，例如，我的不幸与凄凉的景色（盖格尔）（Moritz Geiger）。b) 情感可以部分地组织为对立维度，例如，冯特区分了快乐与痛苦、紧张与放松、兴奋与镇静。同样的对立还有更多，例如，重要与不重要的情感（李普斯）；一方面是振奋、动摇、深度疼痛的情感，另一方面是生气、滑稽的情感。c) 情感要么是无对象的、

---

① *Geiger*: Das Bewußtsein von Gefühlen. Münch. Phil. Abh.（Th. Lipps zum 60. Geburtstag gewidmet.）Über Stimmungseinfühlung. Z. Ästh. **1911**；*Külpe*: Zur Psychologie der Gefühle. 6. Psychol. Kongr. Genf 1909.

② 如果人们想要阅读心理学上有关情感的总体与入门性解释，可以去读赫夫丁（Harald Höffding）和约德尔（Friedrich Jodl）的心理学教科书。此外还有：*Nahlowsky*: Das Gefühlsleben，3. Aufl. Leipzig 1907；*Ribot*: Psychologie der Gefühle. Paris 1896；deutsch 1903.

无内容的纯粹状态性(自我觉察的状态情感),要么是指向对象的、为对象所规定的。

2. 按照情感指向的对象(迈农(Alexius Meinong)、威塔塞克(Stephan Witasek))。与指向纯粹假设的幻想情感相对的是与现实对象相关的真诚情感。价值情感指向的是正在进行感觉的人本身或陌生人,并且在这两种情况下都可能是肯定或否定的(自豪-自卑;爱-恨)。一种对于特殊内容(例如,社会的、爱国的、家庭的、宗教的情感)的区分,不会导致一种情感的区分,而至多会导致一种无限内容的序列(它们具有情感价值)。大量这样的语言表达,是为了描述多样性中的具体,而不是为了一般的现象学分析。

3. 按照在心灵生命的层级序列中的起源,人们区分了可定位的感觉情感、总体的身体情感(生命力情感)、心灵情感(例如,不幸与快乐)、精神情感(例如,极乐)。(舍勒、库尔特·施奈德)

4. 按照情感对于生命的意义,以及情感对于生命的目的(情感可以被理解为是生命目的之表达)。例如,快乐的情感被作为生命目的要求的表达,而痛苦的情感被作为阻碍生命目的实现的表达。

5. 指向特定对象或整体中纯粹要素的特殊情感,不同于总体情感。在总体情感中,所有可分的质性(它们被称为情感)混合成了各种整体。这种整体就是情感状态。

这种整体情感状态的特征是有许多方向的。存在着易兴奋性、敏感、下降与上升的易兴奋性的"情感状态"。"生命力情感"就矗立在器官感觉上,作为生命力状态、冲动、需要、倾向、组织天赋的表达。

6. 古老的与有用的区分,就以强度与绵延(Dauer)为基础:情感、情绪、心境。情感就是个体特有的心灵运动。情绪就是强烈的、稍纵即逝的复杂情感进程,与显著的躯体伴随和跟随显现。心境就是在长期情感状态中的心情或内在心绪,而它们为总体心灵生命的持存染上了一种特有的色彩。

7. 情感不同于感受。情感是我的状态(如悲惨的与快活的),感受是周围世界与本己身体知觉的元素(如:颜色、声音、温暖感、器官感觉)。然而,在感受序列中存在着这样一种差别——纯粹对象的感受与身体状态的感受的差异。看与听是纯粹对象的感受,而器官感受、生命力感受、位置与平衡感受主要是身体状态的感受。在纯粹对象的感受与身体状态的感受之间还有既是身体状态的感受,又是对象的感受。皮肤、味道、气味感受:饥饿、干渴、疲劳、性兴奋既是感受(作为身体知觉的要素),又是情感(作为快乐与痛苦),因此人们说到了情感的感受(斯图普夫)(Carl Stumpf)。在性的感受中,作为情感的身体感受也是冲动的要素,正如在饥饿时,身体感受是吃的冲动;在疲劳时,身体感受是休息的冲动那样。因此,感受、情感、情绪、冲动是一个整体。

在异常的情感状态中,我们要进行如下基本区分:1. 异常提升、以一种特殊色彩为特征,但在其生成中,通过体验可以得到发生学的理解的情绪状态(Gemütszuständen);2. 对于我们的理解来说不能进一步回溯的、内成的、作为某种心灵上的最终东西而被察觉到的、只有通过外意识的原因(躯体过程、时相、周期等)才能说明的情绪状态。因此,一方面我们可以把正常的想家,与可理解但无节制的想家(它导致初次离开父母的女孩作出了无意义的暴力行为)相区分;另一方面,这两种完全没有外在原因而出现的心绪,在主观上都是想家。

我们想要重现情感的异常整体状态,而语言中有很多这样的表达,例如:不幸、悲哀、快活、高兴、悲天悯人等。人们知道若干独特的心境,例如:自然的快活,轻躁狂的奔放高兴,抑郁的悲惨败兴,欣快的麻痹症患者令人满意的欣快感以及令人厌倦的舒适感,青春型精神分裂症患者(Hebephrenen)古怪、愚蠢与过度兴奋的消遣。我们想要在这些琐碎的心境以外去认识值得注意的典型情感状态。

a) 身体情感的变异。 身体情感的变异,在躯体疾病中是与患心脏病时的焦虑、患哮喘病时的憋闷、患脑炎时的困倦、传染病初期的不适,以及内科医学中当作症状的许多感受相关联的。

身体情感是整体情感状态的一个基础。身体情感在精神病与精神变态(几乎没有内在感觉)中是很频繁的,尤其是在精神分裂症中。但是,我们通过自我叙述,很少了解到有关这种生命力与器官情感的杂多性。

库尔特·施奈德把变异的生命力情感看作循环性精神病抑郁的核心。这种生命力抑郁的悲伤,就定位于四肢、额头、肺部、胃部。

一名患者说:"胃部与颈部总是有一种憋闷感。它们就好像根本不能动,而是固定在那里。我的意思是,我真的要炸开了,因此我的肺部是如此痛苦。"另一名患者叙述了这种肺部与腹部的压迫感,并且说:"这太惨了",或者说肺部是另一种感觉:"我的身体里面非常痛苦"。除了生命力的悲伤,通常还有其他的生命力不适感(库尔特·施奈德)。

b) 力量感与机能感的变异。 我们总是会有一种对于自身能力的情感,因此会在没有明确意识到支撑我们的情感的情况下,就对自己充满了信心。抑郁症患者最经常抱怨的是无能感。这种情感部分地是现实无能的意识,部分地是无根基的、原初的情感。不再为真实世界所需、不能进行每个必需的行为、不能做决定、不能决断、笨拙的意识,不能思考、不能理解、丧失所有回忆的情感,是很多异常状态的源头。在这些异常状态中,根本没有一种相应的现实无能,但经常有着实际上的温和无能。这种抱怨经常与客观抑制一起,成为主观抑制。

c) 情感淡漠(Apathie)。 我们把情感淡漠称为情感缺失。在出现一种总体的情感缺失(这在急性精神病中是稍纵即逝的)时,就会有这样的情况:主体在整个意识、整个定向中看与听,在回忆中保留着观察对象,但所有的事件(幸运、快乐与支持,或危险、痛苦与毁灭)对主体来说都一样——"眼睛睁着,人却死了"。由此他就没有了行动的动力:情感淡漠的结果是意志缺失(Abulie)。情况就好像是心灵生命中被我们称为对象意识的、纯粹客观地用理智去把握世界的那个方面,独立了出来。与照相机相似的是,这种理智可以很好地获得一种环境的意象,但不能获得在体验中形成的直观。客观上,进食障碍中就有情感兴奋的缺失(这些患者对于损害、烧伤都漠不关心)。在这种状态下,当患者不能得到人工喂食与照料时,他就会死去。急性状态中的情感淡漠,不同于异常人格的舒缓迟钝(这时,总是有大量粗糙的情感)。

d) 情感的失落。 没有情感的情感,是一种值得注意的现象。这种现象在周期性的精神变态者、抑郁症患者,以及所有病程的初期都会出现。与这种现象相关的不是淡漠,而是令人痛苦的、无感觉的感觉。这些患者抱怨说,他们既不能感觉到快乐,也不能感觉到痛苦。他们不再爱他们的亲人了;所有人对他们来说都一样。在吃饭时,他们不能产生满足感,也不会在意糟糕的饮食。他们感到无聊、空虚与死亡,而且没有了此在快乐。他们抱怨说,他们没有内在的参与、没有兴致。一名精神分裂症患者说:"我什么都没有了;我是如此冰冷,就像一块冰;我又是如此拘束,就像冻住了一样。"(费舍尔)患者在这种主观的情感空虚中非常痛苦。但是,这种对不存在的焦虑感,有明显的躯体症状。在较轻的情况下,他们抱怨有情感的昏沉,以及麻木与异己的情感。

e) 对象情感把握的变异。有一种单纯的情感提升：

"人们通常会略过的、每个甚至只是轻微不适的念头，对我来说都是一种折磨，并且几乎是躯体的焦虑感。最小的内疚，在头脑中变成了压力，以及几乎是躯体性的焦虑。"（昏睡性脑炎（Encephalitis lethargica），梅耶-格劳斯与斯坦纳）

以下来自早期急性精神病患者的叙述，也表现出了自然的情感重点在内容上的纯粹增加：

"带有盖子的浴缸，让我产生了一种特别绝望的印象……女看守的钥匙带上有两个尖齿的螺丝与小房间的钥匙，给了我这样的印象——它们是用来挖眼睛的。我预计黑色的钥匙带会从女看守的腰带上掉到头上，并且每时每刻都不会受制于它的重量而当啷一声掉在地上……我匆忙走入空空的小房间，好让自己独处；所有的舒适、所有的装饰都没有了……一切都让我感到深深的屈辱……最让人难堪的是一些患者的咒骂和胡言乱语。我所受的痛苦，真是远胜于我还是一个健康人的时候。"（福雷尔）（Auguste Forel）*

另外，还有对象知觉的情感特征的变异。这些变异可以把简单的感受，作为异常的感性情感。

"在握住木头（有人给我有毒的铅笔）、羊毛、纸时，触感是令人

---

* 福雷尔（1848—1931）是瑞士精神病学家、脑研究者、昆虫学家、哲学家和社会改革家。他还是瑞士精神病学之父，以及瑞士禁欲运动最重要的代表之一。——译者

不适的,而且我的四肢都有烧灼感。当我站在镜子面前时,我有同样的'烧灼感'。镜子'散发出来的东西',腐蚀并侵袭了我(因此我躲着镜子)。触感最好的是瓷器、金属、小银勺、稀薄的亚麻材料,或者是我自己在特定位置的躯体。""另外,各种颜色的(鲜花等)令人讨厌的光度,感觉起来像是恶魔或有毒的色彩——它们具有一种令人痛苦的辐射,例如:红色、蓝色、绿色、黑色(印刷机的黑色、深深的影子、黑色的苍蝇),而紫丁香、黄色与白色,看起来是令人愉悦的。"(格鲁勒)

"所有的感官都有了更多的享受。甚至触觉也不同于之前,并且比之前更强烈了。"(鲁梅克)

对象意识的所有内容、形式、完型、本质、风景与人,都有这些情感特征。人们可以说,表达事物的类心灵本质的是事物的外貌。对于这些对象特征的变异,我们只有总括性的认识。有时候,我们听到患者说,外部世界是如此冰冷、如此陌生:"我看到阳光在闪耀,但我不能感觉到阳光的闪耀。"在其他时候,有关对象的正面情感,显得特别强烈。在显著的寂静中,患者对于环境有一种清晰的、情感丰富的直观:一切都富有意义、庄严与美妙。患者未经思考地享受着似乎在远去之世界的神圣印象(在低烧、周期性状态、鸦片起效时)。自然是壮丽的,就好像黄金时代。现实风景给人的印象就像是托梅(Josef Thoma)或冯·马利斯(Hans von Marees)的画。阳光是无可比拟地那么美(一切都是在急性精神病的初期)。或者说,对象处于一种鬼怪似的、幽灵般的、耀眼的、令人恐惧的意义色彩感中。

"我看到自然的美丽,无限地胜过之前——温暖得多、壮丽得多、安静得多。空气中的光线更加耀眼了,蓝色更深了,云朵给人

留下了更加深刻的印象,云中明与暗的对比更加明显了。风景是如此清晰,有完全的色彩与深度。"(鲁梅克)

这种情感的一个特殊类型(我们站在对象面前时的情感)是对他人的共情。人们在患者身上观察到,一方面是异常的、强烈的、让他们痛苦的共情,另一方面是这样的抱怨——其他人就像是无心的自动机、机器。

f) 无对象的情感。 在无对象的情感中,出现了在发生上不可理解的体验的基本突破。如果无对象的情感要得到理解,那么它们就必须寻找或制造它们的对象。这种情感刚出现时,它们的对象可能根本就不存在。例如,无对象的焦虑经常出现在抑郁状态中,无内容的欣快(Euphorie)经常出现在躁狂状态中,模糊的性兴奋经常出现在青春期早期,无对象的情感经常出现在妊娠早期、精神病早期。在几乎难以避免的、给予这些情感以内容的推力中,患者经常(但不总是)会加入内容。当情感实际上被叙述为无对象的时候,这就总已经是批判理性的标志了。以下就是一些无对象的情感。

1. 焦虑是一种频繁与痛苦的情感。畏惧(Furcht)是有所指的,而焦虑是无对象的。焦虑作为一种特殊的、生命力的内心情感,可以区分为心绞痛焦虑(在心绞痛时)与窒息焦虑(在迫切需要大量新鲜空气时,例如:失代偿循环障碍)。但是,焦虑也是一种原初的心灵状态(它类似于生命力焦虑,总是涉及整体的此在),并且是无处不在与占统治地位的。所有程度的焦虑包括:由一种无内容的强烈焦虑(它导致了意识混乱与对自己及他人的无顾忌的暴力行为),到轻度、陌生与不可理解的焦虑。焦虑与躯体感受、压力感、窒息感和狭窄感相关联。焦虑经常是局部化的,例如:心前区焦虑,有时甚至是头部焦虑。一名患者说,他有亲身进入焦虑的推力,就像用牙签插在酸痛的牙齿上一样。实存焦虑是此在的临界情境中的一种基本状态与实存的源头,而它在现象学上是无法把握的。

2. 通常与焦虑相关联的是一种强烈的躁动感。这种内在兴奋的情绪状态,也可以在没有焦虑时独立存在。因此,患者把这种情感描述为"神经兴奋"、"发烧"。这种情感的轻度状态是必须要做些什么但又不能完成的情感、搜寻的情感与想要弄明白的情感。在体验丰富的精神病中,这种躁动感会强化为紧张与压抑;患者感到他们无法承受很多的印象,因此只能渴求逃避与安静。

> 一名早期精神分裂症患者说,他新产生的躁动不同于通常的躁动。在通常的躁动中,人是无法工作的,而他经常跳跃与散步。新的躁动似乎是实质的,而且它透入了整个本质,或者说溶解了整个本质。他在房间里走来走去,但不能离开房间。在这种状态下,他不能走出去散步。"世上没有什么比这更折磨我的了。我不能走出这个区域。我想要离开,但做不到,而且情况总是变得更糟。我想要打碎一切。但我不相信自己;我从小的东西开始,然后是其他的。然后,我只想打我自己。当我把玻璃扔到地上时,一切东西都自己过来了。控制力也下降了。我很难克制自己,所以我有时候会想:该结束了吧。"

3. 异常的快感(Glücksgefühle)①是多种多样的,并且具有体验模糊的、患者不能正确对象化的意义。异常快乐的情感包括从纯粹感性的愉悦感,到宗教的神秘狂喜的整个范围。崇高②的情感是精神衰弱

---

① *Rümke*,*H. C.*: Zur Phänomenologie und Klinik des Glücksgefühls. Berlin 1924.
② *Janet*: Psychasthenie I. S. 388ff.

的：我所见的东西,具有一种无限大的特征;这是让我不寒而栗的东西。一天,患者过来说,他"体验到了上帝";这是"生命的顶点"。他"达到了他的意义"。这种状态持续了一个小时。这是他的喷涌、"我心的延展"。这种兴奋是让人难以置信地强烈的。最终是在上帝那里的、平静的极乐,以及上帝在他身上的流动。与之前的快感相比较的话,他认为他的上帝经验类似于总在上升的波动;但它的顶峰似乎分离了,无限地延展为一个球体。这种体验具有"宇宙的特征"。这里的描写完全不同于之前关于快感体验的描写。内容是直观的上帝,但只是感受的形态。一切都是完全难以比较的、无法想象的,并且完全不同于我们的感官意象。患者的进一步描述是这样的：我向上帝走去,而不是他向我走来。我喷涌了出来。我好像可以拥抱整个世界,但我是在我之外去拥抱的;我的心灵好像跑了出来,然后去拥抱了上帝。

经常与快乐情感、透视、上帝体验相关联的是赦免情感(Begnadungsgefühle),而且患者会迅速由情感世界转到对象与类妄想世界中。患者感到自己免除了所有的罪,而且自己是神圣的上帝之子,是弥赛亚、先知、圣母玛利亚。

这种情感状态的范围,不仅包括早期精神分裂症的体验,而且包括吸食毒品(鸦片、酶斯卡灵)后的陶醉。这种情感状态典型地出现在了癫痫发作前的片刻。健康人也会有这种情感状态,换言之,不存在其他特异症状(神秘主义者对心醉神迷的丰富叙述,绝不是精神疾病的范畴)。

陀思妥耶夫斯基描述了他在不同状态下,对于癫痫的前兆体验(Auraerlebnisse)：

"我感到,天掉到了地上,并且吞没了我。我觉得上帝就是一种威严的、深刻的真理;我被上帝征服了。我喊道:上帝是存在的;我不知道后面发生的事。你猜不到在癫痫发作前的片刻与美妙的幸福感。我不知道这种幸福持续了多少时间,但我相信这是所有的生命欢乐都难以匹敌的。

"是的,这样的一刻抵得上一生……在这些分钟里,我理解了这句深刻而令人惊讶的话:时间消失了。

"在数秒钟里,你们突然感觉到了一种永恒的、充满整个此在的和谐……人们好像突然在自身当中感受到了整个自然,并且说:是的,这就是真理……这不只是爱,这超越了爱。可怕的是,这些情感是如此清晰,并且快乐是如此强烈……我在五秒钟里经历了整个人生,并且把我的生命交给了你……当目标已经达成时,整个发展就没有了。"

在个体的精神分裂变异的新世界觉醒中,伴随着共同自然世界中的异己生成(Fremdwerden)。患者感觉到他们丧失了与事物的关联;感觉到了疏远与孤独。"世上有什么呢?……我不属于这个世界。"(费舍尔)

§6. 推力、冲动与意志

心理学的前说明。在这里与之前一样,现象学只涉及现实的体验,而不涉及任何外意识的机制。这些机制(例如,运动机制)导致我们所体验到的冲动动势与意志决定,来到了外部;这些机制首先让体验有了作用力。意志活动(它们的状态生成是完全在外意识的)的作用,既不是内在的(例如,特定回忆表象的出现),也不是外在的(例如,运动机能)。在有关客观显现的章节中有过这方面的讨论。在此,我们只涉及直接的体验。

　　我们只能从冲动与意志体验的心理学中①获得少许概念。当通过打断本质上新颖的元素,而去思考上升的序列时,人们就获得对这种体验的现象学概览:我们区分了原初无内容与无方向的推力(Drang)的体验,无意识地指向目标的自然冲动(Trieb),具有意识的目标表象、知道手段与结果的意志活动。

　　推力、冲动动势、目的表象,是作为动机而互相竞争的。与这些作为材料而呈现的动机不同的是,个体的"我想要"或"我不想要"这样的决定,是在权衡、摇摆与斗争之后出现的。自主意识,是伴随着冲动动势体验与争执或对立体验的不可还原现象。只有当选择与决定以任意方式被体验到时,我们才会说到意志、自主行为。在没有选择与决定体验时,冲动就在没有意志活动的情况下不受抑制,因此我们就说这是冲动行为。当背景中有可能的意志时,我们就会体验到被驱动与征服的情感;当背景中没有可能的意志时,就会出现一种无意识的生物学强制运动。

　　除了推力、冲动动势、斗争、自主的现象之外,人们还意识到了冲动动势或意志决定在运动释放或心灵后续中的作用。这些心灵后续以一种特别不同的方式,被体验为是有意的,或冲动的(由我出发的、属于我的),而不会被体验为痉挛那样的自发行为。内意志现象的一种特殊类型,是自主或不由自主的注意转向——其后续就是相应内容的清晰化与明了化。

a) 推动行为。当冲动动势没有扩大、没有斗争、没有决定,但在人

①　*Lotze:* Medizinische Psychologie, S. 287 - 325; *Lipps*, *Th.*: Vom Fühlen, Wollen und Denken, 2. Aufl. Leipzig 1907. *Wentscher*, *Else:* Der Wille. Leipzig 1910.

格的隐藏控制下释放时，人们就说这是冲动行为（Triebhandlung）。当
这种现象不受阻碍、不可阻碍、不被控制时，人们就说这是推动行为
（impulsive Handlung）。[①] 当无法对压制它们的可能性作出共情理解
时，我们就说这样的推动行为是异常的。这种异常的推动行为，经常出
现在急性精神病、意识混浊、未分化的发展状态中。相比之下，日常生
活中的绝大多数行为都是冲动行为，而不是病态的推动行为。

　　一名精神分裂症患者，报告了在他进程第一阶段的显著的推
动行为："我曾经去参加一个群体集会。在回家的路上，我突然凭
空产生了一个想法——必须穿着衣服到河里面去游泳。这不是我
可以解释的强制，而是一种巨大的、强烈的推动，以致于我没有时
间考虑，而是直接跳了进去。当我发觉那是水，而且这是胡闹时，
我重新爬上了岸。这件事让我想到了好多。这是在我身上首次发
生的难以说明的、完全偶然与完全陌生的事。"（克龙费尔德）
（Arthur Kronfeld）

非常丰富的是急性精神病与稍纵即逝状态中难以把握的冲动动
势。它们通常迅速地引发了释放。一名患者突然从木僵中醒来，用头
撞、咬、戳墙。第二天他清醒了过来，并知道了曾经发生的事。他说：
当时的冲动是难以遏制的。另一名患者突然在平静的谈话中拳击医生
的胸部，过了一会儿，患者请求原谅：他是突然难以遏制地产生了这样
的情感——医生是他的敌人。在急性状态中，通常会出现单纯的运动
推力（在无意义运动的快乐中释放冲动）与活动推力（在特定操作、手工

---

① 参见弗尔斯特（Förster）与阿沙芬堡论冲动的疯癫。Z. Nervenhk. **1908**，350.
Ziehen: Mschr. Psychiatr. **11**，55，393；*Rauschke:* Charite-Ann. **30**，251.

制品中的解决)。运动推力会在个别区域独立出现,例如:在其他人都非常安静的情况下说话的推力。

在(尤其是青年人的)流行性乙脑(Encephalitis epidemica)中、在急性与直接的阶段中,人们会观察到推动行为——突然的侵犯与粗鲁行为。对这些推力行为进行过细致观察的蒂勒(Rudolf Thiele)[①],把这种推力描述为原发无目的与无方向的释放倾向(它们源于一种令人痛苦的躁动与紧张)。这种推力首先在情境与机会的作用中成为有特定内容的行为。推力就像一种被剥夺了其目的本能的冲动一样,首先会寻找一个客体。冲动寻找的是它的客体,而意志会设定它想要的客体。

b) 意志抑制(Willenshemmung)的意识。一种典型的障碍是抑制意识——冲动动势的主观抑制(对兴趣贫乏、快乐寡少、所有动机停滞等的抱怨),或意志冲动的主观抑制(对无能、在既定现实情境中无法做决定、无决断力的抱怨)。这种主观抑制通常是与(不相应的)客观抑制并存的。但人们也可以在没有客观抑制的情况下,强烈地体验到这种主观抑制。

c) 意志软弱意识与力量感。一种值得注意的现象是完全的意志软弱的体验。典型的是在体验丰富的急性精神病中的被动与从属情感。我们通常不清楚这是否涉及意识活动缺乏的体验或意志活动的客观无能意识。以下是一个案例。

患者躺在床上。她听到门上有辘辘声与敲击声。"某种东西"进来了,并来到床上。她感觉到了它,并且感觉自己不能动弹。这种东西来到她躯体上,就像一只手在脖子上一样。她非常害怕,并

① Thiele,R.: Zur Kenntnis der psychischen Residuärzustände nach Encephalitis epidemica. Mscher. Psychiatr. 1926,Beih. 36.

且非常清醒。但她不能喊叫，不能起来，就像被绑住了。

患者在完全的意识中不能动、不能说话，也没有体验的内容。其他人认为患者是喝醉了；当人们嘲笑患者时，他很生气，但不能回答。这种状态之后的记忆客观地表明他当时是有意识的。这种状态被部分地描述为发作性睡病。弗里德曼（Friedmann）①描绘了这种状态："眼睛上翻、不能动弹，瞳孔有点反应，觉知保持但思考能力冻结，躯体姿势柔软与不动，或者说经常出现的是自动继续正在进行的最后一个动作；患者清醒时通常没有任何挥之不去的障碍。"人们还在癔症（尤其是精神分裂）群组中发现了一些偶然的患者——他们报告说在完全有意识的情况下，出现了僵化发作。突然（就像是猛地一样），意志推动（Willenimpuls）不能引发躯体运动了（整个躯体或单个运动区域都不能动了）。患者感觉躯体是僵化的、生硬的、沉重的、无力的、无生命的。患者通常是在躺着时，有时是在坐着或站着时，发生这种状态；这种状态稍纵即逝，因而不同于瘫痪。

克洛斯（Gerhard Kloos）②提供了对于这类患者的一些叙述：她挣扎着想要说话，但说不出来。她也不能从椅子上站起来，不能做任何表示。她报告说：她好像被绑起来了。在这期间，她很焦虑、惊恐。在她做祷告时，她的嘴巴与整个肢体都突然不能动了。她好像死了一样。"没有焦虑，我当时想，我会醒过来的；我用心祈祷了很久。然后，这一切都结束了。"然而，在接下来的一次发作中，她有了死亡焦虑。在上述两次发作中，整个躯体都失去了活

---

① *Fridemann:* Dtsch. Z. Nervenhk. **30**.

② *Kloos*, *Gerhard:* Über kataplektische Zustände bei Schizophrenen. Nervenarzt **9**，57（1936）.

性。她感觉自己被绑住了,她不能把脚从地上抬起来,她必须站着(但只持续了数秒)。

与此相关的不是运动瘫痪,也不是心因障碍,而是这样的一种基本过程——意志冲动向躯体运动的移置失灵。我们不知道这种障碍发生在什么地方。我们对于运动的最终现象学体验,是具有运动目的表象的努力。皮克勒(Julius Pikler)分析了这种事实构成。[①] 为了让肢体运动起来,我们需要把意志指向肢体,因此被意识到的侵袭点不是神经与肌肉,而是对肢体表面的意志,尽管是在这个运动中的、躯体部位的所有其他点之前的点上(例如,在对手指表面的抓握中)。意志也没有动态的侵袭点,而是就在进行运动的点上。我们完全不清楚实际的侵袭点在哪里,以及体验的心理事实构成与完全异质的、最大发展的神经肌肉过程相关联的地方在哪里。在病理情况中,我们只是迅速地看到这种甚至是完全的自然自明性,可以在没有瘫痪的情况下发生停滞。患者体验到的是运动推动的无力、身体运动中通常的意志作用魔力的失效。

在通常是自然而然的、自身思维与表象过程的支配当中,也有无力、无用的体验。患者感觉自己的头脑被占领了,他们不能专注于工作,而在他们有需要时,思维却消失了,无关的思维介入了进来。他们感觉头脑昏沉、心不在焉。他们没有工作的兴趣。但是他们可以轻松地完成机械的活动,也愿意进行这种活动。这种状态不同于抑制与疲劳。这样的情况经常出现于进程早期。高智商的患者说,这种状态完全不同于他们所熟悉的疲劳状态。

---

① *Pikler*, *Julius:* Über die Angriffspunkte des Willens am Körper. Z. Psychol. **110**, 288(1929).

在一些急性精神病中，患者体验到了与上述体验相反的东西：一种强大的力量感。他们好像无所不能。他们能够造成难以估量的影响。他们能够完成一切。他们感觉自己的躯体就像巨人一般。他们能够以一敌百。他们感到他们的力量可以延伸到远方。因此，他们有时候会有额外的责任感、要去影响世界的意识。

奈瓦尔叙述说："我有这样的想法，即我变得非常大，并且可以通过一股电流的力量战胜靠近我的一切。让人感觉滑稽的是，我可以控制我的力量，并饶了之前抓我的士兵的性命。"

一名精神分裂症患者写道："所有和我讲话的人，都无条件地相信我，并且听从我的吩咐。没人会对我说谎；大多数人都不相信他们自己的话。我对环境有难以描述的影响。我想我的目光可以让他人变得美丽，而且我在我的病房里追求这种魔力。整个世界的美好与灾难都取决于我。我可以让世界变好或变糟。"（格鲁勒）

其他患者在急性精神病的早期，惊讶于思考所具有的非比寻常的力量与清晰性。思维流入他们心中，就好像希望这些患者具有未经体验过的无忧无虑以及令人惊讶的充实。他们能够回答每个问题，因此感到解题就像做游戏一般。他们的精神力增加了很多倍。

§7. 自我意识

心理学的前说明。我们把对象意识与自我意识相比较。正如必须以多种方式区分对象的被给予方式那样，我们在自我意识这里，也不能把自我意识到其本身的方式，当作是一种简单的现象。自我意识有 4 种形式特征。1. 行动感、活动意识；2. 简单意识：我在同一瞬间就是同一意识;3. 同一性意识:我一直都是同一的;4. 与外部及他人相对的自我意识。在这种形式特征当中,自我意识具有从最简单、贫乏的发展阶段,到最丰富的、在其自身意识充实体验中的发展阶段序列。在这种内容现象与发展中,我有了人格意识。当略去这些形式标准时,我们就纳入了典型的自我意识异常。最终,我们会关注到异常的人格意识。

a) 自我的活动。自我意识存在于所有心理过程中。"我思"伴随着所有的知觉、表象、思想。感觉是被动的自我状态,而冲动是前推的自我状态。在所有的心灵生命中,人们尤其会体验到一种原初的、难以比较的活动。心理的东西(具有"我的"、"我"、"人格的"、自身作为色彩的知觉、躯体感觉、回忆、表象、思想、情感),都被人们称之为人格化(Personalisation)。当这些心理元素与非我的、异己的、自动的、独立的、由他处完成的意识一起出现时,我们就把这样的现象称为人格解体显现。

1. **此在意识的变异**。本己行为的缺损意识的现象组,包括知觉世界的异化、正常的本己躯体感受的消失、表象与回忆的主观无能、情感压抑的抱怨、意志进程的自动化意识。在这里,我们只根据患者的抱怨①,从这组明显变异的现象出发,叙述作为此在意识的自我感丧失的意识。

在轻度的此在意识的变异显现中,患者感到自我是陌生的。他们感觉自己变了,变得如此不一样、如此机械。他们形象地说到

---

① *Janet*: les obsessions et la Psychasthenie, 2. Aufl. Paris 1908; *Österreich*: Die Phänomenologie des Ich. Leipzig 1910.

了神志不清;他们说自己不是以自然的方式作为自己的。阿米尔(Henri-Frédéric Amiel)*在他的日记中写道:"我感觉自己是匿名的、非人格的,目光僵硬,就像死人一样;我的精神是模糊与普遍的,就像虚无或绝对一样。我是悬而未决的,就像从来没有存在过一样。"患者说:"我只是机器,只是自动机。在感觉、说话、吃饭、受苦、睡觉的,都不是我。我不存在了。我是无。我死了。我感觉自己完全没有了。"

一名患者说:她没有生命了,她不能运动,没有理智,没有情感。她也不存在了;人们只相信她曾经存在过。另一名患者说:"最糟糕的是,我不存在了。""我是如此虚无,以致于我不能洗,也不能喝。"她也不是不存在,但她就是没有了。她所能做的只是她好像曾经存在过。她把"无中生有"称为"旋涡"。她所做的一切,都不是源于我的。(库尔特·施奈德)

这是极为特殊的显现:一个人不能感觉到此在。笛卡尔的基本思想:"我思故我在",不仅不能得到表面的思考,而且不能达到实际的贯彻。

2. **执行意识的变异**。人们可以把此在情感的消失,当作通常伴随着所有心灵过程的执行意识的衰退。在行动的自然性中,我们完全不会注意到我们执行体验的统一性是多么地重要。对我们来说具有自明性的是:当我们思考时,在进行思考的是我们,思维就是我们的思维;

---

* 阿米尔(1821—1881)是瑞士法语作家与哲学家。1849年起担任瑞士日内瓦大学的美学与法语文学教授。从1854年直到去世,他一直是哲学教授。让他闻名于世的是人们在他去世后发现的海量日记(从1839年到1881年,有17 000页)。他在日记中所表现出来的思想的清晰性、反省的精确性、细节的准确性、实存视角的沮丧性、自我批判的倾向性,引起了巨大的轰动。他的日记影响到了托尔斯泰、佩索阿、冯·霍夫曼斯塔尔等人。——译者

我们冒出的一些想法(也许我们可以说,这好像不是我在思,而是在思),立即成为了我们的想法、由我们去执行的思维。

这种执行意识的变异,会有多种我们完全不可理解、难以共情与想象的方向。受强迫症折磨的一个人,不能摆脱不由自主产生的忧郁、表象与话语,但我们还是可以理解这种强迫显现。但是,强迫症患者仍然把令人痛苦的附带东西,当作他们自己的思维。与强迫症全然不同的是精神分裂症患者的思维;他们说到了"外力制造的思维"(gemachten Gedanken)以及"思维被夺"(Gedankenentzug);他们所使用的语言总是他们新发明的,而且心理病理学家们必须接受他们的语言。精神分裂症患者认为并感到思维来自于另一个人,而且纯粹是强加给他们的。思维直接与意识一起出现;在思的不是患者,而是一种异己的力量。患者不知道为什么他会有这些思维,而且他完全不想有这些思维。他不仅感到无法控制他的思维,而且他是在不可把握的异己力量的控制之下的。

> 一名精神分裂症患者说:"我受到了人为的影响,我有这样的感应,好像有人悬挂在我的精神与情绪上,好像有人在打牌时看看某人的肩膀就能影响牌局一样。"

正如患者觉得思维是外来的那样,他们还觉得思维被夺走了。在由外来而来的感觉之中,思维消失了。一种新的思维突兀地出现了。这种思维也是由外而来的。

> 一名患者对我们说:当她想要思考某些事,例如商业事务时,她所有的思维突然都被夺走了,就像有人拉下了一面窗帘。她越是努力思考,就越是痛苦(就像上吊一样)。尽管如此,她还是设法

保留或重新获得了思维。

我们几乎无法直观这种"思维的外力制造"(Gedankenmachen)和"思维被夺"体验是什么样的,并且我们必须满足于由其他可以较为容易回顾起来的现象出发的、可以由外察觉的东西。我们不能把它与内容的异己性、无法满足的心念动机、强迫显现相混淆。

另一种思维的给予方式不同于正常的给予方式。这些思维不是召来的,不是外力制造的,也不是与患者相对立的。但这些思维不是她的思维,不是她通常想的思维,而是被插入的。这些思维会强大起来,而患者把这些思维当作是异己的、启发一样的东西。

> "我没有读,也没有听。这些思维不请自来,我难以想象这些思维是源于我的,但我乐于在没有思考的情况下知道这些思维。这些思维每时每刻都在向我飘来。它们对我来说就像是礼物;我不敢与它们分开,而且它们就像是我的思维一样。"(格鲁勒)

外力制造状态(Gemachtsein)囊括了每种活动方式——不仅囊括了内在的思维,而且囊括了行走、说话与行为。这就是被影响的意志行为的现象。这不同于精神变态者与抑郁症患者经常发出的抱怨——这些活动好像根本不是他们做的,他们就好像一台无生命的机器一样,就好像是一台自动机。这种现象根本不同于实际上受到影响的基本体验。患者感到他们受到了抑制与阻碍,但这些抑制与阻碍是来自外部的。患者不能做他们想做的;当他们想要举起某种东西时,有人拽住了他们的手;这是一种心理上的控制。他们感觉后面有人在拉自己,感觉自己不能动了、石化了。反过来说,他们的运动是他们所根本不想要的。让他们惊讶的是:为什么他们的手会放到额头上,为什么他们会

攻击别人。他们根本不"想"这样。这对他们来说是不可理解的异己力
量。贝尔泽(J. Berze)的一名患者说:"我从来没有喊叫过;声音神经离
开我而咆哮。""双手弯来弯去,我不能控制双手,而且我们也不能停止
它们。"这里涉及我们在直观上无法重现的现象。一方面有与意志活动
相似的地方,另一方面与纯粹停滞以及只是曾经观察过的反射运动相
关。这是由外部力量所做的,而不是由自身所做的。以下自我叙述可
以解释一些情况。

　　值得注意的是:"呼喊奇事的出现(我的呼吸肌肉……被动地
发生运动),以致于我必须特别努力地压制这些肌肉,才能停止呼
喊……这在突然的冲动中不总是可能的,或者说只有在不停地保
持注意时才是可能的……有时候这种呼喊是如此迅速与频繁重
复,以致于对我来说变成了一种几乎难以忍受的状态……因为喊
声中有我的叫嚷,所以其中自然也有我的意志。只有未发出的呼
喊,在实际上是纯粹强制与自动的……我的整个肌肉受控于某种
影响,而这种影响只是源于由外而来的力量……阻碍我弹钢琴的
困难,是难以描述的。手指的麻痹、眼睛方向的变异、按键的错误、
手指肌肉过早运动造成的速率上升……"类似的体验是在内意志行
为领域中的"外力制造思维"、"思维消退"等类似的东西。(史莱伯)

冲动动势也会被体验为"外力制造的",尤其是性兴奋:

　　一名精神分裂症患者叙述了"他与一位少女在没有亲身接触
的情况下获得的超感性愉悦……一个漂亮的女孩向路人抛着媚
眼,并引起了注意。这个路人会认识她的,就像是爱人一样。过了
一会儿,她指着自己的膝盖示意,她想在没有亲身接触的情况下用

心灵感应得到性爱刺激,就好像实际的拥抱会产生污染一样。"

一名患者说道:"我的性格是被生产出来的。"

b) 自我的统一。自我的统一体验会发生显著的变异。有的时候,例如当人们说话时会偶然发现,他们就像是自动地在说话,但也可以正确地说话、观察自己,并归属于自己。尽管当这种分裂长期持续时,就会产生思维演进的障碍,但是人们可以在没有这种障碍的情况下马上体验到患者以明晰方式向我们叙述的人格双重化。[①] 这里指的不是我们在套话里所熟悉的事实构成:我的胸中有两个灵魂;理性与冲动正在斗争等。我们不能被患者的这种表达方式所误导——这些患者把强迫表象解释为双重化(Verdoppelung);我们也不能被患者的这种判断所误导——他们觉得有两个自我(例如,自窥幻觉)。我们也不能把它与在意识变异中客观存在的、所谓的"人格的双重化"相混淆。因此,在两个心灵过程序列同时存在时,现实的双重体验(自我分裂的体验)是存在的;人们可以说两种人格都是自己的,而且两方面都有情感关联——这两方面不是汇合在一起,而是相互对立。苏林(Jean-Joseph Surin)神甫[②][*] 的古老的自我叙述,尽管是以教条式的信仰来表达的,但仍然非常直观:

"事实如此广泛地说明,我所信仰的上帝,由于我的罪,而让在教堂里看不到的事情发生了;在驱魔后,魔鬼离开了着魔者的躯

[①] *Janet:* les obsessions et la Psychasthenie, 2. Aufl. Paris 1908. 319 – 322; *Österreich:* Die Phänomenologie des Ich. Leipzig 1910. 422 – 509.

[②] *Ideler:* Versuch einer Theorie des religiösen Wahnsinns, Bd. I. S. 392ff.

[*] 让·约瑟夫·苏林(1600—1665)是一位法国耶稣会神秘主义者、传教士、虔诚的作家和驱魔人。因参与 1634—1637 年的法国卢丹(Loudun)驱魔而被人们铭记。——译者

体,然后冲到了我的躯体里,把我丢到了地上,并且就像一种能量一样,让我急剧运动了数小时。我无法描述后来经历了什么,以及这种精神是怎么与我合二为一的,然而他没有夺去我心灵中的意识与自由,因为他就像另一个我一样在起作用;我好像有两个灵魂,一个灵魂处于躯体的占有与支配之外,并且似乎被赶回到了角落里,而另一个灵魂不受控制地在起作用。两个精神在同一个躯体上争斗,灵魂就像是分裂了一样。灵魂与她本质中的一部分屈从于魔鬼,而另一部分遵循她自己的运动,或者上帝给予她的运动。与此同时,我在顺从上帝时感到了一种深深的平静,而且我不知道心中与上帝作对的、可怕的暴怒与厌恶从何而来(将我与上帝分离的愤怒,让所有人都会感到惊讶);我同时还感觉到了一种巨大的快乐与温情(魔鬼在痛苦的抱怨与叫嚷中享受着这种快乐与温情)。我感觉到了诅咒与恐惧,我好像被异己灵魂的怀疑之刺给戳穿了;这个异己的灵魂似乎就是我的灵魂,而他在对我痛苦的源头的嘲笑与诅咒中,不受阻碍地爆发出了完全的信任。我口中的叫喊声有规律地从两边传出,而我只能费力地区分这时存在的是快乐还是愤怒。在圣事临近时,我产生了强烈的颤抖;这既像是对圣事的摆脱,又像源出于对圣事的崇敬;但我不能停止圣事。当我在灵魂的冲动中在嘴上划十字时,另一个灵魂十分迅速地不让我这么做,并且把我的手指放到牙齿之间,好让牙齿咬掉所有的愤怒。在这种兴奋中,我几乎不能轻松安静地祈祷任何东西;当我的躯体四处打滚,并且牧师就像撒旦一样诅咒我时,我感到了难以描述的快乐;成为撒旦不是由于对上帝的愤慨,而是由于我罪的不幸。"(这名神甫似乎已经患精神分裂症很久了)

这种很少得到描述的双重体验,是非常值得注意的。自我在体验中有两个,但仍然是一个,这是在两种分离的情感关联中体验到的,而自我也知道是两个。这种双重化的事实是无可质疑的。对这种事实的描述总是矛盾的。

c)自我的同一性。自我意识的第三个标志是时间序列中的同一性意识。以下陈述来自精神分裂症患者——早年(在精神病之前)的他们根本不是他们自己,而是另一个存在。一名患者说:

> "当回首往事时,我发现只有现在的我的一部分,体验到了一切。在 1901 年 12 月 23 日之前,我都不能用今天的我来进行描述。曾经的我,就像一个侏儒一样,住在我里面。如果从第一人称角度来说,这对我的情感而言是不舒服的,对我的存在感而言是痛苦的。我可以使用对立的意象,并意识到:'侏儒'一直到 1901 年 12 月 23 日,都是占据统治地位的,但他的角色已经不起作用了。"(史莱伯)

d)与外部相对的自我意识。自我意识的第四个特征是与外在世界的清晰对立。根据精神分裂症患者令人困惑的表达,患者似乎把他们自己与外在世界中的对象同一化了。他人的活动令患者感到痛苦:每个人都在胡说。患者说:你在对我胡说什么!或者在拍地毯的时候说:你为什么打我!(卡尔鲍姆)一名精神分裂症患者报告说:"我看到面前有一个旋涡,或者更确切地说,我感到自己在狭小的房间里混乱地打转。"(费舍尔)在酶斯卡灵的陶醉中:"我感觉狗叫就像是对我躯体的痛苦触摸,狗在叫声中,我的自我在疼痛中。"(梅耶-格劳斯与施泰因)在大麻陶醉中:"现在我就像是一个甜橙片。"(弗兰克和约尔)

以下是患者(他们觉得自己瞬间就完全消失了)的进一步叙述。他

们就像"数学上的点",或者说他们只在对象中活着。波德莱尔
(Charles Baudelaire)* 叙述了吸食大麻时的类似体验:

> "有时候,人格消失了,而客观性如泛神论诗人所认为的那样,
> 在你当中绽放;尽管这是异常的,对外在事物的考量让你忘了自己
> 的存在,而你很快就乐在其中。你的眼睛紧盯着一棵随风摇曳的
> 树;很快,在诗人心中只是一个自然类似的东西,在你这里成为了
> 一个事实。很快,你的痛苦、你的思念或你的忧郁,都写在了树上;
> 树的瘟疫与树的摇晃都成了你的瘟疫与你的摇晃,而且你很快就
> 成了树。盘旋在蓝天中的鸟也是如此;鸟首先表征了翱翔于人世
> 的永恒冲动;但是,你本身就已经是鸟了。我认为你就坐在那里抽
> 烟。你的注意力不能长时间地集中在蓝色的云朵上(云朵从你的
> 烟管上飘然而去)……通过一个特殊的方程式,你成为了你——你
> 感觉自己泄漏了,你成为了你的烟管(在烟管里,你感觉自己就像
> 烟叶一样被压缩在一起),并有了吸食自己的稀有能力。"

> 一名精神分裂症患者说:"自我感是如此的小,以至于需要另
> 一个人来补充,就像要求起保护作用的、更强大的自我一样……我
> 感觉自己只是一个人的一个片断。"(施瓦布)

这是一些患者的陈述——他们的体验基础是对自我与世界之间清
晰区分的取消。精神分裂症患者经常认为:整个世界都知道自己的思
维。一名患者对所有的问题都回答说:"您已经知道您想问我的事情
了啊。"

---

* 波德莱尔(1821—1867)是法国象征派文人的先驱。他的作品《恶之花》是 19 世纪最
具影响力的诗集之一。——译者

患者认为其他人总是立刻知道了他们的思维。或者说,他们体验到(类似于外力制造与思维被夺)一切都泄露了:"我相信我无法隐藏最近这些年来的经验。所有的思维都被猜到了。我发现我不能把思维当作是我独有的。"

e) 人格意识。 当纯粹形式的自我意识充满了内容时,我们就说这是人格意识。得到充实的自我意识,就是发生学的理解心理学的对象。人格意识的现象学有以下基本特征:

1. 人们将其体验归于自身的方式是不同的。人格将很多冲动动势感受为其本质与瞬间状态的自然表达。人格完全自明地将很多冲动动势体验为其本身的冲动动势。这可能特别异常,比如施虐狂与受虐狂冲动、疼痛推力等。人格把其他冲动动势感受为异己的、不自然的、不可理解的;不把其他冲动动势体验为它自己的东西,而体验为强制的东西。这种在主观上作为可理解或不可理解的体验的冲动动势的现象学对立,与对观察者来说客观上可理解或不可理解的冲动动势的对立,形成了对比。这两种对立都是明显的。例如,在进程早期和老年期反常的性冲动动势,在主观上会被体验为自己的兴奋,在客观上则会被看作是全新的、不可理解的、以进程为条件的兴奋。另外,习惯上难以克服的冲动动势,主观上会被作为异己的兴奋,客观上则会被当作是可理解的。

2. 自身人格变化的情感,在正常情况下也会出现,尤其是在青春期。在这个时期,多种多样的心灵兴奋与新式的体验都会从不可理解的黑暗中浮现出来;人们会体验到一种强烈的(痛苦的或欢快的、萎靡的或振奋的)成为一个他人与一个新人的意识。这时患者的意识非常类似于在新的进程早期与谜团早期的意识。患者感觉到了异样,出现了一种人格意识的不确定感、某种异己感(他们必须与这种情感进行斗争),最后是令人倾倒感。一些患者说：所思、所感、所受都与过去不一样了,因此他们经历了一种深刻的变化。其他患者把急性精神病后的变化,感觉为主观上让人愉悦的：相比过去,他们变得更中立、更不会激动、更不太会"着迷"、更健谈,在举动上更不羞怯且更肯定。一名患者说：

> "数年以来,我都处于躯体上更为虚弱的状态中,而这种疾病的躯体状态总是让我更为克制、平静、深思熟虑。这与人们在受影响(心灵感应)时所期待的东西正好相反。"

> 一名患者抱怨说：她是能看到自己,但不能找到自己,而且她在自身当中寻找到的总是他人。"在两年前,我开始衰老了。""我丢失了我自己,而且我变得如此没有防护。"(格鲁勒)

3. 人们在急性的、体验丰富的精神病中,感受到了多种多样的、人格意识的不稳定性。以下自我叙述(它也揭示了这种不稳定性的体验意识),解释了患者本人有时候称之为角色扮演的现象：

> "我处于独特的妄想观念的边缘,但还是不同于这种妄想观念。在我的整个疾病过程中,这种状态经常出现。这时,我半为灵感所驱使,半为有知和有意,赋予自己演员和朗读者的角色；我就活在这个角色里,照此而行,而没有把自己与表演的人格相同一。"患者扮演的"好像是波浪的人格化"、"年轻烈马的冲动"、"在高声歌唱的、年轻的舒拉密兹(Sulamith)姐妹",或者厄谢(Alfred Escher)*的女儿、"一个法国少女",或者仅有的财产是一个小院子的农场主。(福雷尔)

---

* 厄谢(1819—1882)是瑞典政治家、商业领袖与铁路的先驱者。——译者

在类似的精神病中,患者把自己当作弥赛亚、神一般的存在、女巫、历史人物。例如,在偏执精神病中(邦赫费尔*(Karl Bonhoeffer)[1]描述了人格意识的不稳定性),患者把自己当作一个闻名于世的发明者;患者进行了丰富的发挥,并且长时间地坚持这么认为。这时出现的是部分的幻觉变异,因此患者仍然能意识到他们过去的身份:他们还是同一个人,但他们现在是弥赛亚等了。

f) 解离的人格形象(Personifikationen)。自我的双重化与多重化证明:患者面对的是异己的力量。这种异己的力量就像人格一样在行动;这些人格的中心是多面的——遵循明确的目标,具有一种特定的性格:友好或敌对。这种统一体建构的最低层是所谓的不同感官的联结幻觉。让患者产生视幻觉的人格,同时又能说话。[2] 声音、视幻觉、被影响感、身体意识的多重化,会联结在一起,最终构造出真正的人格形象,正如一名患者(施陶登迈尔)以中肯方式所说的那样。

化学教授施陶登迈尔,在他的病理体验中描述了这些人格形象。他认为这些人格形象不是其他精神疾病组的患者(精神分裂症)或异己存在,而是"他的下意识中的独立部分"。我们采纳了他的陈述(类似于上文苏林神甫的陈述):"个别的幻觉逐渐清晰地呈现,并且频繁再现。最终产生了有形的人格形象,例如,更重要的视觉意象有序地与相应听觉表象相联结,以致于浮现出来的形象开始与我说话,给我建议并批评我的行为等。这种人格形象的一

---

* 邦赫费尔(1868—1948)是德国精神病学家与神经病学家、柏林大学精神病学和神经病学教授、夏洛特精神和神经疾病医院院长。——译者

[1] *Bonhoeffer*: Klinische Beiträge zur Lehre von den Degenerationspychosen. Alt's Samml., 7. Halle 1907.

[2] *Specht*: Z. Psychopath. 2.

个整体的性格与普遍缺陷是：他们总是一再把他们仅仅在表象或模仿的东西当作现实，相应地，他们也在诚恳地说话与行事。我努力了很长时间才把这些人格形象勾勒出来。这里只是一些例子：若干年前，在参观军事训练时，我反复看到候爵直接从近处出现，并且听到他说话。过了一会儿，我有了完全清晰的幻觉，就好像候爵又对我说话了一样。一开始，我不去理会这些频繁出现的声音，过了很久，这些声音就再次消失了。但是最后，我产生了总是更加频繁与更加清晰的感觉，就好像相关的人物就在我旁边一样；视觉意象也变得更清晰了，而且没有变成幻觉，因为它们与自我的内在声音联结在了一起。随后，其他候爵的人格形象也以类似的方式出现了，即德国皇帝的人格形象，然后是已逝者(如拿破仑一世)的人格形象。与此同时，我逐渐被这种独特与上升的情感征服——我是一个大国的统治者与管理者，我的胸膛在几乎没有我参与的情况下波澜起伏，我的整个躯体姿势引人注意地绷直并且像军人一样——这证明相关的人格形象马上对我产生了重要的影响；例如，我听到内在的声音庄严地说道：我是德国的皇帝。过了一会儿我就累了；其他的表象有力地闯了进来，而我的姿态再次松弛下来。从这些高贵的人格形象中，逐渐产生了'殿下'(Hoheit)这个概念。我的殿下具有一种宏大的志向，要做一个贵族，即成为一个候爵与统治者那样的人格形象；(在我的进一步说明中)我至少看起来是，并且模仿了这些人格形象。从军事表演、尊贵的生活与登场、尊贵的与丰富的饮食方面，我家中的秩序与高雅方面，身着华贵的服装和良好、笔挺、军事化的躯体姿势方面，以及体操、狩猎与其他体育方面来说，殿下都是很引人注意的；殿下还影响到了我的生活方式(建议、提醒、管理、威胁)。与此相反的是，殿下就是儿童、可爱的事物、开玩笑与滑稽的一个反对者，这显然是因为殿下几乎只是从这些东西在公共场合或照片的庄严呈现中了解到了皇家的人物形象。殿下特别反对带有讽刺式插图、水印等的连环画。另外，我的躯体对殿下来说太小了。"与"殿下"相似的一个角色是：带有孩子般声音、拥有孩子的需要与快乐的"孩子的"人格形象，以及以幽默与趣事为乐的"圆头的"人格形象。所有这些人格形象的声音都是不同的。人们就像与陌生人说话一样，与这些陌生的人格形象说着话。"人们必须只是为了习惯而保持在他们所支持的特殊领域中，并远离一切陌生的东西；因此，人们一碰上其他的事物（即相反的事物），通常整个和谐的意象就消失了。"清晰的人格形象一时就变得模糊起来："有时候，所有的魔鬼都出现了。我可以长时间地看到非常清晰的魔鬼面孔。有一次当我躺在床上时，很清楚地产生了这种感觉：有人把链条拴在了我脖子上。我似乎闻到了非常臭的琉璜水材料的气味，而且有一个可怕的内在声音对我说：'现在，你就是我的俘虏，我不会释放你的。我就是魔鬼。'"我经常会遭受最大的威胁。我亲身体验到了那些被现代人当作惊险故事的、有关恶灵的中世纪传说，以及有关嘲讽鬼与吵嚷鬼的灵魂论报告，不是无中生有的。"这些人格形象运作起来与每个人都能够充分控制的有意识人格是没有关联的。"因此，这些人格之间有一场持续的斗争，而且个别人格会再次去帮助有意识的人格："我也经常完全清楚地观察到两个或更多的人格形象是怎么相互帮助、相互支持的，或者说这些人格形象是怎么寻求悄悄地相互理解，以便与我（他们给我取的外号叫老头，而且他们一般都这么叫我）斗争，并激怒我（直到一定的类似程度，正如在一个复杂的电报站网络中，两个或更多的电报员在不知道其他人的情况下可以一起工作那样），但是人格形象之间也会相互争斗与辱骂。""恰恰由于个体中心与人格形象进一步与频繁的直接病理影响，我才总是能一再观察确证:为了驱除不舒适的表象与感觉,他们是多么努力地使用肌肉力量进行斗争,把他们的意愿与舒适的表象渗透到我当中,提升他们在机体中的地位,并产生更大的影响。"所有的人格形象都有特殊的、不可理解的方面。他们不是整体,而是部分的存在——它也可以作为下意识的解离"部分",而与有意识的人格共存。

这些叙述已经包含了施陶登迈尔对这些现象的判断。我们可以由下文明白这一点:"没有经验的人,绝对会得出这种印象:在这里起作用的是一种隐秘的、不可见的、完全异己的人格。这种'内在的声音'已在经年累月之后成为了神圣或魔鬼式的存在。"但对施陶登迈尔来说,这种领会是错误的。尽管他感到自己着魔于如中世纪神圣一般的方式,但他不是着魔于异己的力量,而是着魔于他自己的无意识存在中的解离部分。"我把这些人格形象当作这样的生命存在——他们为了特定目的而生,永远处于机体中一个特定的位置上,并且具有某种特殊的存在。但是,同样由于其单面的地位与任务,他们也有一定的特殊思想,并追求特定兴趣(这些思想和兴趣完全不需要与有意识的自我协调一致)。在神经质的人那里,他们经常会产生不同的感觉,而对有意识自我的心绪、整个生命及行为方式产生额外的影响。因为这些人格形象能够进行学习,正如在我身上最终发展出智能的部分本质那样(人们必须认真地考虑到他们)。"正常人只能在晦暗的感觉中经验到下意识的影响,而施陶登迈尔可以与解离的人格形象进行语言交流,并且能够比其他可能的方式更多、更清晰地经验到下意识的影响。施陶登迈尔完全不相信这种解离的存在根本不同于正常的下意识:"最多种多样的中间阶段,是由正常人的完全专制的心理统一体,到病理分裂与个别脑区的广泛解释。"施陶登迈尔"证明:人在心理上展现的就是纯粹的统一体。在这里我们不能忘记——这涉及的是真正的病理状态。但是，对于人的心理活动的判断来说，这些现象的可能性更加重要。"

§8. 反思现象

心理学的前说明。我不仅在内在体验的意义上是有意识的，而且在自我意识中返观（反思）自身。在反思中，我不仅知道了自己，而且作用于自己：在我当中，不只发生了某些事情，而且我会计划、激活、策划一件事情。我可以把现实性拉到我当中，并召唤与引导现实性。

人作为个体以及在历史中的发展，不只是在诸如所有生物学事件中那样的变化，而且是心灵与精神本身的内在运作，在对立和动荡中、在所有内容的辩证法中的自我推进。

因此就不存在纯粹直接的心灵生命。反思从思考与意志开始，而所有直接体验的间接变化都是由反思开始。然而，当这种直接性不再是唯一确定的东西时，我们不仅会发现新的经验维度的提升、展开与获得，而且会发现新的障碍。最简单的直接性例子就是反思意图不仅能促进冲动，而且也会搅乱与取消冲动。

当直接反思的实现与建构机制，没有自然的、在它们的事件中完全含糊不清的演进（它与所有的反思相对，是自明的、无害的、无问题的）时，障碍就会产生。

人的心灵生命不像动物或重度智力低下者那样是纯粹直接的。在人的体验是纯粹初级的时候，体验就出现了障碍；在人的体验被纯粹地反思时，体验同样会出现障碍。

直接体验现象不全然是直接的，而是处于反思的变化流中；反思没有为了它最通常的特征而取消(正如我们曾经对反思进行的多种描述那样)。但是,这种基本事实构成导致我们在研究时必须始终聚焦于反思的变化。然而,这种基本事实构成本身会产生新的心理病理学现象(我们将用三个案例来进行描述)。首先,反思中的意图会导致虚假——在姿势与内在心情上的癔症天赋,会呈现一种类似于现实体验的外表;其次,反思中的意图会让本能以至身体功能无序化;再次,反思中的意向,在反思与意志的基础上,会导致特殊的心灵体验(强迫显现)。在上述三种情况中,反思与意图对于本身完全非意愿的现象的产生来说是必不可少的。

反思在充满内容时难以估量的意义,将在可理解的关联中得到讨论。这里首先要在现象学上讨论本质上的病理现象。这些病理显现是生命史的元素,并且我们要从生命史出发去理解这些病理显现的内容。在这里,我们首先涉及的只是体验现象,以及它们的类型与形式,而不是内容与意义。

a) 初级与思维中介的心灵生命。 我们平日里正常的心灵生命,在其根源上总在反思性地增长:这可以在与精神病性的基本经验的比较中感觉出来。当我们把一种真性妄想观念与一种纯粹的谬误相比较时,把一种鲜活的觉知与"好像是"某种东西的体验相比较时,把一种忧郁状态与未经预料到的结果所致的神经质抑郁相比较时,把一种真性幻觉与错觉式地投射到空间中的幻想表象相比较时,把一种双重自我体验与好像"我胸中有两个灵魂的"感觉相比较时,把一种冲动动势与可理解的心境运动释放相比较时,我们就会看到:一方面是初级的给予性、完全直接与最终的体验,另一方面是已发展、已形成、以思维和攀缘(Hineinsteigern)为基础、在比较中有些虚弱与次要的东西,尽管瞬间的感情、可见的痛苦仍然是如此显著。初级的东西在心理上是不受影响的,而思维中介的东西则相反。初级的东西主要是无内容的,并且首先要取得它的内容;思维中介的东西则相反,是有内容的。与发生上不可理解的东西(它随着自然力新置于心灵中)以及不可把握的此在相对的是可理解的、已经形成和发展的东西。纯粹初级的东西本身被证明属于一种疾病。

但是,如果可理解的形成(Gewordene)是健康的,那么这本身就不是虚假与欺骗性的,而是已开展的心灵的无障碍现实性。然而,中介的东西(das Vermittelte)是会出现障碍的。欺骗性的东西在渗透到隐藏关联中后就很难把握了,而且欺骗性的东西就在中介当中。当直接性停止时,在纯粹真与非真方面处于适应状态的生活方式(如在动物的生活中),也就停止了。我的体验不是简单放任的。我认为,这确实是真的与有意的,而模仿已经是非真的。在这里,癔症会达到额外的程度。一种完全派生的、中介的、在本质上非初级的、完全非必要的心灵生命,在瞬间当中会被体验为完全基础的、侵袭的与无条件的。一名年轻的精神分裂症患者与一名女癔症患者生活在一起,有时候他们会说到一些同样的幻觉,并感到同样的焦虑;这名年轻的精神分裂症患者对她说:"如果要是被追上了,那当然紧张了;但有过一次这样的经历后,就完全不用紧张了。对我来说,这样的事根本不算什么。"

b) 本能与身体功能的障碍。 生命就在身体功能的进程中实现,因为我们始终要依赖本能的无意识引导。但我们本能的无意识引导,反过来也是通过练习发展出来的,并且一开始是有意识的重新习得与扩展的。这具体的过程,是无限复杂与完全含混的。生物学出生与历史习得是一个统一体。对于这种统一体的发展与确立来说必不可少的反思,也会出现障碍。

诸如排空小便、走路、写字、性交这样的机能没有了。对当事人来说,这就像是一个灾难性与可笑的失灵。他想知道他应该怎么做,但注意与意图只会加剧障碍。对于无能的焦虑还会上升。

过于注意身体健康,会引起疑病症。对身体及身体感受的反思,会发展为具有部分客观症状的主观疾病征象;期待与畏惧最终会把人的意识带入生命中,而这种意识就在本质上操心身体的过程中迷失了自身。

c) 强迫显现(**Zwangserscheinungen**)[1]。

1. **心理强迫的共性**。心理强迫的体验是一种最后的事实。通常,我已经感觉自己是被驱动、强制与控制的,不只是被外在的力量与他人,而且是被我自己的心灵生命所驱动、强制与控制。值得注意的是,我通过这种方式面对自己,我想遵从一种冲动动势,但又要与之抗争,我在想的同时又不想;我们把这些值得注意的东西,重现为我们所熟知的正常,这样我们才能理解在心理病理学中被描述为强迫表象、强迫驱动力等特殊的现象。

通常,我没有拘束地生活在正在进行的知觉、现在所感受到的焦虑、之后的回忆或梦中,无论它们是在没有选择的情况下遵循冲动,还是有意选择聚焦于情绪的对象。现在,当自我不能控制这种选择时,当自我不能影响每个意识内容的对象时,当意识内容与当

---

[1] 对于强迫表象的分析与划分,可参见:*Friedmann*:Mschr. Psychiatr. **21**。对于强迫显现,可参见:*Löwenfelds*: Die psychischen Zwangserscheinungen. Wiesbaden 1904; *Bumkes*: Alt's Samml. Halle 1906。(布姆克划分与缩小了首先由韦斯特法尔提出的旧概念)批判性的参考文献有:*Schneider*,*Kurt*: Z. Neur.(Ref.)1919; *Schneider*,*Kurt*: Die psychopathischen Persönlichkeiten,5. Aufl.,S. 65 – 75. 1942; *Binder*,*H.*: Zur Psychologie der Zwangsvorgänge. Berlin 1936; *Straus*: Mschr. Psychiatr. **98**,61ff.(1938); *Freiherr v. Gebsattel*: Die Welt des Zwangskranken. Mschr. Psychiatr. **99**,10ff.(1938)。

下内容的意志相对立时,自我不能排斥但又想排斥这种内容,而与这种内容进行着斗争;这时,这种内容就有了心理强迫的特征。这不是突然由外闯入的注意的结果,而是由内而发的强迫。强迫意识取代了对于内容结果的正常引导意识(Lenkbewußtsein)(库尔特·施奈德)(他们将这种引导意识用于自身),而且人们不能摆脱强迫意识。

我们不认为这样的冲动体验是心理强迫——注意力一会儿指向这儿、一会儿指向那儿,一会儿想这样、一会儿想那样。心理强迫只会出现于有意引导的心灵生命中。只有当心灵过程包含一种活动体验时,它才会有强迫过程。在没有自主引导与选择的时候(例如重度智力低下者与幼儿),就没有心理强迫。

所有的心理过程,就其依赖意志的注意而言,会带着强迫特征出现;当想要强调这种特征时,人们几乎都会发出"强迫"(Zwangs-)这个音节。例如,尽管自我不能将其注意力从幻觉、感受与焦虑表象上移开,但人们也可说强迫幻觉、强迫感受、强迫焦虑。自我意志的边界在哪里,可能的强迫的边界就在哪里。当我不能转移我的感官或让感官停止接受刺激时,一种知觉就只能长时间地具有强迫的特征。

迄今为止所说的强迫,只与心灵内容的出现形式相关。这种内容可以是富有意义并具有人格的,例如,这是合理的:一个女子用她的整个人格来体验分娩焦虑,而不仅仅是瞬间的自我作为她的焦虑;但她体验到了强迫的特征,因为她徒劳无功地想转向其他思维。这位女士也看到了:她的焦虑是不合理的,她自己不能认同焦虑,她的焦虑是无来由和不理智的;这不是她的焦虑。在这里,焦虑表象既有强迫性,又在内容上与自我关联;既是可能的,又是相当异己的。在其他时候,表象内容可能是绝对荒谬的;因此异己性的特征戏剧性地出现了(每个人都会在有散步焦虑之后,不自觉地用眼睛防备身后)。人们在狭义与独特的意义上,用强迫表象、强迫推动等词语,描述这些现实:个体总是必须思考的焦虑表象、推动等是可以被体验到的,而焦虑的无根性、推动的无意义性、思维的不可能性也是完全让人确信的。我们在狭义上将这种过程(首先与体验者的此在相违,其次,内容是无根的、无意义的、不可理解的或相对不可理解的过程)称为强迫过程。

当想要概览强迫过程时,我们已经勾勒了第一组强迫过程(广义的)——它们只有主观的强迫特征,而内容是中性的(形式思维强迫)。意识中不禁会反复出现一种表象、一种思维、一种记忆和一个问题;典型的例子就是旋律的追踪。或者说,不只有个别的内容,而且有思考的方向,例如,想要去数所有东西的癖好,拼写姓名的癖好,反复考虑难以解决的愚蠢问题的癖好(质疑癖)(Grübelsucht)等。第二组强迫过程(狭义的)(第二个特征,即绝大多数有强烈情感色彩的内容,变得异己了)可以划分如下:1. 强迫情绪,感受的是异己感、无动机感(当事人毫无成效地与这种感觉抗争着)。2. 效力强迫,即认为某种东西是真理的强迫,而当事人能同时看出这是不可能的。3. 强迫驱动力——无意义地与自身人格相对抗的冲动动势,例如,杀死自己的孩子。把这整组反复出现的冲动动势汇集起来,可称之为强迫癖好、夸张癖好,例如,清洁癖好。

2. 效力强迫(Geltungszwang)。强迫观念的特征是:个体相信一种通常富有意义的内容,但又知道这种内容是虚假的。这里存在着确信与知道、怀疑与坚信的矛盾竞赛。例如:

埃玛(Emma A.)已经历了很多情感疾病时相。她总是能够完全康复。最近若干星期以来，她又病了、想家了，并且很痛苦。在医院里，有两个男人戏弄了她，挠了她的头与腋窝。她不能接受这件事："我不能在医院里被调戏。"她马上就产生了这样的想法：这两个男人侵犯了她，而她可能会怀孕。这种没有根据的想法总是一再地支配着她。我们来列举一下她所说的："整整一天，他们不能如此无耻的想法在我脑子里转来转去。""有时候，我把这种想法放下了，但它总是会回来。"她的想法总是围绕着这件事情。她确信她怀孕了，然后马上说："我不能肯定，我总是处在怀疑中。"她列举了她姐姐的事情。有人调戏了她。她一定要到医生那里去做检查。她站了起来，因为医生嘲笑了她的"荒唐"想法。医生没发现有问题。她安定了一天。但是，她后来又不相信医生了。医生可能只是想安慰她。"我不相信任何人。"她以为月经不会来了。当月经来时，她暂时平静了下来。但她还是不能确定、不能相信。"我想要清空这样的想法。我坐下来，并且想：这可不是真的，我不是一个坏女人。然后我又开始这么想了。我对自己说，美好的一天不是这样的。""我就这样思索了一天，如此地费力。我总是在与自己争辩：可能是这样，也可能是那样，总是如此地来来回回。""我总是在想，这种想法来的时候，可真是恐怖啊。"有时候，患者感到（正如她自己知道的那样）这种无意义的（想法）是好笑的。她认为自己根本没有病，然后她又说："我知道这种想法总是会一再出现。"

我们来总结一下：患者的思维都围绕着一种基本观念——这种观念在意识中无可抑制地与患者意志相冲突（思维强迫），而且其正确性与患者真正的确信也是相违的（效力强迫）。

效力强迫不同于其他三种现象：妄想观念、超价观念、正常的怀

疑。在妄想观念中,判断具有充分的确信——不仅包括有效性的意识,而且包括绝对的肯定。在超价观念中,我们有强烈的信念:现实是严肃的,当事人的心灵生命是正常与未变异的,而在当事人的效力强迫中,强迫感受是病态的。正常的怀疑有经过深思熟虑的基本权衡——这是一种心理上的统一判断体验,而在效力强迫中,同时存在着对立的确信与认知。形象地说,我们可以把效力强迫的特性直观化为立体镜中的视野竞争(弗里德曼)。在有效意识与错误意识之间,存在着永久的对立。二者来回拉锯,但都不能取得优势,正常的怀疑判断体验不是对与错,而是在主体的统一活动中,事情保持在悬而未决的状态。

3. **强迫驱动力与强迫行为**。当我们的驱动力与由其引发的行为相关时,很多情况下会与动机相斗争。关键在于两点:要么具有人格的主张感与自由意识,要么具有被决定感与被征服的意识。这是一种普遍与正常的现象。然而,在后一种情况下也会有冲动动势的异己意识——驱动力不是源于自身本质、驱动力是无意义和不可理解的,因此,我们就说这是一种强迫行为。在没有付诸行动,而是确认有异己的冲动动势时,我们就说这是一种强迫驱动力。通常,碰到这种现象的个体会执行无害的强迫驱动力(例如搬动椅子、发誓),与此相反的是,个体成功地拒绝了重大的犯罪驱动力(例如杀死孩子或自杀(如跳楼))。

　　　强迫驱动力部分地可以作为次生的强迫行为得到理解(强迫行为源于其他的强迫过程)。例如,有强迫效力表象的人,会给出难以履行的承诺并签下难以履行的字据。次生行为也包括很多在强迫过程基础上产生的保护行为(如细菌恐惧中的清洗等)。当强迫行为要满足防备灾祸的要求时(执行这种行为让人痛苦,因为它是无法完成的),强迫行为就成了一种仪式。为了执行的精确性,不受干扰的分心,需要全心全意的投入;每个错误的可能性都会引起对效果的怀疑，并要求进一步确定新的行为；而在进一步的怀疑中，行为又会从头开始，因此结果就是：不可能获得当事人所要求的行为整体。正如在推动行为中那样，当强迫驱动力得到服从时，就会有一种强烈的释然感。与此相反，当强迫驱动力受阻时，就会陷入强烈的焦虑状态或其他状态（例如运动释放）。如果要克服焦虑，患者就必须执行无意义、无害的行为。对于焦虑的焦虑已经能够激发焦虑，并且令人痛苦的自我强化现象就发生在这种恶性循环中。

4. 恐惧(Phobien)。患者陷入了一种难以控制的、对于整体的自然情境与机能的惊恐焦虑中：例如，对于密室、对于穿越广场的恐惧（广场恐惧症）(Agoraphobie)。

当患者应该穿越一个广场时，在空旷的街道上，在长长的高屋前以及在类似地方时，"他们产生了一种极大的焦虑、真切的死亡焦虑、一般性的哆嗦、肺部憋气、心悸、冰冻感或头脑发热、大汗淋漓、被绑在地上的感觉或达到极点的麻痹性虚弱，然后他们焦虑地跌倒了"。[①]

第二篇　瞬间整体：意识状态

在实际体验与可体验的现象学考量中，我们第一次遇到了整体性思想，尽管是整体的典型，即在瞬间体验到的心灵状态。

现象不是个别的，而且只引发一种特殊现象的原因是不多的。总

---

① *Westphal*: Arch. Psychiatr. **3**，138，219(1872)；**7**，377(1877).

是存在着首先让个别现象产生的意识状态整体。我们的描述使现象凸显与独立出来,并且我们按照特定的分组与秩序去收集现象。尽管这是不可避免的,因为只有清晰的区分才能达到简明扼要,只有细致的直观才能达到一种整体,但是,单靠这些区分还是不够的。

当说到个别的现象学发现时,我们会暂时假设:从这些发现来看,心灵的整体状态保持不变。我们把这种正常状态称为审慎与清晰意识的状态。但在实际上,心灵的整体状态是变化多端的。现象学元素在任何地方都绝不会是相同的,而是在其此在中有其特殊性,因此正如这种整体状态与所有其他元素所被创造的那样,对个案的分析不是把它们简单地分解为这些元素,而是必须要持续地重视普遍的心灵状态。在心灵中,一切东西都是有关联的,而且每种元素都通过它发生于其中的状态和关联而获得它的色彩。这些基本事实向来与意识内容以及意识活动的区分相关联(最广义来说,我们迄今为止所描述的所有元素都属于内容)。每个单独的元素、知觉、表象、情感,在意识混浊度上都不同于清晰意识。意识状态的普遍属性越是不同于我们通常的属性,我们就越是充分地直观到意识状态的整体本质与个别现象。我们的现象学探索很难或者说完全不能达到处于深度混浊意识中的心灵生命。

因此,对所有主观现象的判断来说至关重要的是:它们是否出现在完全的清晰意识中。完全的清晰意识中的幻觉、假性幻觉、妄想体验与妄想观念,不涉及作为部分症状的、稍纵即逝的意识变异,而是心灵生命中的深度把捉进程的症状。人们只有在清晰意识中,才能谈论真性幻觉与妄想观念。

在变化的意识状态中,有很多正常的状态(如睡眠与梦),而且每个人都会进入这些状态;其他状态则要在特殊条件下才能进入。因为想要内在地重现精神病的状态,所以我们把精神病的状态与我们自己(在梦中、在睡眠中、在疲劳状态中)的经验相比较,一些精神科医生还探寻了吸食毒品（酶斯卡灵、大麻等）的经验，以便根据这些"模板精神病"（Modellpsychosen），去认识类似于精神疾病的体验。

心理学的前说明。"意识"这个词，首先指的是真实的体验内在性（与可研究的生物学事件之外在性相反），其次指的是主客划分（主体意指他所知觉、想象与思考的对象），再次指的是对自己意识的认识（自我意识）。相应地，"无意识"首先指的是无法体验到的内在此在，其次指的是无法作为意识对象、无法觉察的东西（可能是曾经知觉过、后来可追忆的东西），再次指的是不能成为自我认知的东西。

我们把瞬间心灵生命的整体称为意识。它本身包含三种元素。体验的内在性以及在昏厥、麻醉、无梦睡眠、昏迷、癫痫的抽搐发作等状态中的意识缺失，就是意识丧失（Bewußtlosigkeit）。但在任意的内在体验方式中，我们都会说到意识，即使在对象认识的清晰性变得混浊，自我意识变得虚弱或完全不存在时，我们也会说到意识。意识的清晰性要求：我清楚地知道我想的是什么，我知道与想要什么，我做了什么，我体验到了什么，我的体验与我相关联，并且我能通过回忆与它们保持关联。在心理显现可被说成是有意识的时候，这些心理显现在任何时候都是可觉知的，并且可以呈现在清晰的意识中。

在比喻中，我们把意识表象为剧院：个体的心灵现象在其中进进出出；或者说，我们会把意识表象为个体心灵现象运动的介质。把所有的心灵现象作为自身心理所属的意识，会以多种多样的方式改变其类型。比如，把意识表象为剧院是非常狭窄的（意识狭窄），而把意识表象为媒介是含混的（意识混浊）。

1. 在总体意识状态中的明亮意识，就是注意（Aufmerksamkeit）。人们可以把注意描述为下述三种尽管紧密关联，但在概念上相互区分的现象：(1)第一种现象就是对自我转向对象体验的注意。当这种注意伴随着意识，且源于内在的条件时，它主要是主动的注意；当这种注意被体验为被吸引(Hingezogenwerden)与被约束的时候，它主要是被动的注意。这就是有意的注意与不由自主的注意的差别。(2)人们把注意的程度称为意识内容的清晰性与明确性。这涉及对某种意识内容的偏好——李普曼(Hugo Liepmann)在转义上称之为注意能量，而李普斯在理论上称之为面向心灵过程的心灵力。清晰性与明确性通常与转向或被吸引相关联，但有时候在病理上是完全没有转向或被吸引体验的、波动和消散的。(3)人们还把注意称为前二种现象对于其他心灵生命过程的作用。清晰的意识内容主要为进一步的联想兴奋提供了基础，而且清晰的意识内容是特别容易被记住的。主导的表象、任务、目标表象或诸如此类的东西，如果在前两种概念的意义受到注意，那么它们就会以下述方式影响到更多表象的出现——它们会自动偏爱其余首先是附属的、合适的关联(决定倾向)。

我们的瞬间意识完全是不稳定的。在意识注意中心的周围，总是会在边缘处形成黑暗的视野。只有一个点是在最清晰的意识中的，而由这个点出发会在所有方面产生含混的意识现象的序列——我们通常完全不能注意到这些现象，并且它们作为整体和气氛，使整体意识具有了心境、意义与可能性。从明亮意识的中心到不确定的意识，都存在着阴影，而且没有明确的无意识边界。人们可以在有序的自我观察中，探索这些意识层级(等同于注意层级、意识梯度(Bewußtseinsstufen))。[①]

---

① 参见 *Westphal*: Arch. Psychiatr. **21**；*Westphal*: Über den Umfang des Bewußtseins；Wirth in Wundts Phil. Sud. **20**, 487。

2. 我们的整体的瞬间心灵生命的整体意识状态,会重新具有不同的意识层级——由最清晰的意识,经过意识的混浊梯度,再到意识丧失。在意象上,我们通过波动来把意识直观化。明亮的、清晰的意识是波动的顶点。在直至意识丧失的梯级时,波峰变得更低,而且会扁平化到完全消逝为意识丧失。但这不是简单的梯级序列,而是整体上的变化多样性:意识范围的窄化,主客区分的缺乏,在由纯粹内在的全面状态的组成结构上,由情感到思维、意象、象征的清晰觉知。

意识变异与意识状态的紊乱是不一致的。它们的原因非常不同:脑震荡、导致精神病的躯体疾病、中毒反应、异常的心灵反应,但这些原因在健康人的睡眠与梦中、在催眠状态下也会出现。与此相应,意识变异的种类也是不同的。如果我们问所有的意识变异在哪方面是一样的,那么只有偏离正常清晰性、连续性与自我连接状态的负面影响。正常的意识状态(本身具有最大的多样性,以及非常不同的亮度与意义范围),在中心是一致的,其他的偏离、变异、扩展与丧失都是由此产生的。

研究技术。在对患者的理解方面,有两种方式去说明患者的心理事件。我们试图通过谈话以及建立患者与我们的精神关系的尝试,共生到患者的内在中,或者说,我们要根据自己去描述患者及其经历,并使用对已有精神病例的自我叙述。心灵生命的总体状态越是变异,我们就越要依赖后来的自我叙述。

如果人的心灵生命的整体状态在主体与整体上是完好的(处在其他最严重的心理障碍(妄想观念、幻觉)中的人,能够呈现他们人格的变化),那么我们通常会说患者是深思熟虑的。我们所指的深思熟虑(Besonnenheit)是这样的意识状态:在缺乏强烈的感情时,意识内容具有平均的清晰性与明确性,心灵生命是有序的并且依赖于目的表象。深思熟虑的客观标志是定向性(它的个体世界的有序总体性的在场意识),以及思考问题与注意某些东西的能力。随着心灵总体状态的变异越来越大,总是会越来越难以建立与患者的关系。我们与患者之间建立精神关系的条件是患者的可固定性(Fixierbarkeit)。我们把可固定性称为对问题与任务作出反应、由安全的任务理解反应出发的能力。尽管正常人对于所有任务来说都是可固定的,但这种可固定性会随着心灵整体状态的变异而减小。患者不能以可理解的方式对问题作出反应,但有可能对急迫重复的问题作出反应。患者仍然可以通过容易与不重要的问题(个性、出身、方位)得到确定,但不能根据他们的观念对更困难的任务与问题作出反应。患者可以记录视觉刺激,但不能回应语言刺激。当我们能以任意方式固定患者时,我们的直接理解就能取得某些成果。与此相反,当患者只关注自身时,贫乏的线索不足以让我们得到他们内在体验有说服力的表象。

§1. 注意与意识萎缩

a) 注意。 注意是清晰体验的条件。如果我们接受上述讨论中的第二种注意概念(心灵现象的清晰性和明确性、意识层级、意识梯度),那么毋需进一步的解释,我们必须充分地通过注意(即在体验的意识梯度层级上),去认识在患者那里发现的每种心灵现象。如果没有意识梯度,那么就可以说这时的意识体验具有完全的清晰性与明确性。

完全的注意或注意的缺失,是感官错觉(Sinnestäuschungen)出现的条件。例如,一些感官错觉只有在注意层级的低层才有可能出现。当完全的注意转向这些错误的感觉时,它们就会立刻消失。患者痛斥道：声音"是难以捕捉的"、是一种"地狱的幻象"（宾斯旺格）。其他的感官错觉（尤其是在渐渐消退的精神病中），只能在最清晰的注意中才能体验到。当注意转向别的地方时，这些错误的感觉就会消失。（基督教）主祷文的祷告声、对外在对象的注意，都会让视觉上的假性幻觉消失。注意层级对于感官错觉的意义，尤其已经在谵妄中得到了观察，邦赫费尔也对之进行了研究。① 如果研究者通过让患者讲话与回答，使他们的注意力保持在较为中等的水平上，那么感官错觉就很少会出现；当注意力下降时（被放任的患者总是会有这种倾向），各种各样的错觉与场景的错误知觉就会出现。反过来，当研究者迫使注意力聚焦到视觉领域时，这个领域中就会出现大量单独的错误。有时候，引人注目的关联就处于"外力制造的"心灵现象与深度意识层级之间。当患者全神贯注时，他是无知无觉的，但当他没有全神贯注时，就会出现"外力制造的"晕眩、脑充血、怒火中烧、喃喃细语的发作——他只能通过极大的意志力、握紧拳头去克制它们。因此，这些饱受折磨的患者会去找朋友聊天、干活，或需要其他的转移手段（主祷文、无意义转向的背诵），以便让自己摆脱"影响"与声音。史莱伯把他在什么都不做时所体验到的外力制造的思维，称为"不思之思"（Nichtdenkungsgedanken）。以下自我叙述案例表明了精神分裂现象对于注意、有意招引和阻止的依赖：

> "一旦对于环境中的感性知觉对象的紧绷注意降到最低点，我就感觉到自己好像一直处于我能见到和听到的罪犯与魔鬼控制之下。然而，我不是总有力量将注意力从魔鬼那里转移出来，或者说，把注意力转移到可感性把握的对象上。每一次这样去做的尝

---

① *Bonhoeffer*: Die akuten Geisteskrankheiten der Gewohnheitstrinker, S. 19ff. Jena 1901.

试,就像把白石滚上山一样。例如,倾听朋友廖廖几语的尝试,会让人不安(因为发出隆隆声的形象堆积成山),并且必然会带来疏远或离别······在短时间内把注意力集中在一个对象上,是非常困难的。我的精神立刻滑到了其他领域;在那里,魔鬼马上会像受到挑衅似的向我冲来。我必须强调的是:这种滑过(Übergleiten)或屈服一开始时是自由发生的,并且是我自己尝试的······但是现在这种滑过就像是自动的一样;我好虚弱,我感到自己不可抗拒地被驱动着······晚上,在想睡觉时,我闭上眼睛就会不可避免地进入旋涡,而在白天我就可以阻挡旋涡。这是一种被绕进圆圈的感觉,很快会出现完形。因此,我必须一直清醒与留心地躺在床上,直到数小时后敌人消失。我能做的一点事就是:不要自由地用'自我放任'去加强现实。患者在后来的阶段报告说:当我想要的时候,我就总是能看到这些完形,并且能够判断出我自己的状态······为了控制这些事物,我感到自己必须述说内在的保护话语;这些话语的目的是让自己有力地沉思想要离开和躲藏的、新的自我。例如,我会说'我是'(这时我寻找的是新的自我,而不是旧的自我)、'我是绝对'(我指的是身体的、既成的自我,我不想成为上帝)、'我是精神,不是身体'、'我是一切中的一'、'我是相续的'(与我的身体及心灵生命的脆弱相对)。或者说,我使用的只是诸如'力量'、'生命'这样的个别词语。"

　　这些保护性话语总是已经就绪;它们在大约 10 年当中完全融入了我的感觉;保护性话语产生的感觉会强化,因此不需要每次再重新思考,但在特殊的萎缩当中,它们也必须变成另一种形式。患者能够根据意愿去看和研究形象,但他们恰恰不需要去看(在特殊的躯体与心灵障碍之后,这种形象会自然产生,并再次产生威胁)。(施瓦布)

b) 意识萎缩 (Bewußtseinsschwankungen)。我们可以在实验条件下,观察到作为周期性注意萎缩(冯特)的、最轻度的意识萎缩。心灵生命的波峰从来不会始终保持在高点,而总会发生轻微的萎缩。我们会在疲劳时观察到更大的萎缩,在周期性意识萎缩[①]中观察到病理性的高度萎缩——这种萎缩会由于反复的松弛而导致完全的意识缺失。我们观察到一位患者在一分钟内出现多次意识萎缩。癫痫患者通常的意识萎缩(从他们对几乎不可知觉的感觉刺激的反应来看),要远大于健康人的意识萎缩。[②]

所有这些意识萎缩都很不同于癫痫小发作、意识缺损等诸如此类的东西——它们的发作会在伴随轻微运动现象的情况下,以非常不规则的方式导致意识的中断。另外,意识萎缩也不同于人们额外频繁地在精神分裂症患者那里观察到的可固定性与反应性中断(所谓的闭锁(Sperrung))。他们突然不能回答、呆若木鸡、丧失理解力。过了一会儿(数分或数秒后),他们停了下来,然后马上重新开始。人们在事后频繁地查明:当时患者主要是在暗中留心和注意他们充耳不闻的东西。这些中断要么是作为疾病过程的表达而完全没有缘由,要么是归因于情绪化的、与研究者问题相关的情结(Komplexe),要么可被理解为由声音和其他幻觉导致的偏差。最后,人们观察到:患者也直接留心到了研究者所说的东西。

人们在精神变态者、很多急性与慢性精神病患者那里,观察到

---

① *Sterz*: Arch. Psychiatr. **48**, 199; *Janet*: Nevroses et idees fixes, S. 69 – 108. Psychasthenie, S. 371 – 377.

② *Wiersma*: The Psycology of Epilepsy. J. ment. Sci. **69**, 482(1923).

了意识萎缩以至意识的完全丧失。患者抱怨说,他们在瞬间丧失了思想:"时钟停止了。"让内把这种情况描述为"精神日食"(éclipses mentales)。

> 一名被试在吸食大麻后报告说:"我感觉自己总是由意识丧失中回过神来,过了一会儿又陷入了意识丧失……在这期间,意识进一步变异了。在无体验的意识缺失期间,仿佛出现了第二个意识。我把这第二个意识体验为另一种自己的时间绵延。在主观上,这两种相互分离的体验进程,是处于相互交替中的。在主观上未变异的被试情境体验之后的是一个长时间的、未分化的存在(我在这第二种体验中不能把我自己与一个被体验的世界区分开)。尽管如此,我对这第二种空虚状态的体验是完全清醒的,而不是梦境般的。这种交替出现的意识,也说明了对时间的过高估计:在我看来,吸食大麻已经有数小时之久了。思考变得额外困难。每种思考过程都在最近的意识骤变中破碎了。"①

c) 意识混浊(Bewußtseinstrübungen)。最多种多样形式的意识昏暗、混浊、窄化,是个别体验的结果。我们把波峰的低谷(例如长时间坐火车时的昏昏欲睡),体验为总是可以任意打断的意识空虚。在强烈的情绪、焦虑状态、重度忧郁、躁狂状态中,聚精会神、思索和反思某种东西、做出判断,都是非常困难的。人们首先会在患者频繁的、徒劳无功的尝试之后以及明确的努力之下,获得对于简单问题的回答。因此,类妄想观念的内容不会受到批判,而且对于可能的感觉错误的实在判断,

---

① *Behringer:* Nervenarzt **5**,341.

也根本不会得到考虑。意识当中充满了感情，因此判断和态度以可理解的方式出现了严重障碍。当在抑郁状态中出现一种所有功能的阻滞时，情况就更是如此了。所有这些状态都属于最终会发展为一种长期性意识空虚的异常意识。

d) 意识强化。这里的一个问题是：是否存在着意识强化、非同寻常的清醒、异常的明亮以及相应的异常现象。库尔特·施奈德认为，一些强迫状态，必然会有强化的意识清晰性。"人们在带有强迫症状的脑炎中，清楚地发现了独特的意识明亮。"许多对于神秘的专注阶段的自我叙述，以其他方式呈现了超清醒状态。韦伯与荣格描述了癫痫发作前的先兆中、狭窄意识状态下的非同寻常的意识明亮。他们的一个患者叙述说："这时的思考额外清晰"；他们还回顾了陀思妥耶夫斯基对癫痫发作先兆的自我叙述：脑中似乎燃起了火焰，生命的感受与自我意识都提升了十倍。

祖特①描述了在服用甲基苯丙胺（Pervitin）＊之后的显现：过度的清醒和兴趣的鲜活、工作与反应时间的缩短、通过领会去把控整个质料。然而，他同时发现了专注力下降、思维急迫、印象组织能力衰退、深度的静心、空洞兴趣的躁动、空洞的专注欲。这种过度清醒意味着世界分化与清晰性的衰退。在这种如同过度清醒的疲倦中，世界似乎消失了。因此，祖特建构了在困倦与过度清醒之间的一个意识极点，而清晰的顶峰总在它们的中间。这里观察到的显现，再次揭示了我们所说的整体意识的多重性与谜一般的特性。

---

① *Zutt*: Über die polare Struktur des Bewußtseins. Nervenarzt **16**，145（1943）.

＊ 甲基苯丙胺因其原料外观为纯白结晶体，故被吸、贩毒者称为"冰"；又由于毒性剧烈而被称为"冰毒"。该药小剂量服用时有短暂的兴奋抗疲劳作用，故其丸剂又有"大力丸"之称。——译者

§2. 睡眠与催眠

a) 梦。 海克尔(Friedrich Hacker)①* 首先有计划地尝试对梦的生命进行现象学说明,而方法是:在超过一年的时间中,醒来后回忆并立刻记下他的梦中体验是怎么样的。梦中体验的特征从以下三个方向呈现出来:1. 在清醒的心灵生命中一直存在的要素不见了。梦中没有真正的个体意识,因此梦中会做出与清醒人格完全相异的行为,并且这在梦中基本上不会被注意到。梦中没有过去的重现。梦中没有已有事物的自明关系意识,因此做梦的人会向要对他做解剖手术的医生谈他的小腿肚肌肉,或和这个医生一起看他自己的腹腔,而没有注意到这一点。梦中没有真正的带有意识的意志活动(我真的很想要),因为梦中没有人格感,有的只是瞬间的自我意识。当梦是完全残缺不全的时候,最终留下来只是破碎的心灵片断。因此,海克尔在清醒时就发现:梦中只有一些完全不可理解的言语,而他只有在醒时才能理解它们;梦中没有意义意识,也没有词语是什么的意识;梦中甚至没有我是一个对象的意识。梦中遗落的必定是纯粹感性的、不可理解的材料。2. 在梦中,心灵过程之间的关联消失了。心灵生命似乎消散了。完形关联、相互关联的意志倾向都分解了。人们在梦中不能重现过去与未来:做梦者

---

① *Hacker*: Systematische Traumbeobachtungen mit besonderer Berücksichtigung der Gedanken. Arch. Psychol. (D.) **21**; *Köhler*: Arch. Psychol. (D.) **23**; *Hoche*, A.: Das träumende Ich. Jena 1927; *Kraepelin*, E.: Die Sprachstörungen im Traum. Psychol. Arb. **5**, 1.

* 海克尔(1914—1989)是美国-奥地利精神病学家和精神分析家。他于1939年在瑞士获得医学博士学位,并于1940年逃离欧洲前往美国。1945年,他在美国加州创立了海克尔精神专科诊所。后来担任了堪萨斯大学精神病学教授和南加州大学精神病学与法学教授。1968年,他在维也纳建立了弗洛伊德学会,并担任第一任主席。——译者

只能生活在当下。一个场景跟着另一个场景,并且经常是另一个已经完全遗忘的场景。最矛盾的事物,也会被一个紧接一个或同时被体验到,而且是没有任何惊讶感的。注意所把握的要素,没有决定的倾向;最异质的东西总是会根据随机变化的关联原则,而飘忽着串联在一起。最令人惊讶的关联解答是:感性直观的东西,会被一种根本不属于它的对象活动所领会到。例如,海克尔梦到:他在寻找一种用于分析的化学物质;另一个人把大脚趾递给了他;对他来说,这显然就是一种简单的化学物质。醒来后,他马上就可以在回顾中重现对于大脚趾的感性直观,以及化学物质的意义意识。在梦里,经常会出现这种感性质料与相关意义意识(对象化活动)之间的关联解除。3. 梦中出现了新的元素。尽管人们把梦的表象,称为幻觉、妄想观念、记忆错误,但这些内容具有一种作为纯粹表象时所没有的鲜活性。新的事物,首先出现在最令人惊奇的认同、合并以及分离中。

海克尔显然没有如其他人在梦中所体验到的额外塑形那样,梦到相关联的情境与事件。他属于那些在醒来时没有直接重现可捕捉的碎片,就会完全把梦忘记的人。然而,其他人头脑中可以整天都萦绕着一个鲜活在场的梦。通常来说,人们会高估梦中的感性充实性与现实体验的直观性。以下例子说明做梦者会在做梦时观察和对比他的体验:

> 我的一个朋友没有受过心理学教育,并且对心理学也没有兴趣。他有时会想:人们在梦中似乎看到了在现实中没有见过的东西;人们可以在梦中经验到现实中没有的事物;当我再次做梦时,我想要准确地进行领会。有一天,他向我讲述了他最近的一个梦:"当我发觉自己在做梦并且没有因为这个念头而醒过来时,我肯定已经睡了很久了。我在梦中想,我做梦了;如果我想醒过来,现在我就能醒过来。但是我立刻有了这样的意识:不,我还要继续做

梦,我想看看梦接下去是怎么样的。我清晰地意识到了这个问题,即我在梦中是否可以看到我在现实中看不到的东西。实际上,我在接着做梦,并拿起了一本书,想能看清字母。但这本书一进入我的视线,字母就消失了;我没办法读。我换了一个对象,以便能看清它。但我所见到的只是人们通常在房间里所见的事物,'如此令人难忘'。当我想要看清细节时,它们就消失了。过了一会儿,我醒了,然后看了一下钟点,是 3 点钟。最让我惊讶的是:人们会做梦,并且可以在梦中进行观察。"

b) 入睡与苏醒。 入睡与苏醒是作为中间状态被人们体验到的。卡尔·施奈德[①]描述了入睡的体验。这种体验是飘忽的、不紧迫的、无结构的。被思维、感觉、知觉、表象的东西,逸脱了、离轨了、熔化了、陷入了混乱,而与此同时,人们会体验到一种非同寻常的体验方式、深度的意义、无尽的当下化。自身的活动陷入了接受与服从,直到自我意识消失(尽管仍有意识的统一)。在入睡时,健康人经常会产生所谓的催眠幻觉。

苏醒时的错误知觉的特征是对于意识状态的依赖。患者有这样的感觉:错误知觉唤醒了他们。但他们是完全清醒的,因此错误知觉马上就消失了。

> M 小姐在晚上清楚地感觉到:她突然被脖子左侧的一绺头发用力拉扯住了。在同一瞬间,她立刻看到从深处迸发出一团很高的火焰,但很快就消失了。她马上就醒了,而当她完全清醒时,她

---

① *Schneider*, *Carl*: Psychologie der Schizophrenen, S. 12 u. a. 有关睡眠体验,可参见 *Mayer-Groß* in *Bumkes* Handbuch Bd. I, S. 433–438.

就看不到这种意象了。然而，她明确地知道：这不是梦。这是现实。她就这么醒了过来。这种意象介于睡与醒之间，因此在完全苏醒时就消失了。非常类似的是：晚上在医院里时，她有两次感到性器官上有东西。非常急促与快速的运动，就像性交一样。当她睁开眼时，她没有看到任何人。这显然不是梦，而是邪恶的力量。另外有一次，她在醒来时看到鸭绒被立了起来。费林（Fehrlin）报告说："我在夜半时突然醒来。我感到有个女人抱着我，而且她的头发就盖在我的脸上。她很快地喊道：你必须去死！然后，一切就都结束了。"在一些患者那里，这种被唤醒经常发生在晚上，因此他们会无精打采。被唤醒的内容是多种多样的。这些内容完全是突然的、闪现的。

c) 催眠。催眠类似于睡眠，并且可以与睡眠相同一。催眠状态会开启一种独特的生产力：观看图画、以新的实现为形式的回忆。人们从一种已知的原则出发，不能把握催眠状态到底是什么，而只能对催眠状态进行区分。催眠不是可理解的心灵变迁，而是在暗示作用关联中的一种独特的生命力事件。催眠涉及心身生命的、作为意识状态之变异的原现象。

人们只有通过区分，才能清楚地把握在睡眠、催眠、某种癔症状态中所发生的、具有相互关联的事件。

§3. 精神病的意识变异

在急性精神病、谵妄、朦睡状态中的意识变异，无疑是完全不同的类型。人们只需要去比较器质进程中的昏沉（Benommenheit）、急性精神病的梦一般的不知所措、谵妄中的迷惘、一些朦睡状态中的相对有组织和有关联的举动,以便获得一种这样的印象:这与紊乱的意识无关。然而,我们有时候不能做出根本的区分。在这里,我们要描述的是昏沉、混浊与变异的意识。

a) 我们所说的"昏沉",指的是介于有意识与意识丧失之间的状态。这不是一种新的状态,而只是缺乏心灵过程的体验。知觉仍然像回忆一样昏暗。当少许联想出现时,思维活动就没有了。所有的心灵过程都是缓慢与困难的。与此相应的是:患者是无参与性的、麻木的、瞌睡的,并且没有自发性。当人们与患者交谈时,患者很难提起与维持注意。患者很难进行思考、非常疲乏,但在单纯的情形下,患者又是有方向感的。患者容易进入无梦的睡眠,或者作为昏迷与昏睡的、无法唤醒的状态。

b) 混浊意识就存在于这样的地方:有鲜活的过程,错误知觉、情绪、部分关联的幻想体验是可能的,然而心灵事件中的一致关联不存在了。相反,心灵生命似乎分解了,只有个别没有对立关系的体验群组在进行着,最终留下的是完全孤立的个别活动;这时似乎出现了意识的崩溃。显然,内容达到了矛盾的最大化(例如,快速变化与对立的妄想观念),而且没有什么可被回忆起来。

c) 人们所说的变异意识,指的是这种状态:它通常与正常的心灵生命有相当明晰的分界线,而且在这种状态中有相对有序的关联,因此人们在环境中不会显得突出。这种意识只局限于其他东西无法接近的领域。只有能与内在倾向相融的东西,才能被领会。韦斯特法尔描述了以下变异意识:"有些状态持续数分钟到数小时,而这时的意识会出现深度障碍,因此当事人就好像在脱离正常的观念循环中运转。在他们以及与他们相关的情感和意志兴奋的基础上,当事人会做出与其思维的通常内容完全不同并且没有关联的行为。这时,进行关联以及在某种程度上采取正确行为的能力,仍然是存在的。"这种变异的意识首先不同于正常的意识,其次在回忆中与正常的意识相解离。这些不只是癔症的混浊状态,而且也是癫痫的基本现象。

d) 癫痫发作中的先兆意识[1],是一种在过渡到意识丧失时的、非常迅速的意识变迁。这时,外在世界消失了,内在的体验占据了主导地位,意识变得狭窄并且在一瞬间就于窄化中攀上明亮的顶峰;一种低落的快感摆脱了开始时的焦虑,在清晰的思维中达到了可怕与难以忍受的程度——意识的丧失与发作的骤变就在这时出现。

对所有的精神病性的混浊意识来说,都有在个案中或多或少、或完全不存在的客观症状序列:1. 现实的外在世界的颠倒;患者在不参照现实情境而行动时,会无法领会并难以确定。2. 与第一种症状紧密相关的定向力障碍(Desorientierung)。3. 态度的无关联性与不可理解性。4. 内在状态的注意与记忆障碍、思维困难以及随之而来的健忘症。

§4. 幻想体验关联的形式

意识状态的变异经常是病理体验的一个基础。这些状态每天都会短暂地作为半睡半醒的状态而出现,超过数天和数周,长期作为迁延的精神病而出现。这些状态在幻觉体验中尤为丰富(这时,人们无法区分真性幻觉、假性幻觉与单纯觉知)。在半睡半醒的状态中,每个人都会上床睡觉,而患者会感到某种东西在靠近,感到脖子被抓住与按压。或者说,患者感到自己生活在鲜活的场景、风景、人群、太平间或坟墓中。这时,患者经常会感觉到意识的变异。他们会在意识变异开始时注意

---

[1] *Weber u. Jung:* Z. Neur. **170**, 211.

到它们,也会在意识变异结束时注意到它们:"但我做了一个梦。"在轻度的情形中,他们也会在变异状态中遇到它们。他们真的无计可施,并感到不能思考;他们必须提醒自己到底在哪里,以及想做什么。癔症患者或多或少能够透过一种异常的白日梦,在昏沉的状态下行动。

这些精神病体验中的非现实内容是有关联的,并且似乎持续建构了一个世界与命运。这些非现实内容在作为关联时,与通常的现实体验是相隔离的;在作为稍纵即逝的事件时,局限于生命中的有限时间纪元(数日、数月或数年)。我们想要简短地查看一些这一类的多重体验。当我们想要在个案中清楚地把握它们的特点时,就必须知道一些描述上的基本区分。

1. 一些体验造成了意识的混浊,而另一些体验很少能够在意识变异中填补心灵,但这不能排除完全的清醒状态。在第一种情况下,人们注意到了在心灵生命活动阶段的一般深度中、在较少的关联中、在模糊的回忆中的意识混浊;清醒的体验一方面具有异常的清晰性,另一方面具有没有中断的关联,因此这种精神病体验近似于现实体验,并且可以非常清晰地回忆起来。在清醒状态下,也能清晰地回忆起不连贯的体验。

2. 一些体验形式会出现在对现实环境的完全脱离(Entrücktsein)中。心灵到了另一个世界中,并且与现实情境没有关联。其他体验以值得注意的方式,与现实知觉、现实环境紧密相连(人们按照与精神病体验相应的方式对现实环境产生了错误的认识,而且对现实环境的意义作出了完全不同的领会)。

3. 按照患者对于其精神病体验的主观态度,人们会走向两个极端:患者要么是作为旁观者,面对着他的体验内容。这种情况下,患者完全是置身局外的、被动的和中立的。在清晰的直观中,患者冷静地面对着他的体验内容——这些内容在所有感性领域中作为庄重的意象或以丰富的形态掠过他面前。患者要么是积极参与的、处于事件之中、具有最鲜活的感情(折磨他的心灵或让他快乐;将他由天堂的极乐拉到地狱的深渊;一会儿是拯救世界的弥赛亚,一会儿是罪恶的魔鬼)。第一种体验具有稍纵即逝的场景特征,因此第二种体验更多地是戏剧化的。用尼采的话来说,第一种体验非常像做梦、有清晰的对象,而第二种体验令人心醉神迷。

4. 个别体验活动之间的关联,摇摆于完全撕裂的个别错误知觉、意识等(这时,我们完全不能说是在这种片段意义上的体验),以及具有时间定位事件的连续前进事件(它们标记了精神病经历的时段与转折点)之间。在稀少的成形案列中,人们可以长期追踪诸时相的结果(在这期间,患者就像但丁一样,在相对清晰的区分中,被引入地狱、炼狱和天堂)。关联要么是在可把握的理性体验内容中,要么是在心醉神迷的主观心绪状态中。人们要么观察到了个别被撕开的情境体验及其无序的结果,要么在片刻中看到一个场景怎么从另一个场景中产生出来。通常,患者所有的感觉都在他的精神病体验中(完全沉浸于其中),而在精神病体验中,有时候一种感官(视觉)会占主导地位。

5. 内容要么是完全感性与丰富的,要么只在意识和苍白的表象形式中才真正存在,尽管体验是强烈的。内容就是它们的意义,要么是自然的(符合日常生活体验,例如,在谵妄中,患者会体验到他的手艺与其中可能出现的不利因素),要么是幻想的(在现实中是完全不可能的)。患者处于世界事件的中心,他感到自己处在世界轴心的边上;强烈的宇宙变革与他的命运关联在一起:非同寻常的任务等待着他;一切都依赖他;他用非同寻常的力量,可以做到一切不可能做到的事。

6. 体验要么是完全统一的(对患者来说只有一种现实,即精神病的现实),要么是幻想的事件体验(患者同时生活在两个世界中:一个是他能正确领会与判断的现实世界,另一个是精神病的世界)。在他的双重定向中,尽管有宇宙体验,但他可以在现实中行动,直至达到某种程度上的正确。然而,对他来说,精神病的现实才是真正的现实;现实世界只是假象,但他可以在以下程度上忽视现实世界,因为他知道:这些是医生,而我在躁狂监禁室中,我在宗教妄想意义上的虚假世界中,等等。情况经常是这样的:急性精神病患者有时候完全充斥着精神病的体验,而忘了他是谁、他在哪儿。但他通常会通过介入的事件、深刻的印象(送进精神病院、家属来访)来摆脱困境。大声的呼喊也会在瞬间将患者拉回现实。因此,双重现实又出现了:他所做的一切都有双重动机,他本身是双重与多重的。一位患者说:"我同时想到了来自不同领域的许多东西。"当患者体验到超感性的进程时,他以典型的方式与现实相融合,最终也应该会在现实中改变;现实应该会消失,等等。因此,出现了具有情感中立性的"否定危机的体验",从而立刻为新的内容腾出了位置。

这些区别具有一般的正确性,并且只有作为分析的视角才是可指明的。我们不能获得现实的、有基础的精神病体验的形式组织。从它们不可忽视的多样性出发,我们只能把握一些具体的类型。我们将局限于纯粹的叙述。[①]

1. 其他异常的人也有白日梦。一名囚徒幻想自己处于这样的情境中:他有非常多的钱,建造了城堡,并为城市奠基。他的幻想达到了这种程度,即他根本不能正确分辨现实或谬误。他在包装纸上画出了宏伟的计划,并以最直观的方式体验到他是如何在这种新的情境中活动,并让人们感到快乐的。这些幻想突然开始于偶然的念头中,并且在完全现实的意识中运转。一个人为想象的爱人买了很多

---

① 有关幻想体验的进一步资料有: *W. Mayer-Groß*: Selbstschilderungen der Verwirrtheit (die oneiroide Erlebnisform). Berlin 1924.

他无法支付的东西；扮演着学校顾问的角色，并且如此自然地在学校开放日带着对现实的确信而行事，因此他一点不惹人注意，直到与现实情况之间过于明显的矛盾，突然地终止于幻想现实（幻想性谎话症）（Pseudologia phantastica）。在癔症患者那里，某种意识变异很容易会出现在这种清醒的幻想中。因此，患者生活在一个想象的、清晰地以幻想形式呈现在他面前的情境中。与这种体验接近的是躯体发烧疾病中体验到的幻想——霍普芬那（Hoepffener）报道了这种幻想。①

2. 谵妄体验②（尤其是酒精谵妄）的特征是：强烈的感官直观性、心灵生命的深度活动时相、贫乏的关联。它们的内容十分自然，在某种程度上是可能的，符合通常的现实；几乎总是具有焦虑的色彩，并且由追踪、虐待以及其他痛苦与令人厌恶的体验构成。

3. 错觉体验的独有特征是一些人在吸食大麻与鸦片时会产生的、完全无限的极乐感。

波德莱尔复述了一名女士的自我叙述：她在吸食大麻后，发现自己身处于一个镶嵌精致、布置高雅的房间里（金色的天花板、带有对称的网）。月亮在闪耀。她报告说："一开始，我十分惊讶地看到在我面前以及周围都是巨大的平原。那里有洁净的河流，平静的水面倒映出了绿油油的风景。（你可猜到镶板的作用——它在镜中被倒映出来。）当我睁开眼睛时，看到落日好像熔化的金属一样在冷却。这是天花板上的黄金；然而，格状结构让我想到，我身处笼中，或者全景开放的房子里，而把我与所有令人惊讶的东西相阻隔的只是我的宏伟囚笼的栏杆。我首先嘲笑了我的错觉；我

---

① *Hoepffner*: Z. Neur. **4**, 678(1911).

② *Liepmann*: Arch. Psychiatr. (D.) **27**；*Bonhoeffer*: Mschr. Psychiatr. **1**.

看的时间越长,魔力就越强,它的生命、清晰性与专制实在就越大。现在,我的心中满是被囚禁的表象,但(我必须承认)它们没有对各种快乐造成很多损害。这些快乐是我从周围与上面的意象中获得的。我觉得自己被囚禁了很长时间,最终被囚禁在宏伟的囚笼中数千年之久——就在这种艳丽的风景中,在令人惊奇的视域下。我梦到了沉睡在森林中的美女,她在这里忍受着一种报应;我梦到了一种未来的解放。闪烁的热带鸟飞过我的头顶,并且当我的耳朵听见远远地走在大街上的马颈上的铃铛声时,两种感官把它们的印象混合成了一种观念。我把这些令人惊奇的铜铃声归于热带鸟,并相信它们在用金属的鸟嘴歌唱。这些鸟儿在说我的闲话,并且对我被囚禁而感到幸灾乐祸。猴子跳来跃去,半人半兽的森林之神在轻松愉快地腾越,而且它们似乎都在嘲笑这些躺在地上无法运动的囚徒。神话中的众神向我露出可爱的笑容,似乎想要鼓励我去忍受这些有魔法的幽灵。所有的眼珠都滑入眼皮的角落,就好像碰到了同一眼神……;然而,我必须承认这样的乐趣——观赏这些形态与这些闪烁的颜色,并且误以为自己处于幻想戏剧的中心,通常占去了我所有其他的思维。这种状态持续了很长很长时间……这种状态持续到了早上吗? 我不知道。我已经突然看到了房间里的晨光;我感觉非常惊讶;尽管我努力去回忆,但不可能知道:我是否已经睡了,或者说耐心地屈服于狂喜的无眠。刚才还是晚上,现在已是白天。我感觉过了很久很久……对于时间的认知或者说其实是时间的尺度得到了提升,并且整个夜晚对我来说只能依据我的思维内容才是可测的。只要整个夜晚必须在这种视角下显现,它在我看来似乎就只持续了几秒,或者说它本身在永恒中完全没有位置。"

西尔克对于酶斯卡灵造成的精神恍惚的自我叙述,呈现了以下感觉的组合——看到了大量的色彩、不与客观空间相关联且在分隔视域中的视幻觉、触幻觉、时间感紊乱、感伤的极乐，一种已经通过颜色、幻觉和时间感紊乱产生的童话般的、令人心醉的声音，以及在所有这一切中完全的清晰判断与正确的实在判断。

4. 急性精神分裂性精神病的体验①，在内容的连续性、丰富性和对于个体生活的意义上，都超越了迄今为止所列举的所有体验形式。对于急性精神分裂性精神病的体验，我想用两个案例来说明，虽然引人关注，但不能穷尽这种进程的丰富性。

a) 通常的精神分裂症体验在进程早期不是连续性的，但有非同寻常的意义、充分的谜团，而没有确定和固定表达的内容。

科尔布（Kolb）女士在她的工作中，处于关系妄想已经很长时间了。九月，她感觉到了不一样的东西："这不像是迷雾，我相信我很快就要经验到我仍然不知道的东西。"她没有缘由地认为 A 先生要和她结婚了。她总是觉得商店里发生了一些她应该是不知道的事（可能是给她的嫁妆）。她总是感觉到很多的事。周日回到家时，她觉得房间里好像有人，并且房间被弄乱了。周一早上，她工作上有些事不对劲，并且她有这样的印象：女裁缝给了她完全错误的定单。所有人都是'引人注目的'，但她不知道到了什么程度。她对一切都感到惊讶。哥哥来接她，让她既高兴又兴奋。让她感到奇怪的是：人们如何友好地向她打招呼。在大街上，她感到有特别多的人经过。在家里，她突然产生了强烈的强迫感：你必须

---

① 一个特别充分的案例来自于孟德尔医生（Dr. Joseph Mendel）。我这里没有讨论这个案例，但我把它发表在了 Z. Neur. **14**，210–239(1913)。

站着;你必须保持不动;你必须做点特别的事。尽管嫂子提醒她现在应该去吃饭了,但她安静地不再说话,并且一动也不动。最后,她在晚上被送进了医院。这对她来说就像是一场游戏。当看到装着栅栏的窗户时,她吓了一跳。她很激动,所以被打了一针。在病房里,很多少女透过门上的观察小窗看着她。她们朝她挤眉弄眼。天花板上传来一个喊声:骗子。尽管夜晚很黑,她还是在花园里看到了白色的形象。她整晚都睡不着,这对她来说就像是一个誓言,因为她一开始就说:我的上帝,我不会上床。星期三,她沉浸在《福音书》里。整个下午,她都看到有人走进花园,就像是来参加葬礼一样。她觉得这是对她爱人的一场电视转播(数月前,她真的看过一场电视转播)。最后,她也参加了进去。姐姐向院子里的人示意:停止这场游戏。她看到了天花板上的炉子,以及一个平平的十字架。她发现灯光是令人惊讶的。中间有两颗星。她就像在天空中一般,惊讶于自己唱歌的力量,因为她从来不能这么唱。她想去数窗户上的星星点点,好像有一种另外的力量凌驾于她,因此她总是必须数到12 000。她持续地听到钟声,而且总是有什么事发生。《福音书》上的字母变成了蓝色。她相信人们想检验她的信仰,或想让她皈依天主教。日落时,阳光变成了蓝色。晚上,她站在窗边,直到完全冻僵。由于她的信仰(人们想要夺走她的信仰),所以必须一直站着。在大街上,她看到一只手在动:这是魔鬼。当她站着时,她感到一种力量从右边和上面袭来,因此她总是往左边看。她总是有这样的"预感":这股力量在右边,那儿有巨大的温暖,并且胸部总有来自上面的压力。这是一种精神力量,而不是躯体力量。她被完全束缚住了,不能左右旋转,不能向上看。此外还有很多特别的、谜一般的东西,直到7天后一切才都消失。

b）以下案例则更为丰富。患者直观到了所有知觉与思维的新意义、体验的极乐、力量感、魔术般的联结、无法坚持一种观念时对于重大事件的超常紧张，最终过渡到了完全的混乱。

恩格尔肯的一名患者，爱着威尔海姆·X。她慢慢由抑郁和躁狂期进入精神病。在她由急性时相恢复过来以后，她叙述了以下过程："我流下了恐惧的眼泪，我完全在自己身外，我朝远处爱我的人们呼喊。我觉得一切都围绕着我。但过了几分钟，我就忘了一切，一种喷涌而出的欢乐占据了主导地位。整个世界在我的头脑中旋转，死亡与生命让我感到困惑，一切都围着我转。我很清楚地听到死者的声音，有时候是来自威尔海姆·X先生的声音。当我想到再次把一个重生的威尔海姆带到我的母亲那里时，我感到了难以描述的快乐（我失去了一个叫威尔海姆的哥哥）。……这个谜团对我来说太大了，太混乱了，我又害怕又兴奋，我迫切地想要安静一下……我的哥哥吓人地向我走来，就像一座大理石雕像，他似乎完全不知道我在想什么……除了把我的状态比作喝香槟酒后的心醉神迷以外，我不能再作出更好的叙述了……此外还有更多的形象；我看到了一名异常美丽的女子。我觉得她像是圣女贞德（Jungfraus von Orleans），而且我必须为了爱人而战。我非常虚弱，但我仍有非人的力量。他们三个人都不能制住我，有时候我相信，他在用另外的方式战斗和影响他人。我不想空下来，我的精神力量的作用圈被封闭了，因此我想要使用我的躯体力量。我经常大哭，但我又不记得我曾哭过。我想要通过自己的牺牲，让整个世界得到快乐，消除所有的误解；1832年是重要的预言年份，而我应该重视这一年。如果所有人都充满了像我一样的情感，整个世界必将变成一个天堂。我认为我就是第二个救世主，而我应该用我的爱让整个世界快乐与重要起来。我要为罪人祈祷,并去治疗患者,唤醒死者,擦干他们的眼泪。当我完成这些工作时,我首先会由此而快乐。我就像经常做的那样,用力地呼喊死者。我觉得自己就像在铅窖中、在我应该发声唤醒的木乃伊下面。救世主的图像与救世主融合为一体;他如此纯洁与温和地站在我面前,而他也像是杀死我父亲的凶手,就像我必须为之祈祷的迷途者。我担惊害怕地工作着,并且只在歌唱中才能恢复⋯⋯我首先要把秩序与结果带到每个人的观念中,然后才能进行新的观察。我的头发似乎是我们之间的纽带。我想要丢掉纽带,这样我的内在声音就会产生新的、我必须遵循的思想。最大的细节,对我来说都有很高的意义⋯⋯我最后的法文作品是《拿破仑在埃及》。我好像体验到了所有我曾经学过、听过与读过的东西。我认为,拿破仑现在从埃及回来了,但没有死于胃癌。我是一个令人惊讶的女孩,而且我眼中有拿破仑的名字。我的父亲也和他一起回来了。我的父亲是拿破仑的忠实崇拜者。日日夜夜都是这样,直到我被送到这里来(精神病院)⋯⋯我让陪同我的人感到非常恐怖与痛苦,他们不会再放任我了,并且我也无法承受了。我撕碎了所有东西,以便毫无保留地去进行抵抗。我撕掉蝴蝶结,因为人们经常称它为蝴蝶;我不想再拍打翅膀,并宣布我被囚禁了。我就像突然来到了陌生人当中,但您(对医生说)看起来像是一个众所周知的天才,就像我的兄弟一样可以让我无条件的信赖⋯⋯在这里,我想到我的命运将会见分晓了。这里的人看起来特别的美,而房子就像仙宫一样⋯⋯但是,这个玩笑开得太长了,一切都让我感到冰冷与无情,而我必须仔细查看⋯⋯我总是和威尔海姆·X保持着关联;他靠在窗户或门上指示我应该开始做什么,并鼓励我去忍耐;一名来自 R. 的女士也在和我说话(我很爱她),我回答了她并且非常确信她在这里。我没有办法说出我所经历的一切，但这是活泼鲜活的生活，而且我觉得这段时光在我生命中是最快乐的。您已经看到后来我的状态是怎么变化的。我直到现在仍然非常异己，所以我要费很大的劲才能让自己挣脱这个美梦，并让自己恢复理智。整个疾病在我的心绪中留下了很多痕迹，而且我必须要承认一定程度上的力量丧失。我想说：我的神经已经精疲力竭了，我在与人类的交流中没有快乐，而且我也没有要做点什么的兴奋、兴致与考虑。我的状态回忆太鲜活了，而没有留下巨大的沉淀。"

第二章　心灵生命的客观机能(机能心理学)

　　a) 主观与客观心理学。 在第一章中,我们涉及的是心灵体验。我们追问的不是感性知觉的、客观的事实构成——在个别情况下,正是这些事实构成首先使我们可以通达其他个体的心灵。到目前为止,我们已经"由内出发"去观看心灵,现在我们也想"由外出发"去观看它。在主观心理学之后,我们现在开始要从事客观心理学。

　　心灵生命中外显的、客观的现象,首先被称作机能(机能心理学),其次被断言与记录为心理过程的躯体伴随与从属显现(躯体心理学),再次被理解为心灵表达中的身体及其运动的感性事实构成(表达心理学)、在世界中的此在与举动的感性事实(世界心理学)、精神产品(作品心理学)。上述每种心理学都提供了特定的方法,使我们能够领会心灵的相关事实构成的独特领域。

　　本章的主题是心灵生命的机能。方法论的清晰性要求把"机能的"意义作为领会客观性的原则:机能源于普遍的尺度,或者是知觉(例如,正确的空间知觉与思考估计、领会)、记忆、语言与思维等的正确性,或者是知觉(例如看到主导的形式或颜色)、领会等的种类,或者是量化标准，例如工作的规划、疲劳的强度、记忆的范围。

b) 反射弧的神经病学基本图式以及心理学任务和机能的基本图式。旧的神经病学基本图式是传导刺激的有机体表象——有机体在内在加工（激发进程）后，用运动或其他可以客观知觉到的显现做出反应。这种生理学激发过程（Erregunsvorgang），是无限复杂的思维事件。特别要考虑到的是：在交互功能系统中的、对于反射的反射——由平行反射到本能行为。神经系统生理学的基本概念就是作为所有心灵基础的反射弧（Reflexbogen）。反射弧可三分为：感觉器官的向心（感觉）机能、中心过程、向着传感器官的离心（运动）机能。在"心理反射弧"的表象中，这种图式转换为了心灵生命，而且心理过程应该就属于这种反射弧的中心过程。例如，一种记忆意象就出现在感觉刺激的位置上，而一种运动表象就出现在运动机能激发的位置中。客观心理学一方面通过感觉生理学，另一方面通过运动现象生理学，与神经病学建立起了紧密关联。神经病学使客观心理学知道了额外复杂的设备是如何为心灵提供基础的——这些设备的完好无损，是知觉与记忆得以产生，以及内在冲动向外显现的条件。对这些设备深层的研究，属于心理学与神经病学之间的边缘领域。心理学与神经病学同样都把这些设备的障碍，分析为失认症、失用症与失语症。这种心理反射弧研究的特点是：它们总会把可感性把握的、可定位的功能作为基础。

与这种反射设备图式相对，长期以来心理学都以完全不同的眼光来看待生命的功能。在"刺激"引发的躯体反应与执行"任务"的机能之间，显然存在着事实的裂痕。在后一种事实中，对象就不是在质料和物理上可把握的躯体事件，而是在环境中的机能、有意义的完成；反应针对的不是刺激，而是情境。因此在这种研究中，人们不再是引入单纯的刺激，而是设置了任务，例如：认识一闪而过的对象、凭记忆去学习音节、做加法；人们不再是记录单纯的运动，而是按照连续性、正确性与不正确性去评价机能。任务①与机能是基本概念,而设定任务的尝试就是这种客观心理学的基本尝试。

反射设备与机能设备表现了两种不同的方法论视角。人们不能说这种设备就是生命本身。相反,两者都是人为孤立的,不论人们在一种情况下考虑的是自动事件的机制,在另一种情况下考虑的是机能的整体。两种情况在生命中都是难以分割的。

因此,任务和机能的心理学视角,会反作用于神经病学研究。正如人们已经知道的那样,反射是人工的、实验条件下的孤立事件。反射不能说明生命在其自然环境中的实际反应。反射是存在的,但那些完全从反射出发去把握实际生命反应的人,只会拘泥于反射概念。人们必须不仅按照生命调适自身的方式,为了他的保存与延续而有目的地采取行动的方式,不由自主与无意进行训练与学习的方式,而且要按照生命被塑造成在每一瞬间的运动方式,去领会生命,就好像生命是按照意义在运作一样——人们把这种意义称为目的论原则、完形功能或"整合行动"(integrative action)(谢林顿)(Charls Schrrington)。肌肉运动不是反射的总和,而是在环境与情境中的有意义的生命行为。"我们的心身机能(与生理功能相对)不会呈现在神经生理兴奋的扩展图式中,而会呈现在有机主体与其环境之间的关系图式中。我的躯体对我的世界的适应,就是采取各种行动的机能……"例如,"前庭器官上的感觉刺激是这样起作用的:既定情境会有导向,……因此各种行为之间会有一种连贯性"(冯·魏茨泽克)(v. Weizsäcker)。在分析上行与下行时,冯·魏茨泽克说:"显然,有效的机能产生于有机体与环境、环境与有机体的一种连续循环联结中,而不是如同组装整体的两部分那样。因为

---

① 关于任务的概念与意义:*Watt*: Arch. Psychol. (D.) **4**,289ff;*Ach*: Über die Willenstätigkeit und das Denken. 1905;*Külpe*: Göttinger gelehrte Anzeigen, S. 595ff. 1907。

有机体总是确定了环境对于他的影响，而环境也总是能确定有机体所激发的东西。每个刺激已经是一个选择，也是一种塑造（Formung），而每种兴奋已经是一种调谐（Umstimmung），也是一种塑造。我们可以把这种循环联结称为完形循环（Gestaltkreis）。"①

反过来，反射弧的神经生理学视角，在机能心理学中发挥着作用。神经病学的基本概念被转换到心理病理学中，作为理论、意象，有时候也作为实际的类比。例如，我们可以回顾一些神经生理学的基本概念：

1. 疲劳（Ermüdung）。疲劳就是这样的一种过程：当它出现时，功能会衰退——从最高的心灵生命到低级的神经系统机能，都能以类似方式观察到疲劳。

2. 练习（Übung）。练习主要可被领会为神经系统记忆功能的部分要素：练习的功能就是对刺激作出能减轻功能负担的反应，而且能对其他刺激、部分刺激或较弱的刺激作出反应。

3. 兴奋（Erregung）与麻痹（Lähmung）是神经系统生命进程中相对立的两极。

4. 抑制（Hemmung）指的是这样的事实：反射由于上级中心或其他同时的刺激而变弱或受到压制。如果人们排除其他刺激（Reiz）或切断上级中心，那么反射能够立刻强烈起来。传导指的是这样的事实：两种不同时的刺激不会导致一种反应，但当两种刺激同时或在很短的间隔内发生时，它们就会导致一种反应（这就是简单反射、条件反射与链式反射）。刺激累积指的是：反应针对的不是一个刺激，而首先是很多相互关联的同类刺激。一个刺激弱得不能引起反应，但很多同样的弱刺激的累积就能引起反应。

---

① *v. Weizsäcker:* Nervenarzt **4**, 529; *v. Weizsäcker:* Der Gestaltkreis. Leipzig 1940.

5. 休克(Schock)指的是：损伤(也包括强烈的刺激)造成了神经系统功能的失灵,但神经系统功能没有消失。过了一段时间以后,休克后的功能本身会得到部分的恢复。

所有这些神经生理学的概念都在心理学中得到了应用。迄今为止,具有无可怀疑权利的只有：疲劳与练习、兴奋与麻痹。心理因素在反射中已经在起作用了,例如巴甫洛夫的狗——狗在铃声响时会被喂食,后来它在单纯的铃响(没有喂食)时也会分泌胃液。人们难以区分其他的改编在多大程度上涉及了纯粹的意象,又在多大程度上涉及了实际上同样的东西,例如,当人们把教育的影响领会为反射抑制与传导时,当人们把心理"机能"越来越大地复杂化(例如记忆机能、语言机能——复杂机能以简单机能为前提),与神经系统的形态发生或反射生理学(整合能力)的层级架构相关联时,当人们认为抑郁产生于痛苦情境(如面对饶舌妇人时)中所有小刺激的累积时,或者当人们在强烈的心境摇摆中把所有情感生命的完全麻痹解释为休克时。[①]

对神经系统的考虑,可以让我们在心灵生命研究涉及因果机制时,区分显现(体验到的东西或作为机能可见的东西)与功能(本身不可见,但呈现在显现中的东西)。功能不是纯粹的推测,而是机能与体验中的事实。当功能本身没有被人们意识到时,意志行动对运动器官的影响、注意对思维内容结果的影响、思维行动对语言游戏的影响,在意识中都是难以把握的。当简单的直接体验与机能显现时,活动中就有了复杂

---

① 皮克(A. Pick)首先做了很多工作,使人们可以通过神经进程的类比,去理解心理学现象。实际上,他在专著中收集了许多细致的观察,并总结了他的领会与方法：*Pick , A. : Die neurologische Forschungsrichtung in der Psychopathologie.* Berlin: Karger 1921。皮克的很多总是很细致的工作,散落于各处并包含了富有价值的东西,但遗憾的是被掩埋在了琐碎与无限的注释中。这里值得期待的是：去探索其实际成果中的总括秩序。

的功能。或者反过来说,简单的功能("基本功能")就是整个显现领域的条件。

c) 两种基本图式的对立。我们的认识越是理智,越是清晰地分析为元素,我们就越是机械地把事件把握为了这些元素的架构。我们越是想清晰地观察现实性,就越是要立体地去知觉现实性的整体、形式、循环、完形。两种倾向都有它们的特殊意义,但二者都不能完全支撑或完成认识。我们可以把整体分析为元素,但实际上不能由元素出发去认识整体,因为我们处于无限的复杂性中,并且整体超越了部分之和。我们可以观照整体,在最强的重现中清晰地看到整体,但不能在整体的来源与功能中认识整体。因此,分析最终会再次趋向把整体的原初性,把握为元素运动的起点;最终倾向于去分析与理解整体的直观。

这两种倾向的交互,以生命的本质为基础。当生命的本质被人们当作对象时,它就在它显现的这两方面,变得可无限探索。这两种倾向的交互,要求清晰的区分与互动,但不允许一种倾向加入另一种倾向的模糊混杂。我们可以举一个生理学的例子:

> 反射只孤立地存在于生理学图式中,而在实际上不存在于神经系统之中。反射通过相互的抑制与传导,甚至已经在低级的脊髓区域中与功能组织相联结。在功能组织中,反射之间发生交互、重叠与相互作用,并且构造出了在整体上共同运作的功能层级。谢林顿曾指出,这种末梢反射与膝盖反射在它们的依赖关系中已经是多么复杂了。相关的腿或另一条腿以及其他很多东西的位置变化都会影响到反射。谢林顿把这种由抑制、传导、调节直到神经系统的最高层次反射的多重相互作用,称为"整合"。[1] 神经系统

---

① *Sherrington*, *C. S.*: The Integrative Action of the Nervous System. 1906.

的整合活动,让刺激的反射作用可以根据其余的刺激与条件作出额外的变化。反射协调会出现障碍,并且疾病会导致功能层级中的一种崩解(Abbau)。

在这种表述中,所有反射以及独立的整体意象起源的相互影响与修正机制,会不由主地交织在一起。有一会儿,人们似乎是从元素出发去把握整体的,但这种把握在缺乏来自整体独立性的其他视角支撑的情况下,只会走向无限的、无法估计的复杂性。因此,通过这种措施,人们就可以间接地感觉到整体性的起源独立性,并提出方法论的要求。从机制上来说,这种反射是反射整体的一部分。从整体上来说,这种反射是部分。人们不能由部分出发去把握部分。

以下值得注意的事实构成,根本地揭示了整体性的此在:

尽管在基本知觉功能(在人为的、孤立的机能测试中)的粗略失灵(例如脑损伤)中,良好的知觉机能仍存留于"复杂的"生命情境中——人们可以通过相应的任务进行实验重复。一个在实验中不能识别任何形式的心灵盲者(Seelenblinder),仍然有可能在家里、在大街上做出符合情境的动作。不能向前走的脑炎患者,却可以向后走,甚至可以跳舞(斯特劳斯)。或者说,一名僵直的帕金森症患者,突然在球类或写作比赛中有了良好的机能,并且展现出了优雅的运动面貌(宾斯旺格)。尽管缺损仍然潜藏在那里,并且在特定的难以解决的任务中表现出来,但这种整体上的能力仍然超过了个别机能。

在生物学研究中经常出现的一种过程是:人们在其原初整体性中把握生命本身,并在准确的实验中进行完全的直观,但最后仍然只能扩展机械的洞见——这种扩展与之前的简单化相比,已经是一种巨大的扩展了，但仍然不能透析生命本身，而只能透析生命的设备。因此，人们要使用施佩曼（Hans Spemann）*的"组织器"（Organisatoren），或遗传学的基因。最后，人们把握到的还是元素，而且整体性问题会以新的形态出现。但元素本身在与其他元素相比时是"整体"，而在机械思维中本身仍是元素。这种交互就是生物学与心理学认识的基本特征。只有在知道自己在做什么时，人们才能保持清晰性。

人们要意识到两种研究倾向的对抗，并且不能忘记它们。这是确保自己免于毫无意义，因此徒劳无功的辩论的唯一方法，因为这些辩论是根据一种倾向对抗另一种倾向的精神情境而发生的。对于所有整体与完形的厌恶，源于理性难以把握它们。人们想要把非科学对象的东西，归于艺术与文学。对于元素与机制的厌恶也是存在的；人们想要摒弃虚假与远离现实的抽象。一种厌恶混淆了源自整体的解释，另一种厌恶混淆了源于元素的解释。今天有很多人坚持的是整体性与完形理论。他们害怕仍使用旧的、机械的反射心理学和联想心理学的思维——这些思维在他们看来是沉闷与倒退的。然而，人们实际上仍然与这种概念建构联结在一起，并且不由自主地需要它们。旧的绝对化与新的绝对化都是错误的；两种道路本身都是错误的。人们只有在两种道路的清晰运作中，才能达到真正的认识极限，以及可能的广度。

d）联想、意动与完形心理学。 在机械与整体之间、自动事件与完形形成、元素分析与总体性观照之间的对抗，支配着整个生物学与神经生理学的思想，并且在心理学的领会中再次出现。无数的心理学文献

---

* 施佩曼（1869—1941）是德国医生和动物学家。1935 年，他因"胚胎发育中的组织器效应"的工作而获得诺贝尔生理学或医学奖。他通过对早期原肠胚的移植实验，证明了组织按照特定位置来发育，即根据组织被移植到受体原肠胚中的位置来发育，而不是根据供体的来源位置；在早期发育阶段的细胞是还没有决定的。另外，在晚期原肠胚的移植实验中，他发现了不同的效应：这时移植的组织是根据供体的来源位置去发育的。——译者

讨论了领会图式——人们可用这些图式来解释在机能心理学上可把握的心灵事件。基本领会(它们作为联想心理学、思维心理学、完形心理学先后出现并相互竞争),实际上可整合在一起。尽管都有局限性,但人们可以把它们汇集起来用作描述的手段——首先作为分析设问的手段。这些图式都不能提供在其真正实在中说明心灵生命的兼容并包理论。尽管这些图式不能作为整体心灵的说明原则,但如果人们把它们用于清晰以及直观地展现与它们相应的心灵事实,那么它们还是有独特价值的。它们是相互关联、形影不离的,并且不需要相互驳斥。

1. 基本概念。人们把心灵生命的演进(Ablauf)视为元素的联结——元素组合为复合体(Komplexen),并且在时间序列中相互进入意识。元素就是表象。外在世界的知觉为内在表象提供了材料。心灵可以在知觉中进入外在世界,并提供表象的内在运动。这种演进的表象、元素,通过行动构成了可作为对象的统一体。在这种行动中,人们持续地把握到了经过构造划分、对象领会的整体性完形,并经验到了在心灵中出现的整体性完形。

2. 自动联想机制。我们可以从两个方面去探索心灵生命的演进。一方面,我们理解了冲动如何引起动机,动机如何"产生"决定和行动,或者说我们理解了思维的目标觉知如何产生思维之间的关联。另一方面,我们试图客观地去说明一种意识元素如何"跟随着"另一种意识元素,纯粹的心灵过程序列如何机械地展开。这些自动事件就是更首要的心灵生命的基础,并且可以得到单独的考虑。此在或心灵元素序列的客观说明,要么是通过与可把握的躯体过程的关系(我们在知觉机制中了解了这种关系,另外还在所有的神经定位中认识了这种关系),要么通过心理学概念而变为可能(这些概念统一为了联想机制理论)。

我们在思考中把心灵分解为无数的元素——它们就像链条一样通过意识，一个接着一个地串联在一起。这些元素留下了外意识的、它们可以借此重新被意识到的特质（Dispositionen）。所有的心灵事件，要么通过外在的刺激，要么通过这些特质在之前刺激中获得的实现而出现。我们认为这些特质是相互关联的。这些特质几乎不是由本身（自由升起的表象），而几乎总是通过这些联结（联想）的刺激而实现。这些联结有两种类型：要么是原初的、在所有人那里都是一样的（相似性的联想，或者完全共同的：客观关联的联想），要么是习得的，依据之前特定体验的不同联想（经验的联想，或者共同的：主观关联的联想）。因此，心灵过程会由于相似性的联想而出现——当我们在红色的知觉中思考其他颜色时；心灵过程也会通过经验的联想而出现——当我在气味知觉中思考在罗马的房子时（我在这所房子里时，有同样的气味知识，而且我认为这种感觉是与情境相联结的）。在理论上，我们把外意识的联想联结（Assoziationsverbindung）作为心灵过程的原因。从概念上来说，外意识的联想联结是无意识的，但在新的意象出现时的客观相似性的关联或主观偶然经验的关联，也完全是无意识的。我们有在个别情况中完全不能通过思维发现其起源的感觉与思维。例如，有时候首先要经过很长的时间，我们才能通过之前的经验与现在的气味感觉去说明特定感觉的出现。在患者大多数心灵现象的说明中，情况也是类似的。我们发现联想是这样的：患者本身没有意识到联想，并且不需要意识到，例如，在失语症的语言表达中、在观念飞跃中的表象演进等。

我们必须满足于这些粗糙的意象，这样才能得到元素与联想联结的概念。我们想通过联想去说明在表象演进中出现的新东西是什么。但是，出现的不只是新的东西，被激发的表象仍然保留

着,并总是会在短期的暂停后返回。人们把心灵元素的留存
(Haftenbleiben)称为储存(Perseveration)。在之前的过程以后自
然会留下来的东西,不只有表象,而且有情感、思维、目标觉知、反
应方式等。

3. 素群(Konstellation)与决定性倾向。在表象演进中,总是
存在着无数的联想发展的可能性。但是,只有少数可能会成为现
实。选择是怎么进行的呢? 选择的进行,总不单单通过最终的表
象,而且通过之前体验的整个复合,通过在意识视角中较近的、模
糊意识到的表象的共同作用;选择的进行,甚至是通过人们在外
意识中已经激起但不是如此强烈的表象,才出现在意识中的。人
们把所有这些选择联想方向的最复杂条件,称为素群,并且说个别
的条件是这样的:它们起着群集(Konstellieren)的作用。除了素
群以外,人们还有第二个在原则上有本质差异的因素,这个因素使
人们会从无限的可能性中选择出特定的联想。我们将在稍后讨论
这个因素。目标表象(上级表象)(把表象过程引向特定目标、充分
执行任务的意识)具有这样的作用:当相关个体具有与相应表象
相关联的条件时,把相应表象优先化。这些作用可以在实验中得
到客观的查验。人们把它们与目标觉知相关联的外意识的原因,
称为决定性倾向(阿赫)。必须区分:1. 主观体验到的目标觉知,
2. 客观查明的表象选择结果,3. 为可查验的表象选择提供客观说
明、与目标觉知相关联的决定性倾向。决定性倾向不只源于理性
(思想)的目标觉知,而且源于所有类型的观念、美学的整体表象、
心境要素等。

4. 联想联结与行动联结。我们在联想方式中(相似性与经验
联想)、在素群与决定性倾向中,知道了可以说明心灵过程的原则。
元素在联想中联结在一起,并且根据素群,在决定性倾向的共同作

用下被唤醒。为了对这些说明原则进行有意义的使用，人们必须知道：被唤醒与居于其联结之间或被引发的元素到底是什么。如果回顾一些例子，我们立刻就会发现额外不同的元素是：彼此间的感觉元素、知觉与意象、彼此间的表象、表象与思想、表象与情感以及整个思想复合体等。一切都会让人联想起心灵中的一切。人们倾向于接受很多心理学家的观点：所有的心灵事件都溯源于最终的简单元素、感觉与简单情感，而且联想联结就通过它们营造出了所有复杂的构造。因此，所有联想都可溯源到这些最终元素之间的联结。错误的是把两种完全不同的联结（联想联结与行动联结）混淆在一起。我们必须弄清联想联结与行动联结之间的差别，因为如果不注意这种差别的话，就不能正确地使用联想概念。人们在低能儿或鹦鹉那里，可以确立特定对象的词语与知觉之间的联想。当低能儿或鹦鹉看到一个对象时，会说出一个词语，但不知道对象与词语之间的意义关联。在一种元素出现时，另一种元素会被唤醒，那么这就是作为原因的联想联结——在这里，我们把知觉和词语称为元素。人们知道一个词语意指一个对象，因此在这种把握中体验到了行动联结：对他们来说，现在词语与对象构成了一个新的统一体，而且在纯粹的联想联结中，关系不是对体验者（在其意识中，一种元素纯粹自动地跟着另一种元素）来说的，而只是对观察者来说才是现成在手的。完全共同的表达是：大量的元素都曾经在心灵生命中被把握到一个行动中，并被把握为一个整体，而对个体元素来说，这个整体是新的东西。一个思想以另一个思想为基础，以表象与知觉为基础，而它们在思想中共同形成了对主体来说的统一体。从联想心理学来看，这种统一的体验，再次成为了一种元素。在一种行动中被把握与体验为整体的每样东西，都是一种元素。

由此,我们得到了这个问题的答案:联想心理学所说的元素是什么? 我们可以勾画一个形象的图式(参见附图1),来概览一下这些元素:它们上下重叠地处于很多水平层面上,而且行动联结可以在高层总括低层的很多元素(例如低层的感觉元素、高层的关系思想)。在这幅图中,行动联结的方向是由上到下,而联想联结只在水平层面上存在。每个行动联结都是高层上进行联想的元素,而在最高层进行联想的是最复合的行动联结。图式:

附图 1

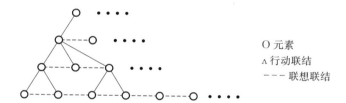

O 元素
ʌ 行动联结
‐‐‐ 联想联结

联 想 联 结	行 动 联 结
1. 联想机械地一个接着一个地进行,彼此挨在一起。	行动联结彼此重叠地构成更高的整体,而这些整体重新被体验为了统一体①。
2. 联想无意识地发生着。联想联结不是体验者的对象。	行动联结有意识地发生着。行动联结是体验者的对象。
3. 行动联结的层次越低,联想联结就越能在观察者的语言和行动中出现。	行动联结的层次越高,观察者的有意识的心灵生命中的可理解关联就越多。

5.元素与完形。在行动联结中领会到的以及在运动中执行的统一体,就是完形。我们知觉到的不是感觉,而是向我们呈现的知觉、表象

---

① *Beringer*:Spannweite des intetionalen Bogens.

与思维内容。我们执行的不是肌肉收缩，而是运动完形。如果在我们心灵生命预设的奇妙组织中，有序的事件不能保持克服对个别元素心不在焉，那么统一的对象领会的简单行动就不能达成。感觉在知觉中成为整体的一部分，而且观念运动的设计控制着肌肉收缩。例如，为了把完形与感觉以及收缩区分开来，人们说到了词语音调意象（Wortklangbildern）与运动程式（Bewegungsformeln）。正如完形是在功能当中的，所以人们首先是在知觉心理学与运动心理学中、在失认症与失动症中研究完形。完形功能就是感官与运动的个别元素，与被领会的对象及可执行运动设计的有意义单元，以及感官与运动单元的建筑联结；因此，完形功能就是感官与运动的个别元素，与所有知觉和运动行动、语言理解与说话中的单元的建筑联结。完形就在这种领会中成为心灵事件的元素。

在心理学中，元素的概念指的从来都不是"最终的"单元，而是在特定视角中发挥这种功能的单元。因此，在一种视角下，我们用其他作为元素的单元来工作，而且对于一种视角来说的复合构形，对于另一种视角来说就是一种元素。

e) 整体性的阶梯状发展。 在只是独立地在人工实验条件下出现的反射之上，各种机能作为首要的整体而存在着。机能是一种任务的完成，而它只有作为一个整体才有意义。但是每种个别机能又都是特殊的。

在个别机能之上，还有机能的整体。这种整体是个别机能的条件，而且可以纠正与修改个别机能。在整体指引下的机能，可以根据它们可能意义的分量，得到完全的实现。我们可以从更多视角来领会这种机能整体：作为基本功能中的心身机能基础、作为心灵生命演进方式中的当下瞬间状态、作为持久的机能能力（即智力）。

机能的整体还不是最终的东西。机能整体在其整体性中,服务于可理解的人格,尽管人格本身就在机能整体中,而机能整体就像是一个工具。关于任务,问题是:什么是任务呢? 这些任务是为了谁,又是谁设定的呢? 在这里,机能心理学的前提是任务及其意义的实存。然而,这些任务是否被把握与赞同,机能是否被用作手段以及用于何处,都有其他的人类起源。因此,机能心理学把握的不是整体的人,而是人所使用的设备。心身设备在已发育的思维机能中就是可理解人格的下层构造(Unterbau)。人们可以在理想的边缘情形中构思:当心身设备的机能发生任何障碍时,潜能仍然是完好的,尽管潜能无法发挥出来。

如果看一下人们在任务与机能的中介下作为正确实现的内容,我们就能发现纯粹的机能是有限的,但又是必不可少的:如果要实现人类的本质,那么机能的设备必须发挥作用。机能黏性(Leistungshaftigkeit)把心灵与神经设备最紧密地关联在了一起。由机能黏性到正确的思维之间,存在着一种本身相关联的功能的阶段序列,而它们是人类的一个工具。

f) 心理病理学中的实验[1]。机能心理学的领域是实验心理病理学的主要领域。在这里,我们可以注意一下各种心理学实验。

1. **任务的设定**。所有实验的基本结构是任务的设定,以及机能、反

---

[1] 关于实验心理学的文献有:*Kraepelin:* Der psychologische Versuch in der Psychiatrie. Psychol. Arb. **1**（1896）;*Sommer:* Lehrbuch der psychopathologischen Untersuchungsmethoden. 1899。概览的文献有:*Gregor:* Leitfaden der experimentellen Psychopathologie. Berlin 1910。现代的文献有:*Schneider, Ernest:* Psychodiagnostisches Praktikum. Leipzig 1936。报告与讨论有:Z. Neur. **161, 444, 511**。论心理技术与才能检测:*Münsterberg, H.:* Grundzüge der Psychotechnik. Leipzig 1914;*Giese, F.:* Handbuch der psychotechnischen Eignungsprüfungen. Halle 1925;*Poppelreuter, W.:* Psychologische Begutachtung der Erwerbsbeschränkten in Abderhalden: Handbuch der biologischen Arbeitsmethoden, Abt. 6, Teil C, Bd. I, S. 401。

应和举动方式的观察。这些任务有：

（1）在非常短的、可测的时间内去认识被呈现的对象：领会试验（Auffassungsversuche）。（2）针对快速的刺激词，说出首先想到的词：联想试验。（3）记住呈现在面前的资料：注意力试验、学习试验。（4）准确地观看一幅画，并给出自发的图画叙述，然后通过审问去补充个别的点，或相应地，读一段历史：陈述试验。（5）增加、进行可测的运动；测量机能，并研究机能对很多条件的依赖：工作试验。

例如，联想试验。由于其技术的简便性，联想实验①经常会被用到。实验者说出刺激词并给出指导，让被试尽可能快地用一个在第一时间想到的词作答。或者说，设置这样的任务，让被试无目的地给出想法，并顺畅地表达出来。非常原生的联想试验程序是有效的，但观察的客观性与准确性则要小一些。

人们在联想试验中观察到：（1）个别反应的持续时间（用跑表测）；（2）在试验停止后对个别联想的正确或错误复述；（3）特定范畴下的联想数据，例如音调联想、内容联想等。联想的分类，参照的是许多图式——它们的价值只能根据各自的目的来评判；（4）具有独特质性的联想反应有：本我中心反应、语句补充、定义、准确表达、引人注目的情感色彩等。联想实验揭示了：（1）特定个体所有联想的丰富性；但这个实验联想的丰富性的结论是不可靠的；（2）支配相关个体心灵生命的、具有情感色彩的复合体（从所有联想的关系状态来看，有反应时间的增加、复述能力的缺

---

① *Aschaffenburg*: Psychologische Arbeiten von Kraepelin. Bd. 1, 2, 4; *Jung*: J. Psychiatr. **3**, **4**, **5**; *Isserlin*: Mschr. Psychiatr. **22**, 419, 509; Münch. Med. Wschr. 1907 II.

乏、伴随显现的突出,这是一个通常可信但总是不确切的结论);

(3)表象演进的特定类型,例如,观念飞跃或紧张性不一致。这些情况会在试验和谈话中自发地出现。

2. 实验观察的多种意义。试验的多样性是很大的:由简单的研究辅助工具到烦琐和昂贵的技术活动,从单一的机能记录到偶然观察的无限可能性,从试验指导者的专门观察到被试的自我观察。

aa)研究的辅助手段。有一些非常简单的试验,如描述图画、在眼球受压迫时对感官错觉进行观察、重述历史、领会与描述墨迹(洛夏试验)(Rohrschachversuch)等。这里涉及的不是独特的实验,而是作为对通常谈话进行补充之窍门的研究辅助手段①。更为成熟的是对失语症、失动症与失认症的研究。有时候,经过仔细改动的任务设定,是为了在对特殊要素的界定中,让机能与机能缺失可以客观地呈现(海德做出了实质性的发展)。

bb)精确的实验。精确实验的标志是获得清晰的数字与测量,例如连续工作的试验、学习试验、速示器试验。这里进行的是量化的评估,人们以一目了然的方式改动了试验条件,并且无可争辩地确定了功能的依赖关系。

cc)客观显现的技术呈现。在实验的表述中,在举动的描述中,在机能、书写和运动的定型中,人们想要进行尽可能深入的文献记录。这里还包括用于运动现象以及记录设备、电影摄像、语音录音表达之客观"呈现"的技术辅助手段。

---

① 研究技术中有很多这样的窍门,尤其是在智力测验中;另外,有关难打交道患者的研究,可参见: *Liepmann*: Kleine Hilfsmittel usw. Dtsch. med. Wschr. **1905** II。

dd）实验条件下的自我观察。尽管纯粹客观的试验要求被试在完成任务时能配合、接受与理解，但不要求心理学能力与最小的自我观察，而且只要求被试能够在心理学上进行无成见的自我观察。这些试验的结果，既适合于客观机能心理学的方向，也适合现象学的深化，[①]例如，用现象学观察去解释机能失灵。这些试验只能产生适当的条件——人们可以在这些条件下通过自我观察去特别清晰地认识某些心灵显现。因此，人们也会问患者，他在执行既定机能时体验到了什么。人们想要把现象学描述与机能失灵相关联，以便进行心理学的解释（尤其是在知觉与运动障碍中）。

ee）在实验期间，但又不是由实验而产生的观察。心理病理学中的试验，在很大程度上是由于它们促进了观察而具有价值的。这些试验不是像自然科学实验那样进行简单记录与测量的试验。患者被移置到了比在单纯谈话中更快速与清楚地观察自我的条件下。对调查者来说，未被预见到的观察就是刺激。此外，在对数值进行正确的解释时，这种心理学观察是必要的。只有通过在数字中不能显示的观察，人们才能知道其间是否发生了精神分裂性闭锁、情绪中断是否需要时间、一种举动是否懒惰或坚定。机械的试验结果是完全没有价值的。

ff）实验检验的目标是个别机能，或基本功能，或智力，或性格，或体格。在每个试验中，很多功能都必须是完好无损的，这样机能才能存在。只有在其他功能是完好无损的前提下，这些试验才能检验特定的功能。因此，诸如联想试验、陈述试验、工作试验，都类似于对个别机能

---

① 屈尔佩学派（卡尔·比勒、梅塞尔、塞尔兹）发展了这种心理学试验。有关这个学派的工作可参见：Arch. Psychol. (D.). 对于这个学派的批判可参见：*Müller, Elias: Zur Analyse der Gedächtnistätigkiet usw.*, S. 61 ff. Leipzig 1911；*Wundt: Über Ausfrageexperiment usw. Psychol. Stud.* **3**(1907)。

与总体人格特征的探索,不论是作为体格特征(速度、感觉类型等),还是作为性格表达。

gg)很多试验是把无意识从隐藏的生命史中揭示出来的一个手段,例如联想试验、洛夏测试。

3. 论实验的价值。实验心理学的价值是因人而异的。有些人认为实验是无价值与空洞的,而另一些人认为实验是心理病理学中唯一科学的方法。在深思熟虑的判断中,人们必须把实验当作在其领域中不可替代的心理病理学的研究方法,但是不能把实验作为唯一的方法。这主要是因为:清晰的设问只能以全面的心理学构造为基础。当解答适合于实验时,人们可尝试实验;如果解答不适合于实验,那么人们就要用其他的方法——简单的观察以及对患者心灵生命的深入,并尝试通过个案报告、统计学与社会学方法去达到目标。

试验创造出了直观的事实、直接有说服力的客观性,而它们在其他情况下不能如此呈现,或者说不能如此简明与快速地呈现。许多心灵现象首先是通过对于患者关系的现实化,才能呈现出来。隐藏在谈话中的东西,会在实验情境的疏远中无意地显示出来。

另外,正常心理学(Normalpsychologie)与感觉生理学一样产生了重要的成果,而且让人们意识到了在现象学的最简单的过程中,躯体发生、功能,以及在实验中清楚生成的非躯体的基础依赖关系,是如何无限发展的。从这个背景来看,心理病理学的实验证实了这些成果。然而,在这里要区分的是在实验中实际见到的东西与人们通过推理与理论,想象为事件基础的东西。在与生理学-躯体基础的直接关联是不可能的时候,人们想要把握的就是在其功能中的心身设备。这是通过被转换的神经病学的概念图式,或通过上述联想、活动与完形心理学的概念而进行的。

第一篇　个别机能

机能是通过可把握性来划分的。可以客观观察到的东西、通过任务设定检验与调查的东西、除此以外具有一种机能意义的任意东西,都被进行了分组——我们会在对知觉、记忆、运动、语言及思维的领会及定向中论及这些分组。这里要讨论的是直接可见的个别机能的失灵。对于它们的描述总是会给出人类的机能意象。我们首先要着手于具有典型特征的个别机能清单。

§1. 知　觉

作用于感觉神经末梢的刺激,不会全都进入意识。相反,大量向心传导、发射出复杂反射的神经进程,其实都是自动的,而不会被意识到。正如外科医生已经证实的,胃与肠道通常几乎是无知无觉的,并且几乎在大量最精细的神经反射机制中运行。躯体平衡的维持、很多运动的进行、个别的肌肉收缩、复杂的肌肉协同作用,都在无意识中进行。生理机制和以心理为条件的过程之间的界线是不明确的。单纯的反射会被意识到,例如呼吸,而有意识的进程也会变得机械化,例如学习骑自行车时的运动。

显然,感觉神经系统中的所有紊乱,就它们是知觉的状态基础而言,也会导致知觉的紊乱,例如,麻醉状态、感觉异常(Parästhesien)、由眼疾所引起的紊乱(偏盲、脉络膜病灶引起的视觉歪曲等)以及其他神经病学中所发现的异常。这些紊乱是根据它们的外周或中心本质,而在生理学上得到划分的。这些紊乱所处的神经机制层次越高,我们就越接近心灵过程的真相。其中的道路是无限的。每个神经生理学的发现都不能在心灵的界线内,而只能在支撑更高心灵层次的神经机制根基中得到把握,因此我们通常会把这些在神经生理学中可把握的最高层异常,作为知觉的紊乱。这包含感觉领域的失灵显现、少数错误知觉——首先是失认症。

a) 存在着简单的感觉领域的失灵:天生的耳聋、色盲、嗅觉丧失——失灵的躯体方面经常是未知的。神经病学、眼疾与耳疾教科书,描述了从感觉器官与神经通道的局部疾病,到脑皮层投射场的感知材料变异所致的各种知觉紊乱。

b) 对于大多数的错误知觉,我们不知道它们的原因,也不知道它们产生所依赖的条件。但对于一些错误知觉,我们知道并非唯一的原因,因此是共同作用的原因(参见第 536—554 页)。感觉器官的疾病、相关感觉皮层的局部疾病,都会导致错误知觉(尤其是基本的光亮与声响现象)。我们还会在前庭疾病中观察到眩晕状态。我们尤其会在枕骨脑叶病灶中观察到偏盲幻觉。另外,人们在一些错误知觉中会注意到对外在刺激的依赖。在被支配的、几乎总是自发产生幻觉的器官上,可以通过任意刺激触发错误知觉。众所周知,在谵妄与一些其他疾病的患者身上,通过按压闭着的眼睛,会产生视幻觉。如果我们想要通过这些事实去深入作为错误知觉基础的外意识机制,那么所有这些事实都还太粗糙了。

c) 失认症[①]指的是在完好的感性知觉中的认识与再认的障碍。一名患者在头部损伤之后,能够看到带家具的房间,但不能把家具认作家具,根本不知道这些东西是什么,不知所措,而且首先不知道这些是她

---

① *Wilbrand*: Die Seelenblindheit. 1887;*Lissauer*: Arch. Psychiatr.(D.)**21**,222 ff;*Müller*: Arch. Psychiatr.(D.)**24**,856 ff;*Liepmann*: Neur. Zbl.**27**,609(1910);*Külpe*: Z. Pathopsychol.**1**,224 ff.

的家具。她有感性知觉,但认识不到知觉对象的意义。在失认症中,尽管患者仍然能进行知觉(在意向活动中把感知对象化),但不能把知觉到的东西认作特定对象,并且不能再认。按照之前的经验,在所有知觉中使认识得以可能的复述失灵了。戈尔德斯坦(Kurt Goldstein)与盖尔布(Adhemar Gelb)[1]在一定程度上解释了头部损伤患者在这些情况下真正意识到的东西。

"患者视野中分布着有色与无色的斑点。他还能看到特定斑点是否比其他斑点更浓或更深、更右或更左,是否狭长或浓厚,是大还是小,是短还是长,是近还是远,但没有更多的了;因为不同的斑点一起唤醒了一种纷乱的印象,但不能像正常人那样,形成具有特定特征的、坚实的整体。"患者不能认出任何完形(横竖都不行)。但当用心去跟随各种形式时,他就可以认出完形。他不能看出运动。因此,他解释说,当他看到电车开来时,"他看到电车就在 5 米以外";因此,他通常"不能"看到电车开来,而"电车是突然出现在他面前的"。他清楚地"认出了"一辆行驶中的火车,但他不能看到运动。他只是从声响中推测出了运动。有一次,他想和弟媳去散步,她从屋里出来走到他面前,而他以为和她保持着 20 米的距离。因此,他看到弟媳站着不动,并且让他更惊讶的是他赶不上她;距离不会变短。……患者所看到的只是一种"现在的这里"、"现在的那里";他不能像正常人那样,有运动的印象——把特定的他者作为相互区分的个体。与此相

---

① *Goldstein u. Gelb:* Zur Psychologie des optischen Wahrnehmungs- und Erkennungsvorgangs. Z. Neur. **41**, 1 (1918). Diese die „ Gestaltpsychologie " fruchtbar auf die Psychopathologie übertragenden Untersuchungen sind fortgesetzt in Z. Psychol. 83, 84, 86 (1919 bis 1920), und in der fortlaufenden Reihe von „ Psychologische Analysen hirnpathologischer Fälle".

反,在未受损伤的领域中,患者就有非常清晰的运动印象。

视觉失认症(心灵盲)(Seelenblindheit),会在双侧枕叶紊乱中出现。个别机能紊乱与其他局部脑紊乱的关系,还没有事实的依据。人们根据感性领域,区分了视觉失认症(心灵盲)、声觉失认症(心灵聋)(Seelentauheit)和触觉失认症(立体失认症)(Stereoagnosien)。

d) 迄今为止只能在现象学上得到确证的知觉异常,可以部分地通过检验与测量被认识与说明为缺损机能,例如一些时间感紊乱。时间体验紊乱(迄今为止只得到了现象学的研究)不同于时间领会紊乱(它可以在时间估计中得到检验)。在空间领会中,与可把握的机能变异的联结只有很少情况下才是可能的,例如,在视野局限中——人们可以把视野局限解释为疲劳显现或注意紊乱和走神。[1]

§2. 领会与定向

失认症就是认识障碍[2],换言之,失认症是真正的领会障碍。但因为失认症局限于个别的感性领域,所以我们把失认症放在知觉机制的障碍中。当在狭义上论及领会障碍[3]时,我们不能明确地把领会障碍与认识障碍相区分。我们现在所指的障碍是在所有感性领域中同时显现的障碍,因为它们与整体的心灵生命相关联。我们现在所指的障碍不同于失认症——失认症类似于感官的障

---

[1] *Klien:* Arch. Psychiatr. (D.) **42**,359; *Rehm:* Z. Neur. **55**,154.

[2] 本节的"障碍"与上节的"紊乱",对应的德语词都是 Störung。这本书的其他地方也存在这样的情况。这种对于同一德语词的不同译法,主要是参考了这个词在汉语语境中的使用习惯。——译者

[3] *Heilbronner:* Mschr. Psychiatr. **17**,441 ff; *Kronfeld:* Arch. Psychol. (D.) **22**,543. Zusammenfassend Gregor,4. Vorlessung.

碍,在正常心灵生命中作为更为外周的异常,在奠基了心灵生命的机制中出现。由于现象学的知觉与领会是一个整体,所以机能的客观划分,把作为由神经机制到直观内容的意识进程的知觉机制,区别于对我们经验与迄今为止的认识进行内容划分的领会。

领会首先会变缓,其次在面临困难对象时会停滞,再次会产生错误的结果。人们可以在所有的会谈中,通过对细节的阅读、对意象的勾勒①,而粗略地查明这些因素。人们可以用精细的方式去测量领会时间,并在实验中用视速仪(Tachistoskop)去准确地调查错误领会对恰好被激活的联想方向的依赖。视速仪是一种可以在短暂的可测时间中展示图画、字母与词语的仪器。

所有这些研究都促使人们暂时地把领会障碍划分为三组(按照障碍的来源)。它们是:1. 智力层面上的功能。在碰到困难的对象时,领会由于持续的缺损状态而失灵。没有知识可用于划分。2. 领会的障碍,取决于记忆力的障碍(在老年人身上、在科萨科夫综合征中)。意识中的一切,马上就被遗忘了。但在领会更长时间的关联时,同样的被知觉者必须得到维持。当领会整体中最近的部分出现时,这里已经被遗忘了。3. 领会依赖于心灵生命的意识状态以及变异的进行方式。在意识混浊时,事物变得模糊与虚幻,往往个别事物变得清晰,但整体无法领会。在躁狂状态中,领会根据快速变化的兴趣方向与大的影响,发生很大的变化,而偶然地变成导致错误的素群。在抑郁状态中,领会会受阻,不能达到目标,尽管仍有主观上强烈的努力。人们通过统计的错漏与错认,用视

---

① *Heilbronner:* Mschr. Psychiatr. **17**, 105.

速仪对这些情况下的领会可靠性与偏差进行客观的测量。

最复杂但又容易确证的一种领会机能,是对现实情境、环境与自身人格的定向。人们区分了地点、时间定向,对自身的定向与对周围人的定向。这个定向方向中的一部分会出现障碍,而另一部分仍会保持完好。例如,在非常典型的震颤性谵妄中,患者会完全失去地点、时间与环境的定向,但仍有对于自身人格的正确定向。然而,定向力障碍(Desorientierung)不是一种明确的症状。定向力障碍会有很多不同的方式,相应地,也会有很多不同的意义。定向力障碍在各种领会活动序列中,只是最终容易在客观上发现的缺失机能。以下图式是对定向力障碍种类的概览。

1. 遗忘症的定向力障碍(Amnestische Desorientierung)。与此相应的是在高度注意障碍中,由体验者的即时遗忘所致的领会障碍。患者(如老年痴呆患者)说他们是 20 岁。一位妇女再次用起她做姑娘时的名字;她写下:"今年是 1860 年";当在医院时,她认为她是在一所学校或在家里,还把从不认识的医生,认作是老师、法官和市长。2. 类妄想的定向力障碍。患者在完全的深思熟虑中有妄想表象,并得出结论:过去了大约三天时间,然而他们很清楚地知道其他人不是这么认为的;他们的结论是他们在一间牢房里,而且他们知道其他人说这所房子是精神病院等。这里存在着双重定向:患者同时有正确与错误的定向。例如,他们准确地知道他们在哪里,时间是什么,他们有"精神疾病",但与此同时,他们认为这一切只是假象,实际上这是黄金时代,时间不复存在了。3. 情感淡漠的定向力丧失。患者不知道他们在哪里,时间是什么,因为他们根本不能思考,但他们没有错误的定向。4. 混浊意识中的定向力障碍。患者只能领会细节。在对现实环境的领会中,出现了变异的意识障碍体验,而这种体验以幻想的定向力障碍富集(类似于做梦)为条件。

定向障碍存在于很多急性精神病与慢性状态中。定向障碍是容易辨认的,并且对于病例判断有重要的意义。每个病例都必须弄清楚所有四个定向的指向。这种对患者定向的确证,或定向力障碍的类型,为进一步的调查给出了方向。

人们根据领会的内容,去区分与研究领会障碍以及认人错谬(Personenverkennung)①。这种现象是一种客观的机能障碍,但按照种类与来源来说会有很多不同。

认人错谬的原因有:意识变异(谵妄)、记忆缺失症候群中的虚构、躁狂状态中的玩闹、急性精神病中的知觉变异(错觉)、精神分裂中的知觉。体验方式与基础是异质的。

§3. 记　忆②

心 理 学 的 前 说 明。人们要区分三件事:1. 记 忆 力(Merkfähigkeit)——把新的材料导入记忆存储的能力;在这里,人们要把学习能力(对质料的反复呈现)与狭义上的记忆力(一次性呈现)区分开来。2. 记忆(Gedächtnis)——持续保存的巨量存储,而它们在

---

① *Scheid*, *Werner*: Über Personenverkennung. Z. Neur. **157**, 1(1936).

② *Ribot*: Das Gedächtnis und seine Störungen, deutsch, 1882. 以下工作汇总了埃宾浩斯(Hermann Ebbinghaus)与格奥尔格·缪勒(Georg Elias Müller)的伟大实验进展: *Offner*: Das Gedächtnis. Berlin 1909. 迄今为止从新的研究方向出发对材料进行的加工: *G. E. Müller*: Zur Analyse der Gedächtnistätigkeit und des Vorstellungsablaufs, 3 Bd., Erg.-Bd. d. Z. Psychol. 1911ff. 关于心理病理学: *Ranschburg*: Das kranke Gedächtnis. Leipzig 1911; *Schneider*, *Kurt*: Die Störungen des Gedächtnisses. In Bumkes Handbuch der Geisteskrankheiten, Bd. I, S. 508. 1928。

恰当的时候会进入意识。3. 复述能力(Reproduktionsfähigkeit)——在特定时刻、特定条件下,从记忆中唤醒特定材料。记忆力与复述能力是功能,而记忆是对保存的持续拥有。在所有这三个领域中,都会出现病理障碍——尽管这些障碍都可以通过混合词语而被描述为记忆障碍,但它们的本质肯定是不一样的。通常情况下,记忆的运作会出现错误,而且记忆的忠实性(可靠性)、连续性以及伺服性(Dienstbarkeit)(准备性)都会有其极限性与不稳定性。广泛的心理学实验揭示了让人感兴趣的规律:一方面是注意的规律(例如,对注意、兴趣、整体或部分学习的依赖,对其他联想的依赖而产生的妨害:生成抑制(generative Hemmung)),另一方面是复述的规律(例如,由其他同时心理进程造成的妨害、同时挤入意识的联想造成的抑制:影响抑制(effekuelle Hemmung))。具有特殊重要性的是,我们要知道,记忆不是直接具有普遍能力的,而是由很多特殊记忆组合而成的。因此,人们在其他低能者那里观察到了(当然是很少的)显著的时间记忆。

迄今为止就记忆而言,我们看到了一种像设备一样或多或少在良好工作的机制。但记忆同样与感情色彩、意义、忘却的意愿有可理解的关联。尼采(Friedrich Nietzsche)* 曾经说:"我的记忆述说了我曾经做过的事;我的骄傲述说了我没有做过的事;记忆最终退出了。"涉及的是对于被体验者的记忆(知道),还是对于个体生命经验的记忆(回忆)(Erinnerungen),这是完全不同的。在与人格的

---

* 尼采(1844—1900)是德国著名哲学家。他对于现代西方哲学和文化,有十分深刻的影响。1869 年,他被聘为瑞士巴塞尔大学古典文献学教授,而这时他既没有博士学位,也没有授课资格证书。1879 年,他辞去教职,靠着任教时的积蓄与朋友的资助,开始了作为独立哲学家的生涯。1889 年,他患上了严重的精神疾病。母亲把他送到了德国耶拿的精神专科医院。他的主要著作有《权力意志》《悲剧的诞生》《不合时宜的考察》《查拉图斯特拉如是说》《希腊悲剧时代的哲学》《论道德的谱系》等。——译者

关系中,这些回忆也是完全不同的;要么是有效的、重要的、完全不疏远的,要么似乎是历史形成的,是一种通过与当下的人格保持距离而达到客观化的知道。这种记忆中的可理解关系,可以在实验中得到考查,例如快乐体验或不快乐体验、正确保留或遗忘倾向的关系。[①] 带着快乐色彩的体验,比带着不快乐色彩的体验更容易得到保留,而带着不快乐色彩的体验,又比带着中性色彩的体验更容易得到保留。回忆的乐观主义使我们首先会把过去愉快的东西提取出来。对手术后与分娩时强烈痛苦的回忆,以及对非常强烈的感情的回忆,都会消失。人们最终只知道那是非常强烈、非常折磨人、让人很不习惯的,但不能直观地回忆起那种体验。之前不适的体验会很难受到注意或很难被复述出来吗?或者说,之前不适的体验只能更少地被回忆起来,因此更快被忘却吗?通过单纯的不去想,而去忘却责任,忘却不舒适的任务、难受的场景,不同于对难受事情的有意或无意的压抑(它会导致一种实际上的解离(不再能够进行复述))。

在记忆障碍中,人们区分了由异常的意识状态(遗忘症)导致的记忆障碍与在正常意识状态中出现的记忆障碍。

a) 遗忘症(Amnesien)。人们所说的遗忘症就是这样的记忆障碍——在特定的时间段,没有或很少有东西(部分遗忘症)可被回忆起来,或者说很少有鲜明的体验。遗忘症有以下类型:1. 根本不涉及记忆障碍。在一种深度的混浊意识中,根本没有什么东西会被领会到,也不能被注意到。记忆中没有东西,也不能凭记忆去复述什么。2. 尽管在一个时间段有领会的能力,但记忆力出现了深度障碍,而无法保存。

---

① *Peters:* Gefühl und Erinnerung. Psychol. Arb. **6**, 197(1911); *Peters und Nemecek:* Fschr. Psychol. **2**, 226(1914).

3. 尽管在异常状态中暂时有记忆力,但记忆存储由于机体过程而出现了障碍。最明显的是一种在退行遗忘症中的过程,例如,在严重的颅脑损伤后,在事故前的、近期健康的若干小时或若干天内体验到的东西完全被忘记了。4. 最值得注意的遗忘症只出现在复述能力的障碍中。患者的记忆都还在,只是不能唤醒记忆。例如,患者的记忆在催眠状态下可以被唤醒。让内①考察过这种遗忘症。患者不能回忆起特定的体验(系统遗忘症)、某个时间段(局部遗忘症)或之前整个的生命历程(一般遗忘症)。患者的举动表明他们的记忆储备实际上还在发挥着作用,因此不像那些丧失记忆存储的人,他们在主观上没有由遗忘症所致的障碍,他们的立场是中性的,而遗忘症是充满矛盾的,最终可以被消除,并且要么是自发消除(有时是周期性的),要么是通过催眠。

在个别具体的遗忘症中,不会只出现上述四种类型中的一种,但只有一种是占据主导地位的。特别典型的是这种类型——某种东西处于遗忘症周期,但遗忘症很少是完全的,以及这种类型——某种东西仍然可以被唤醒。有两种自发的回忆类型相对而立②:1. 总括回忆,即含糊地与完全无细节地对于主要事实与本质的回忆。2. 对全然零星与非本质东西的回忆;这些个别的东西相互之间没有关联,部分地在完全无关紧要的个别特征上能得到细节地回忆,但个别东西之间的时间与现实关系都是模糊的。这两种类型与遗忘症时相的刺激,以及通过遗忘症时相的回忆帮助的内容而唤醒的类型相应:1. 通过恰当的手段(最显著的是在催眠中),系统的关联、整个症候群、整个的体验都能被唤醒。2. 通过细节表象的触动、在最为不同的关联路径中,也只有大量的个别细节可被唤醒。这时人们很难或根本不能获得时间秩序与关联。从图

---

① *Janet:* Der Geisteszustand der Hysterischen, S. 65ff., deutsch. Wien 1894.

② *Heilbronner:* Mschr. Psychiatr. **17**, 450.

式上来说,第一种情况下的类型适用于癔症遗忘症与具有强烈感情的癔症遗忘症,而第二种情况下的类型适用于癫痫症患者的遗忘症与器质性状态以及混浊意识下的遗忘症。

值得注意的是这个事实:器质性条件下的遗忘症有时会在催眠中消失。这种情况在癫痫患者的遗忘症[1]以及上吊复苏者的退行性遗忘症[2]中会反复出现。

b) 复述能力、记忆存储与记忆力的障碍。 在有时间限制的遗忘症(尽管它们更为频繁)之外,我们还要涉及与日常遗忘、单纯的糟糕记忆力(夸大)等相关的记忆障碍。在这些记忆障碍中,还要区分复述能力、大容量的记忆存储、记忆力。

1. **复述能力的障碍。** 青春型精神分裂症患者对过去的谈论以及记忆的闭锁、忧郁症患者的主观抱怨与抑制、躁狂症患者的观念飞跃与专注不能,经常会与一种糟糕的记忆相混淆。[3] 在所有这些病例中,复述能力都有可能暂时下降,但记忆还在,并且在暂时的异常减轻后,仍然维持正常。患者只是片刻地陷入无反思状态。另外,人们经常在精神衰弱的情况中发现一种复述能力的障碍:患者完全知道一切,但在一个需要某些东西的时刻(例如在考试时)会想不起来。总是与整个症候群相关联的癔症性复述能力,涉及的不是瞬间的失忆(Nichteinfallen),而是可划分的、特定的回忆领域的解离(我们称之为遗忘症)。

2. **狭义上的记忆障碍。** 尽管我们的记忆储备(Gedächtnisbesitz)总

---

[1] *Ricklin:* Hebung epileptischer Amnesien durch Hypnose. Dias. Zürich 1903. (J. Psychiatr. **1**, 200.); *v. Muralt:* Z. Hypnotism. usw. **10**, 86(1900); *Ruffin*, H.: Dtsch. Z. Nervenhk. **107**, 271, (1929).

[2] *Schilder:* Med. Klin. **1923**, 604.

[3] *Schultz*, J.H.: Über psychologische Leistungsprüfungen an nervösen Kriegsteilnehmern. Z. Neur. **68**, 326. 这篇文献对于一些抑郁症与真正的筋疲力尽神经衰弱时记忆与复述不能来说是重要的。

是在一方面通过记忆力再次得到加强或巩固,与此同时也会全然崩溃。记忆素质(Gedächtnisdispositionen)会在时间过程中消退,然后我们就忘记了。尤其是在老年与器质性过程中,记忆储备会发生过度毁坏。从最近这些年的事件开始,患者对于过去的记忆被剥夺了。语言储备的损失,也折磨着患者:具体的词语消失了,而抽象词与联结词等仍然能够维持非常长的时间。普遍性、普遍措辞、最普遍的范畴仍然保留着,而一切感性直观的、个体的东西消失了。新近获得的个别生命回忆消失了,这种丧失可以缓慢地回溯到之前,对于儿童与少年时代的回忆能够保持最长的时间,并且有时候会特别鲜活。

3. **记忆力的障碍**。患者不能牢记,尽管他仍然可能支配之前获得的记忆储备。人们对这些障碍进行了实验的调查。尤其是让被试进行这样的任务——去学习无意义或有意义的词组,而这样的机能测量是有效的。人们有可能在量上确定记忆力的障碍。

斯托林(G. E. Störring)[1]观察到了一例孤立的、总体的记忆力丧失——除了这些危险的丧失,它没有其他的心灵障碍。他对这个病例所做的卓越的描述是独一无二的,并且很有教益。

　　　一名24岁的锁匠在1926年5月31日遭遇到了一次煤气中毒。人们在1930年对他进行了检查。他对于5月31日以前的记忆存储仍然保持着。从煤气中毒那时开始,他就不再能想起什么了。每个印象都会在两秒后消失。当提问者念到句子的末尾时,他就会忘掉一个较长的问题。他只能回答较短的问题。对他来说,昨天一直就是1926年5月31日;无论什么与此相悖,都会让他在瞬

---

① *Störring*, *G. E.*: Über den ersten reinen Fall eines Menschen mit völligem isolierten Verlust der Merkfähigkeit. Arch. Psychol. (D.) **81**, 257(1931). 之前关于同一病例: *Grünthal u. Störring*: Mschr. Psychiatr. **74** u. **77**。

间不知所措，但他会再次忘记这种矛盾。在这次事故后，他的未婚妻与他结婚了。他不知道他已经结婚了，因此当人们问他：您结婚了吗？他回答说：我没有结婚，但我想不久以后就结婚。他在句子末尾犹豫地说了"结婚"这个词，而且他不知道他为什么要说出这个词。在透过窗户看到冬天的景色时，他立刻正确地判断出当时是冬天。当他闭上眼睛时，他又马上说这是夏天，因为他感到如此温暖。紧接着，当他看到燃烧的壁炉时，他又说这是冬天，因为壁炉在燃烧。通常用针扎进行皮试后，他立刻就忘记了每一次的扎针，但由于疼痛的刺激，不适感仍然存在。因此，他总是不自觉地露出手，但不适感累积了起来，直到最终突然产生了一种焦虑与逃避的反应。

因为之前经历的整体经验仍在掌控中，所以他可以进行正确的领会，并对在瞬间当中呈现给他的东西做出一个正确的判断。他仍认识在1926年以前就认识的人。但后来碰到的每个人（尽管是最频繁出现的人，例如医生），对他来说都是陌生与全新的。他没有陷入麻木与昏睡状态，仍是清醒与专心的；他就在情境中观察着，快乐着，自发地运动与说话。他的情感生命仍是原来的那个；他在反应中的人格、人的价值评判、快乐、痛苦，都没有改变。与之相比，他有更为强烈的情感（他的妻子说，他的感受比过去更深刻了），因为他在意识中让每个情境都脱离了过去与未来的共同体，每种体验对他来说都是突然的，因此他产生了更强烈的兴奋。他的情感比过去更纯粹，因为情感只以刚好被体验到的东西为前提。他的体验完全在当下，但不在时间中。中心的、个性的情感，相比边缘和较为中性的情感，要更为强烈。他周围的人能够很明显地感觉到他的个性，因此他得到了共情。相比之前的安静，他的自发行为突然开始，并且变得更为迅速。在开始之前，他变得额外地焦躁不安。冲动感在被突然触发之前，必须通过累积而增长到足够的强度。患者不知道他有记忆的障碍,而且也注意不到这种障碍。如果注意到记忆障碍,他会立刻忘记这种论断。但他完全不能注意到这种记忆障碍,因为对他来说,当他想要反思每个印象时,它们已经消失了。取而代之的是,他在某种情况下不知所措、躁动不安,这不是因为他感觉到了遗忘,而是因为他仍有活动感——当他已经不知道他应该做什么或想做什么时,除非每时每刻都能得到提醒。这种不知所措是如此频繁,以致于患者铭记着他的视觉印象。斯托林把这种障碍与突然坚硬起来的蜡块(Wachstafel)相比较——在这种蜡块上,之前的印象仍然是可读的,但新的印象不能形成。

记忆机能的失灵,经常会影响到记忆力与复述能力,并会取消之前的记忆布置。人们可以通过在整体与特殊姿态中的机能意象描述而更进一步。例如,沙伊德(Werner Scheid)[1]对酒精科萨科夫症(Alkohol Korsakow)中记忆机能的失灵,进行了卓越的描述。出现了很多记忆岛,而失灵是随机分布的,记忆机能同样如此。在非常兴奋的体验过后会出现一种完全的失灵,尽管一些零碎的记忆仍然保持着。情境与生命态度,对于特殊的记忆机能来说是很重要的。

c) 回忆错误。迄今为止,我们描述了普遍认知与个别回忆中的记忆失灵。与这些失灵相对的是一种基本上不同的现象——回忆错误。这些现象在健康人身上也很普遍。我们要通过陈述试验[2]来呈现这种现象令人惊讶的广度。这些试验就像大多数带着"任务"的实验一样,

---

[1] *Scheid*, *Werner:* Zur Pathopsychologie des Korsakow-Syndroms. Z. Neur. **51**,**346** (1934).

[2] *Stern*, *W.:* Beitr. Psychol. Aussage **1**; *Rodenwald:* Über Soldatenaussagen. Beitr. Psychol. Aussage **2**; *Baerwald:* Z. angew. Psychol. **2**; *Stöhr:* Psychologie der Aussage. Berlin 1911.

通过整个心灵生命提供了横截面,在它们应用于精神疾病患者时,能够比通常的检查提供更清晰的显现,并且能够提供显著的直观。[1]

回忆错误[2]在精神疾病中起着重要的作用。麻痹性痴呆患者会夸夸其谈,偏执样痴呆症患者会有任意编织的幻想——患者把这些幻想当作回忆并告诉给他人,而且回忆错误与幻觉是相似的(本书第 105 页)。在一些状态当中,人们相信:正如在严重的记忆力障碍与旧的记忆储备丧失中那样,患者通过瞬时的发明(虚构症)去弥补记忆的丧失。他们的思考能力、智力、判断仍然没有丧失。他们可以领会情境,只是由于记忆丧失,他们不能进行最必要的联想,以达到正确的结果。他们不由自主地发明了恰好匹配的现象,并且讲述了这些现象,尽管数周以来一直躺在床上,但他们说今天上午他们在市场里,或者说在厨房里干活。

沙伊德在他的酒精科萨科夫症患者那里观察到这些现实的回忆(带着虚构时的歪曲)是怎么现前的,但在患者这里就像一种梦的回忆一样(我做梦了吗?),然而患者不确定他是做梦了,还是说其实是现实的。沙伊德重现了回忆的体验:通常,我们对过去实在的回忆是这样的——在特定时候发生,并且与之前及之后特定时间段的事件相连贯。通常可以回忆起一些没有时态与关联的东西,但我们会怀疑这些回忆是否仅仅是梦,而且我们会在其他的回忆中寻找关联。因此,在科萨科夫症患者看来,关联的缺乏使得实际上正确的回忆变得像做梦一样。

§4. 运动机能

在"心理反射弧"的视角之下,所有的心灵事件在外部刺激的内部

---

[1] *Roemer*: Klin. psych. u. nerv. Krankh. **3**; *Eppelbaum*: Allg. Z. Psychiatr. **68**, 763.

[2] *Kraepelin*: Über Erinnerungsfälschungen. Arch. Psychiatr. (D.) **17**, 830; **18**, 199, 395(1886–1887).

加工结果的帮助下，最终都汇入了运动显现。从这个视角来看，内在理解变成了运动的自主意识；意志活动被归入了外意识的运动机制，而作用能力首先提供了意志活动。

我们也可以从两个方面出发来调查心灵疾病中数量繁多以及奇形怪状的运动现象。可以尝试在它的障碍当中去了解运动机制本身——这些运动机制会在独立于所有的心灵异常的情况下存在。这就是神经病学的进路。还可以尝试去认识患者的异常心灵生命与意志意识（Willensbewußtsein）——它们的正常结果会在引人注目的运动中显现。就我们已经知道了这些关联而言，运动成为了我们所理解的"行为"，例如，生气勃勃、喷涌而出的躁狂运动快感，以及焦虑满满的运动推力。在这两种引人注目的运动现象之间（作为运动设备障碍的神经病障碍，与作为正常运动设备中的心灵异常结果的心理障碍），存在着精神病的运动显现（我们记录下了这些运动显现，但没有以这种或那种方式充分地把握它们）。人们把神经病障碍称为能动力（Motilität）障碍，把精神病障碍称为运动机能（Motorik）障碍。人们基本上不把心理学显现领会为运动显现，而把它们领会为行为与表现。

a) 神经病的运动障碍。能动力及其调节包括三个系统：金字塔系统（如果患病，会有单纯的麻痹性痴呆）、基底核与脑干中的额外金字塔系统（如果患病，会有语调、表情与姿态、运动平衡的变化，例如在走路、舞蹈病、指痉病（athetotische）运动中手臂的无意识晃动的停止）、脊髓和小脑系统（如果患病，会有感觉要素消失而致的运动失调（Ataxie）、运动协调障碍）。心理病理学要去认识能动力的障碍，才能在实际上与心理学上理解它们。自动表情动作（如延髓麻痹（Bulbärparalyse）中的强制微笑），根本不是心灵内在的一种表达，而是脑中局部刺激的效应。

b) 失用症（Apraxien）。神经病学认识一层一层地攀升到了神经机制中，就好像总是更加接近了心灵的中心、心灵的意志意识。迄今为止发现的最高层障碍就是失用症。[①] 失用症是这样的：一方面，心灵过程完全未受损，而且从皮层到外周的协调与运动机制正确地运作着（没有失调与麻痹）；另一方面，患者不能通过正确的动作达到正常的目标表象。例如，患者想要点燃一根火柴，却把火柴盒放到了耳后。患者无法支配把运动与有意义行为相关联的运动程式。李普曼把这种障碍定位于脑中，甚至单方面观察到：一名患者的一只手可以进行正确的运动，而另一只手患有失用症。

神经病障碍及失用症，与精神病及正常运动机能之间具有共同性。当把它们与其他健康的心灵生命相对比，并且定位于脑解剖的结构中时，人们可以把它们都视为运动机制的障碍。在失用症与有意识的意志冲动机制之间，很有可能附加着一整个外意识的功能序列。我们的认识在这里是由上而下推进的。但在远离运动失用症后，我们仍将在未知的领域中摸索。

c) 精神病的运动障碍。当我们由精神疾病的运动现象出发，一方面搁置了非常纯粹的神经病障碍，另一方面搁置了作为心灵过程表达（在正常的外意识的机制中）以及作为行为的、由异常动机产生的可理解运动时，仍然还有非常大规模的令人惊讶与古怪的现象——有时候我们只能描述、记录以及或多或少地进行假设性的解释。[②] 韦尼克区分了运动不能与超动觉（hyperkinetischen）障碍。他把这两种障碍都作为运动倒错障碍——与不成功的、笨拙的运动相对。

1. **描述**。运动不能状态。a) 肌肉紧张。颌骨咬合在一起、双手紧

---

① *Liepmann*: Die Störungen des Handelns bei Gehirnkranken. Das Krankheitsbild der Apraxie. Drei Aufsätze aus dem Apraxiegebiet. Sämtlich Karger：Berlin.

② *Kleist*: Untersuchungen zur Kenntnis der psychomotorischen Bewegungsstörungen bei Geisteskranken. Leipzig 1908 - 1909；*Homburger*，*A.*：Motorik：In Bumkes Handbuch der Geisteskrankhciten，Bd. IX，S.211 - 264.

握、眼睑痉挛,脑袋整天僵硬地靠在枕头上。每当人们想要被动地移动
任意部位时,都会碰到阻力。这种紧张是紧张症(Katatonie)这个名称
的基础。然而,人们目前所指的紧张症状,不仅是紧张,而且是我们这
里所描述的、所有不可理解的运动现象。b)蜡样屈曲(Flexibilitas
cerea)。蜡样屈曲是低度的但容易克服的紧张:肢体可以被摆成各种
各样的姿态(就像蜡一样),而且它们可以一直固定。人们也把这种显
现称为全身僵硬症(Katalepsie)。除此以外,还有向可理解现象的过
渡:患者偶然与被动地保持着他们被摆放的姿势,人们移动患者的肢
体时不会碰到阻力,而是自然顺畅。c)松弛的运动丧失。患者躺着、
无法动弹,就像之前的病例一样:人们可以移动患者的所有肢体(有时
会非常容易);患者会顺着重力向后倒。d)古怪的、雕塑般的姿势。卡
尔鲍姆比较了一些埃及雕像般的患者。他们僵硬地保持着完全无表达
的姿势,就好像石化了一样;一名患者以这种方式坐在窗台上,而另一
个患者站在角落里,等等。

超运动状态。在运动兴奋状态中,人们会说到运动推力
(Bewegungsdrang)。然而,我们不会经常使用"推力",因此最好是局限
于诸如"运动兴奋"这样的中性表达。旧的表达是"运动癫狂"
(Bewegungstollheit)。这些形式各异的运动是无目标的,而且人们也
没有发现强烈或焦虑的感情,或其他的心灵基础。当运动丧失患者像
埃及雕像时,他们就像无心的机器一样。我们在个案调查中一再得到
这样的印象:有时候我们涉及的是神经支配现象,有时候涉及的是可
理解的行为。在其他时候,神经支配现象与可理解的行为会联结在一
起,因为可理解的表达动作为神经支配提供了补充(补充运动:韦尼
克)。但是,这里不能做出普遍通用的宣称。我们现在必须局限于对上
述以外的运动类型进行描述。

很多运动在其外在显现中会让我们想起手足徐动症、舞蹈症和强迫运动，正如它们存在于小脑部疾病与同样延伸的轨道上那样。患者做着离奇的躯体扭动，翻来滚去，生硬地在背上伸展，手指离奇地脱位，四肢打滑。其他运动给人这样的印象，就好像它们是对躯体感受的反应。患者突然扭动和蜷缩起来，把手按在生殖器上，掏着鼻子，张大嘴巴并在里面抠东西，紧闭双眼，靠着或抓着某种东西，就好像必须避免倒向另一面一样。其他运动感觉起来像表达动作。这里包括了所有类型的做鬼脸、古怪的姿势（它们在过去就已经被认为是疯癫的标志）：让人想起狂热的陶醉、可怕的恐怖，或者孩子们玩表情游戏时傻乎乎的怪脸。患者以头撞墙，双臂在空中挥舞，摆出传教士的姿势或击剑的姿势。通常的运动快速中断了。新的运动又出来了。或者说，某些运动在超出数周和数月的时间中无限重复着。这些情况包括：跳舞和跳舞般地走路、不自然地蹦蹦跳跳、跳跃和做体操、大量有节奏的运动。另外一组运动可以在这样的视角下得到概括：它们按照与任意感官印象相关联的呆板方式而发生。患者去抓所有的东西，摆弄来摆弄去，用手指绕着轮廓，照着做（模仿动作）（Echopraxie）、照着说（模仿言语）（Echolalie）。他们说出了所有注意到的对象的名称。这些运动都有这样的特征——不间断地在呆板的重复中发生着。最后，有一组运动的特点是无目的行为所具有的、特别的复杂性和相似性。一名患者跳起来打落了路人的帽子，另一名患者进行了军事训练，第三名患者突然爆出了粗话。在所有这些病例中，我们说的都是冲动的活动。当整天都不动的患者突然做这些行为，以便进一步保持不动时，这些推动的活动尤其显著。

人们偶然观察到，上述所有运动障碍显然局限于特定领域中。人们观察到这样的患者,他们有时候过度地、无意义地滔滔不绝,而在其他时候又完全安静;其他患者与此相反(他们在奇怪的运动中缄默不语)。肌肉紧张经常主要局限于个别肌肉上,例如眼睑与颌骨紧闭,而肘关节可以轻松运动。

还有一个观察也是很值得注意的。引人注目的是,在运动不能状态中,还要区分自发运动中的姿势,与按照要求做的运动中的姿势(在主动运动与反应运动之间的区分:韦尼克)。运动丧失的患者经常还是能获得生活必需品,吞下食物,自己把食物送到口中。这些主动运动是现成在手的,所以患者不会对要求做出反应。在试验当中,人们通过要求、任务设定让患者做出反应运动,发现患者会开始运动,因此得出了这样的印象:患者理解了任务,并且会根据正确的目标设定去进行运动;但是,患者的运动不会继续下去,而会被其他运动打断,或只是停顿,或出现进一步的紧张,或做出完全相反的运动(违拗)(Negativismus),或在长时间的犹豫不决后,在肌肉紧张与断断续续的少量运动尝试中,突然完全正确地做出了被要求的运动。例如,人们可以在这样的要求(举手)中观察到这一切。在这些试验中,人们得到了这样的印象:患者好像非常努力。脸发红,汗水涟涟。患者的眼睛经常突然瞪着研究者,说不出可理解的话语。人们经常在紧张症患者那里观察到"最后一瞬间的反应"(克莱斯特)(Karl Kleist)*。人们费尽心力在床边陪伴患者。在起身离开的那一刻,患者说着什么。当人们转身回来时,又听不到进一步的东西。对于紧张症患者,这是一个老规矩:在离开时要留心,才会最终捕捉到唯一可能的碎片。不能说话的患者,会写下问题的答案,或者一个运动丧失的患者说,他不能动了。

---

* 克莱斯特(1879—1960)是德国神经病学家与精神病学家,在描述心理病理学与神经心理学方面做出了卓越的贡献。他创造了今天在单相抑郁症与双相情感疾病中所使用的"单相"与"双相"的术语。——译者

但是,人们得到的印象仅仅是:这些病例涉及的是运动机制的障碍,例如,患者面临的是运动失用症。这样的表现在所有让我们仍然困惑的现象中是很少见的,并且它们一开始可以被简单地称为运动显现。

所有这些难以把握的运动显现(在原本确定的概念延伸中),都被称为紧张症。这些运动显现经常出现在精神分裂进程的大类中。在最深度的痴呆症患者那里,还有普拉斯库达(Plaskuda)[1]所描述的类似显现中:"在痴呆症患者那里,最频繁的是上半身有节奏地摇来晃去、脑袋转来转去、咂舌声、下颌发出格格声、手臂旋转和涡旋运动、拉拉扯扯、轻扣、腿的旋转运动、有节奏地蹦蹦跳跳、绕圈走。"人们在有躯体疾病的儿童、处于混浊意识的患者中,也能观察到全身僵硬症。[2]

2. 解释。我们已经充分强调,不可能对上述所有运动机能现象进行解释。克莱斯特徒劳无功地努力尝试把韦尼克在其能动力精神病理论中所提出的神经病学解释,用到新的失用症理论中(尽管有其卓越描述)。在一些紧张症的能动力障碍中,神经病学上可把握的障碍,也可以成为一种要素。因此,这不是心理的障碍,而是与意志相对的机制障碍;但这种障碍是与心理与意志本身中的障碍相关联的。人们发现在真正的皮质下神经节(纹状体)(Corpus striatum)神经疾病中有运动异常,而它也与值得注意的心理异常(主动性缺乏)相关联,并可以与紧张症相比较。从心理学上来说,差异是显而易见的。只有通过对神经病

---

[1] *Plaskuda*: Z. Neur. **19**,597.

[2] 有关紧张症,可参见以下这篇论文中的概述与文献:*Schneider*: Z. Neur. **22**,486 (1914)。

障碍的强调以及对紧张症心灵障碍的清晰把握,比较才会有成效。[①]
类似于紧张症运动障碍的脑炎后运动障碍是值得注意的:

在运动自发性缺乏时,会有肌肉的僵死。临床表现首先完全
就像紧张症一样:"头往前倾,身体往后靠,而头不会触及枕头。被
动获得的姿势,会长时间地维持着,而不管这种姿势是否舒适。在
一种行为结束时的固定,或一种行为中间的运动凝固;在把汤勺送
到嘴边时,手停在中途;在走路时,手臂僵直着。"[②]但是,内在的状
态完全不同于紧张症。患者与他们的障碍是相对而立的。尽管他
们的自发运动是困难的,但这些运动可轻易地在指令与外在激励
下进行(因此,患者本人会使用心理的人工概念:自我激发、发怒、
振奋,以便让运动不至于瘫痪)。在注意力转移时,他们的肌肉紧
张会提升,而运动会变得困难(这种在注意力偏移中提升的肌肉紧
张,会使睡眠出现障碍);当注意力转向由他人意志主导的运动时,
会出现放松与运动的缓释。经常会出现反复的显现:面颊有节奏
地鼓起、手指的响鞭声、舌头有节奏地前伸与后缩。但是,患者会
把这些无法停止的动作,感受为强迫行为。在所有的行为中,患者
都是有觉知的、有序的、有方向的、非精神病的,而没有违拗、没有
抵制、没有对立意志。

人们对重度脑炎的叙述,几乎可以肯定会让人想起对紧张症
的叙述。"这些人的躯体几乎完全闭锁着","静止不动的表情与

---

① 参见: *Fränkel*, F.: Über die psychiatrische Bedeutung der Erkrankungen der
subkortikalen Ganglien und ihrer Beziehungen zur Katatonie. Z. Neur. **70**. 312. 以下
工作揭示了:皮层下神经节损伤所导致的能动力障碍的纯粹神经病学性,以及与真
正的、精神病学上所熟知的紧张症运动障碍的差异。*O. Foerster*: Zur Analyse und
Pathophysiologie der striären Bewegungsstörungen. Z. Neur. **73**, 1.
② *Steiner*: Z. Neur. **78**. 553(1922).

僵人的眼神","这些人寂静无声、沉默不语、像雕像般一动不动"。人们报告:"年轻的脑炎患者,有看似毫无动机的愤怒、发作、突然的尖叫、无缘无故的哭泣、自发去掐身边人的脖子"。(多雷尔)(Dorer)

还有人描述了有意运动与神经病性运动的交织。流行性脑炎(Encephalitis)后患者的有意运动,会把肢体摆成这样的姿势——它们属于舞蹈症、手足徐动症或扭转痉挛。[①]

克雷佩林给出了心理学解释。特别是对开始和中断运动的观察、对最后时刻反应的观察、对违拗的观察,通过表象和反表象、努力与反努力的心理机制提出了一种理解。在患者身上,每个表象都不只让人想起一种反表象、每个努力都不只让人想起一种反努力,而恰恰就是要求反表象和反努力,并允许它们占据优势。一位想要举手的患者,恰恰不会举手。克雷佩林把这种事实构成称为闭锁。他通过意志闭锁,为上述很多运动障碍提供了说明。他把其他的运动解释为变异人格的表现。正如每个人都在其运动中表现其本质,患者也在做作和古怪的运动中、在"优雅丧失"中,表现了其本质。韦尼克解释其他运动的方式是:使用没有心理学根据的目标表象及其推动实现,来假定突然的"自生"(autochthone)涌现。他还把其他的运动解释为自动神经支配(Innervationen)——它们得到了有心理动机的运动的补充(补充运动),因此一种抓的动作,得到了手臂颤动的补充。有时候,我们可以通过患者的自我叙述,去了解他们在这种运动障碍中的体验。最让人惊讶的运动,也会有心理学上可理解的动机(但这也不排除器质性基础):

---

① *Rothfeld*: Z. Neur. **114**,281.

一名处于急性精神病中、几乎难以沟通的患者,一直在扯她的衣服,并做出很多其他不可理解的动作。在急性时相渐渐消退后,她写出了自我叙述(格鲁勒):"在一种梦一般的状态中,我有了这样的灵感:如果你不会因为在一个男人面前把衬衫扯掉而羞耻,那么所有人都会同时进入天堂。那个男人会把你作为他的天堂新娘,而你会成为天上的女王。这就是我经常扯掉衣服的一个动机。另一个想法是:我作为神圣的存在,不可以穿衣服,正如我不能吃东西一样。""有时候,在旁观者看来令人不安的举动,对患者来说是无害的消遣(如蹦蹦跳跳)。""我想要跌倒,而这有多个原因。有一次,我遵从的是这个声音——'倒下吧,克劳迪亚'(这是她的姓)。另一次,世界只有通过我的跌倒才能得到拯救,因为我会摔死——摔在地上,即垂直地翻倒在面前。我没有这样做的勇气,而且我总是会跪倒或坐倒。""我忘了去说明我为什么要踮着脚尖走路。彼岸的失重,让我产生了天使般轻快的美妙感,因此摇摇摆摆地踮着脚尖走路,让我感到很愉快。"

§5. 语 言

心理学的前说明。在"心理反射弧"的视角下,语言只是整体反射弧的特殊发展部分:语言理解是知觉与领会的一部分,而说话(Sprechen)是运动显现的一部分。在这种视角下,只有少数语言现象,而非真正的语言能够得到解释。

说话不同于纯粹声音的展现;后者可能是一种不由自主的表达,但不是语言。声音的展现包括呼喊、感叹、口哨等,而不包括词语和句子。声音的展现没有交流意愿。只有在被说出的词语与一种意指意义相关联时,说话才能存在。客观语言是一种在传承中历史形成的符号系统,而说话者就在这种语言中成长,并把语言作为工具。

说话同样不同于表达动作。表达动作就是心灵在表情、语调和姿态中不由自主的自我展现。与此相反,说话是对象内容的自主交流(可能是姿势语言,也可能是语音)。当我说话时,我是有意对着听者说,让他理解的。

语言不同于说话。语言是客观精神的意义构造。个体通过语言,或多或少地参与到了一个语言共同体中。说话是个体的心理实现。我们在这里首先是把说话作为心理学事件,而不是把语言作为成果。

说话与理解是紧密相联的。它们在与更多人的交流中实现。因为在这里,说话与理解是作为意义交流的工具的,所以在说话与理解的注意域中的是意义,而非语言与语词。

在独处时,语言可以帮助人理解他的思维与意志。尽管说话与思考不是同一个东西,但每个思维发展都是和语言相关联的。尽管在手工的对象操作中的、在实际的和有意义的工作中的、在举动中的思考是非语言的,但实际上一种类似于语言的东西,才是行动的符号与中介。因为如果没有思维,那么在实际上,任何直观都不会有立足点。非直观的觉知控制着其直观意义中不可重现的符号,尽管是与符号一起被思考的,因此符号就是感性的最低限度。

语言产物(不论是口头的,还是书面的)变得异乎寻常,可能会有两个完全不同的原因。第一个原因是正常的语言设备出现了异常。通过语言产物,我们看到了在正常语言中把其内容与特征作为表达现象的思维、情感、意识的基本障碍。我们通过未受损伤的语言,在值得注意的语言产物中认识到了作为其基础的心灵障碍显现。第二个原因是语言设备本身发生了机制的变异。只有在第二种情况下，我们才能说出现了真正的语言障碍。这种障碍是我们无法理解的，因为它们是外意识存在的过程。但我们可以尝试直接在其内容与表达特征中，去理解或解释作为异常的心灵生命结果的、继发的异常语言产物。第三个原因是这些在神经病学或心理学上可解释的语言产物与难以解释的语言产物相对，而对后者的分析可以帮助我们认识真正的语言障碍。

我们区分了发音语言障碍、失语症和精神病语言障碍。

a) 发音障碍。 说话是一种肌肉运动的有序进程，而这方面的障碍就是发音障碍；与此相对的是使肌肉发生运动的、核心说话本身的障碍。发音障碍是神经病学上可把握的障碍，而且其本质上没有心理障碍。个别肌肉的瘫痪或神经支配障碍，导致了词语畸形和残缺（当发音障碍不能即刻被查验到时，人们会让患者去说困难的词组，如，牵引航运协会、电协会、在游泳的天鹅、第三骑炮兵旅等）。例如，音节跟跄、语言"拖音"、构音困难、瘫痪者的口齿不清、多发性硬化的抑扬顿挫语言。在发音语言障碍中，结巴（Stottern）有完全不同的原因，并且有心理根源。结巴就是说话肌肉的阵挛性运动——词语开端时的共鸣或元音，没有成为要说出的词语的一部分，而是持续地陷入重复。[①] 与运动方面的发音障碍相应的是感觉方面的自明性：一个聋人会无法理解。聋哑（天生不能听说，或早聋）不同于聋子（Hörstummheit）：可以听但不能说的低能者，是没有语言障碍的。

b) 失语症（Aphasien）。 有的患者（在中风、脑损伤、脑瘤后）不能说

① *Hoepfner:* Vom gegenwärtigen Stande der Stotternforschung. Krit. Sammelreferat Z. Psychother. **4**, 55(1912)；*Gutzmann:* Die dysarthrischen Sprachstörungen. 1911；*Fröschels:* Z. Neur. **33**, 317(1916)；*Fröschels*, E.: Lehrbuch der Sprachheilkunde, 3. Aufl. Leipzig u. Wien 1931(不仅涉及结巴，还涉及失语症)。

话了。过去人们经常把这种情况当作智力迟钝。但人们发现,患者听到别人对他们讲话时,他们又很想说话。患者努力着、痛苦着,并且整个举动表明他们还有人格。其他患者可以说话,但不能理解。人们的一个重要发现是:这种情况涉及一种语言障碍、一种特殊的工具障碍,而不涉及人格与智力(尽管在总体状态中的某些东西没有变异时,障碍是不会出现的)。第二个重要发现是:惯用右手的人的症状基础是左下额螺纹障碍或颞区障碍。但是,这些语言障碍是不同寻常的,并且是混乱多样的。人们通过说话心理学的宏大的基础设计(韦尼克)来组织这些语言障碍。人们把说话分解为言说与理解、跟着说与自发说、命名、阅读、书写等,并把每个部分归属于左脑皮层中的特定位置,因此心理学的划分具身化到了脑的划分上。由此就产生了"经典的失语症理论":

> 失语症是关于语言的,而这是失认症与失用症的共同点。患者可以听,但不能理解(感觉性失语症)。在这里,人们还是要理解字句与字义。另一名患者可以运动所有的语言肌肉,并且可以把它们用于语言之外的目的,但患者不能说出词语(运动性失语症)。在这里,人们还是要把不能说出词语与不能找到词语(遗忘性失语症)(amnestische Aphasie)相区分。在感觉性失语症中,患者也不能跟着说;与此相反,在遗忘性失语症中,患者可以跟着说。感觉性失语症在颞叶障碍中是占主导地位的,运动性失语症与第三额螺纹的后区障碍相关联,而二者在惯用右手的人身上都是位于左侧的。[①]

> 我们要区分说话时的心灵过程与理解时的心灵过程。在理解时的心灵过程中,要区分:1. 听到单纯的声音,如咳嗽和口齿不清

---

① 李普曼在库什曼(Hans Curschmann)的《神经病学教科书》中给出了最好的简短论述。莫纳科夫(Monakow)在《生理学成果》中考虑到了总体的文献。具有批判视角、新颖的杰出论述是:*Thiele in Bumkes* Handbuch der Geisteskrankheiten, Bd. II. 1928。

的声音。2. 没有理解地听到词语声响,例如我们听到陌生语言的词语时。同样如此的是,我们可以阅读但不能理解,而文字运动图像也是如此:我们可以通过跟读来掌握它们,但不能把它们与意义联系起来。3. 词语和句子的意义理解。

以下源自李普曼(做了点修改)的图式,提供了对失语症的概览:

李普曼对失语症的分析认为:一方面有心理(现象学)上表征的成分(空白圆圈所指的成分)与心理联结(虚线与点线),另一方面有心理上未表征的成分——与特定解剖皮层区域(实心圆圈)与解剖纤维(实线)相联结。在这个图式中,人们可以想到联结(左边是感觉性失语症,右边是运动性失语症)的消失,圆圈的破坏或截断。于是可以在更大的多样性中建构可能的失语症类型。下图表示:

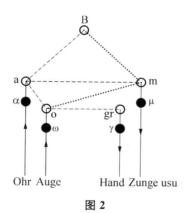

图 2

耳(Ohr)　眼(Auge)　手(Hand)　舌头(Zunge)

1. 解剖成分:

α 皮层的发音投射区域

μ 皮层的运动投射区域

ω 皮层的视觉投射区域

γ 皮层的运动投射区域的形象部分(让手动起来)

2. 心理成分：

a 发音成分（词语理解）

m 说话运动成分

o 视觉成分

gr 形象-运动成分

B 词义理解（"概念成分"）

在失语症患者调查中得到检验的机能（也称功能），可以通过以下路径的完好性得到理解。

自发说话（Spontansprechen）

Spontansprechen： $\overset{\frown}{B - a - m} - \mu -$ Zunge

自发书写（Spontanschreiben）

Spontanschreiben： $B - \overset{a}{\underset{m}{|}} > o - gr -$ Hand

语言理解（Sprachverständnis）

Sprachverständnis： Ohr — a — B

阅读理解（Leseverständnis）

Leseverständnis： Auge — o $<\overset{a - B}{\underset{m}{|}}$

跟着说（Nachsprechne）

Nachsprechne： Ohr — a — m — Zunge

抄写（Abschreiben）

Abschreiben： Auge — o — gr — Hand

听写（Diktatschreiben）

Diktatschreiben： Ohr — a $\overset{m}{\underset{|}{\diagup}}$ o — gr — Hand

大声读(Lautlesen)

Lautlesen:　　　　　Auge — o — a — m — Zunge

向下的皮层运动投射区域的形象部分(γ)与皮层运动投射区域(μ)的破坏,不是失语症,而是发音障碍(构音困难、构音)。向上直到皮层的发音投射区域(α)和皮层的视觉投射区域(ω),是听觉迟钝、舌头打结、耳聋、弱视与失明的条件。

多种多样与个别强烈变化的失语症征象,包括以下类型:

纯粹的运动性失语症。说话运动成分(m)遭到了破坏或阻隔。语言理解、总体阅读和书写仍然保留着,而自发说话和跟着说(以及大声读)受到了破坏。这种形式是很少见的,与此相反,更为经常出现的是"完全的运动性失语症":说话运动成分(m)通过视觉成分(o)的参与(说话运动成分的所有功能,需要由视觉成分到词义理解的路径),导致阅读与书写发生了障碍;与此相反,不需要说话运动成分的抄写能力仍然保留着。这些患者通常沉默寡言,并且会反复暴躁起来。他们尝试去说话,但很快会中断。

纯粹的感觉性失语症。发音成分(词语理解)(a)遭到破坏或阻隔。自发说话仍然保留着,而语言理解、照着说等受到了破坏。这种形式非常少见;与此相反,更为经常出现的是"完全的感觉性失语症":自发说话通常也需要经由发音成分(词语理解)(a)的路径,因此现在是自发语言障碍,但不是作为如运动性失语症那样的不会说话,而是作为语言错乱(Paraphasie)。语言错乱在于词语的走样达到了这样的程度:根本不能识别出音节序列的意义。这是因为词语声音意象(Wortklangbilder)(a)不能以通常方式得到激发,而且总是同时由于联想联结(例如,语音联想)与被激发的"漂浮"或"流动"词语声音意象(梅林格与梅耶)(Mehringer und Mayer)—

起造成了偏离、走样、调整与期待。这些患者通常会说出很多错乱的新词。他们对语言失去了控制，而且有躁狂表现。他们相当惊讶与愤怒，因为人们不能理解他们。

经皮层失语症是这样的：仍然保留的路径是耳——发音成分（词语理解）（a）——说话运动成分（m）；与此相应，跟着说的能力仍然存在。在经皮层运动性失语症中，词义理解（"概念成分"）（B）——说话运动成分（m）的路径阻塞了：患者找不到他们所拥有概念的词语，但当词语的名称出现在面前时，他们可以立刻认出并正确地说出这些词语。轻微的经皮层运动性失语症，就是遗忘性失语症。在经皮层感觉性失语症中，患者可以跟着说一切词语，但不能理解词语的意义。

人们针对这种经典的失语症理论的整体事实构成，提出了一个重要的反对意见。这种理论的心理学，只是不充分的联想心理学——具体的元素通过联想结成一个统一体；但这种心理学不能揭示语言，因为语言的本质是意义意识。感觉（视觉、声觉、动觉）与运动元素的肢解，撕碎了语言意指的统一体。语言意指（Meinen）在基本上更高的功能层次上，作为运动冲动或感觉接受而发生。与此相应，失语症的临床表现可以被归类为声音与运动语言的障碍、失读症和失写症等。人们可以用经典的图式，对一些个案进行相当好的描述（大多数病例只能被强行塞入经典的图式）。理论图式是演绎的设计，而个别的临床表现就是演绎建构出来的。这种建构相当有成效，正如自然科学理论那样。但是，这种进路不能走得更远了。作为前提的临床病例的不确定性，总是一再出现。与自然科学理论相反，上述建构的启发价值是有限的，并且在筋疲力尽时是不可纠正的。尽管上述建构一开始在显现的混乱中会做一些描述把握，但也不能直观到显现的本质，而且不能扩充和做出有效的改变,必须在原则与整体上被摒弃;要有新的与更好的领会,就要由基本原则出发去创造空间。

这种新的东西本身在韦尼克那里就已经发轫了,因为韦尼克把"词语概念"确立为基本功能——它的感觉与运动元素不可分割地联结为了统一体的。在后来的研究中,这些统一的"语言表象"应该就是处于边缘的统一语言场的功能(没有运动和感觉以及其他元素的局部化)。

海德是走得最远的。[1] 他摒弃了整个经典图式。把语言障碍的形式划分为说话、阅读、写作、理解的障碍,是不符合临床事实的。这些属于心理基本功能的机能,根本就是不能定位的。海德本人首先细化了调查方法,而且使这种调查方法变得更为丰富,经过几十年的工作,变成了非常有意义的调查图式。他对结果的新颖解释,避免了一种建构的学说图式。他的主题是象征表达或每个举动的障碍(这时口语或其他象征起着居间意图与执行的作用)。如果人们不能把语言分解为基本功能(感觉、运动功能等),那么人们就需要对典型征象的确切直观;因此,海德提出了口语、句法、名词、语义失语症。海德就满足于此。他的研究比经典的失语症理论更忠实于事实。为此,他缺失了对于整体的简单与根本直观。他没有勾勒出脑部空间中的心理学理论,而提供了没有理论的临床表现。是否只有临床表现,或者说,在这些征象中,是否有功能的、同类的相关要素,这一问题仍然是开放的。人们通过海德,在直观上比过去更为接近语言障碍的现实了。海德没有着迷

---

[1] *Head:* Aphasia and kindred disorders of speech. Cambridge 1926; *Last:* Nervenarzt **3**, 222(1930).

于假设的、未被质疑的心理学与脑的信仰。他的创见有什么样的效力呢？这必须得到揭示。从长远来看，有序描述的标准在于，通过它们是否可以获得最精辟、最丰富、最本质与最稳定的领会。只有那些拥有丰富病例的专家，才能检查海德在多大程度上获得了这种有序的标准。通过文献而获得的直观是不充分的。这种直观不能如之前的经典理论那样，提供如此有诱导力与清晰的（尽管是表面的清晰）意象。

具有普遍的精神病理学意义的事实是：人们在检查一些失语症时，迅速发现了显著的机能波动。[1]

机能会随着检查引发的疲劳而下降。在检查期间，有时候机能会降至低谷，然后又很快恢复。人们可以把这种波动与患者对于给定任务的注意程度相关联：正如在每个受损的功能中那样，被妨害的语言功能只有在高度的注意水平上才具有机能。这也可以说明：一方面失语症会由于窘迫、惊讶的感情而发生显著的障碍，另一方面有时在由一种情境引起的巨大兴趣、兴奋中（它们提出了明确的要求），会有意想不到的机能。除此以外，人们有时候不能消除"脑功能波动"（参见上文第 207 页）。

c) 精神病的语言障碍。[2]精神病的语言障碍涉及这样的语言机能：它们目前既不能通过神经病的机制得到说明，也不能被理解为异常心

---

[1] *Stertz:* Mschr. Psychiatr. **32**，363.

[2] *Heilbronner:* Sprachstörungen bei funktionellen Psychosen mit Ausschluß aphasischen Störungen. Zbl. Nervenhk. **1906**，465. 速记的语言产品材料：*Liebmann u. Edel:* Die Sprache der Geisteskranken. Halle 1903。

灵过程内容的表达或中介。我们还涉及这两个方面在一起的领域。目前的任务只是简单地记录精神病的语言现象。这些现象构成了一个独特的"客观"症状组。

1. **缄默症(Mutazismus)与言语推力(Rededrang)**。与运动丧失及运动兴奋的对立相对应的是,我们区分了哑巴(Stummheit)与言语推力(在不考虑语言内容的情况下)。哑巴(缄默症)可以被理解为是故意的,或心灵抑制的表达,或由于癔症机制而产生。但在很多病例中,都不能以这些方式去解释哑巴,而首先必须把它当作完全不可理解的东西。

最复杂的是说话设备中的运动兴奋显现——人们称之为言语推力。患者无意义地说着所有可能的东西,没有从情绪出发可理解的东西,也没有理解与沟通的意图。患者整天、整周地滔滔不绝。有时候,他们轻声说着话,并且发出难以听清的喃喃细语声;有时候,他们发出一阵令人难以置信的尖叫声;他们的嗓音很快就沙哑了,而这不会干扰到言语推力。一些患者在言谈中似乎处在自言自语中不能自拔,另一些人则是在完全机械地说话。他们经常会发出有节奏的强调。

在很多情况下,我们都不知道在这些语言运动释放中的体验。但患者的自我叙述可以确定两种体验。1. 一些患者把正确的言语推力体验为了冲动动势。这种言语推力是有等级的。一些患者压制了言语推力;另一些患者必须屈从于言语推力,但会把言语推力感受为病痛,还有一些患者会剥离他们的推力,口若悬河。2. 其他患者把说话设备的运动,体验为自发的,并且就像是旁观者一样。本书第180页上的病例可以让我们了解在有病的咆哮中的自发言谈。康金斯基的一个叙述是这样的:

"多里宁突然感到,他的舌头开始响亮地发声(这不仅不是他的意志,而且违背了他的意志),并且很快说出了他在任何情况下都不应该说的事。患者会马上惊讶和震撼于这件非同寻常的事情；突然在自己身上明显感觉到活跃的自动行为，是非常让人不舒服的；但当开始把握到他的舌头所喋喋不休的意义时，患者就更加惊慌起来，因为他发现，他承认了严重的政治犯罪，并把他从未做过的谋划归于自己。尽管如此，他无力制止突然自动起来的舌头。"

这些大概清晰的病例组成了这样一个序列：其中的现象是一样的，但自我与言谈之间的分立没有了。

2. 言语推力的材料是哪里来的呢?[①] 1. 语言设备本身发出了对常规系列、《圣经》引文、韵文、数字、月份、旋律的无意义复述，合乎语法的无意义句子的制作，不符合语法的构造、声音关联、词语补充，最后是笨拙的声音。2. 来自于持续言语（Perseveration）。我们通过可称之为黏着（Haftenbleiben）的故障而知道了持续言语。例如，可以在失语症的特定可预见条件下观察到黏着。由这种持续言语的内容中汲取其材料的言语推力，必然会促成黏着，而我们可称之为言语重复症（Verbigeration）（卡尔鲍姆）。人们所说的言语重复症就是这样的显现：患者显然是在言语，并且单调地重复着个别词语、句子的片段或无意义的短语——这些重复及其内容没有任何意义，或者说患者不能体会到它们的意义。康金斯基注意到：有时候患者对于言语重复症推动的强迫性体验是很鲜活的（类似于上述多里宁的咆哮状态与自发说话）。

康金斯基的一名患者把这种不由自主的说话，称为"我的自我谈判（Selbstparlieren）"或"我的自我和谈（Selbstparlage）"。甚至

---

① *Heilbronner:* Sprachstörungen bei funktionellen Psychosen mit Ausschluß aphasischen Störungen. Zbl. Nervenhk. **1906**，472ff.

当想要请求什么时,他必须以这种形式来表达:"自我和谈、自我谈判、请允许……自我和谈、自我谈判、请允许……自我和谈……请允许一张纸莎草(Papiros)……不要自己吸烟……我自己想要吸烟……但通过自我谈判……自我和谈……我自己和您谈判……请您给我抽点吧……"

我们要把情绪的、尤其是焦虑的言语重复症,与自动的言语重复症相区分。在强烈的焦虑状态中,患者总是不知所措与无控制地重复着同样的问题:上帝呀,上帝呀,这是一个灾难啊……上帝呀,上帝呀,这是一个灾难啊,以及类似的话。3. 当患者徒劳地为他的言语重复症收集材料时,在语言设备与保存的自我执行之外,外在的感觉刺激可以提供材料。听觉印象会被简单地重复(模仿言语),而所有的对象都会得到无意义的命名,等等。4. 观念飞跃由于其生产力(Produktivität)而区别于上述三种材料来源。可以从观念飞跃中汲取材料的言语推力(观念飞跃性言语推力),以丰富的内容以及多变的联想为特点,有时候以诙谐与相关的措辞为特点。如果要显现出外在的客观性,那么观念飞跃与分心(Ablenkbarkeit)都需要言语推力,否则观念飞跃与分心就会保持为纯粹主观的现象(内在的观念飞跃与内在的分心)。但反过来说,观念飞跃不是言语推力的条件。在思维抑制中,言语推力不是非同寻常的。尤其是在处于痴呆进程的患者那里,言语推力经常没有观念飞跃。5. 语言混乱(Sprachverwirrtheit)这个名称,涵盖了最为不同的说话方式——其中,表面上相互关联的话语,有时候采取句子的形式,有时候采取断裂的碎片形式,但都没有意义,或者说没法理解。[1] 患者

---

[1] 对明显的语言混乱病例进行详细叙述的是: *Otto:* Ein seltener Fall von Verwirrtheit. Diss. München 1889。

也无法感觉到这些语言构造的意义；其他语言构造可能只是对作为观察者的我们来说是不可理解的。以下来自一名紧张症患者的语言混乱的信件，显示出了相对较大的可理解性：

> "出于类似与自然的理由，我告诉自己：我做了不同的检查，而这些检查以新的时代进步为基础，并且具有所有的自然自由权利。自我帮助总是最好和最方便的。我们知道国家的骄傲是什么，但只有我知道这涉及的是什么样的荣誉，并且狭义的认识是我的秘密。对我的事情的重视，与上述事情相关。眼与手是为了祖国。因此，我的事务得到普遍的认可。因此，我要告诉你：我在这里已经被认作是第一检察官了。"（奥托）

我们把语言混乱与没有句子形式的不一致产物相对。除了可理解的内容以外，以下这封由一名紧张症患者给他妻子的信是一个典型：

> "在家里，他是患病卧床了吗？是的。没有要求吗？他被谁打了？我。缪勒。晚上很吵。声音听起来很惨。兄弟就在 F 那里。我们对车辆进行了简短的检查。女人和孩子都好。是的，就像过去一样。我也很好。我很高兴。"

3. 交谈中的语言障碍。迄今为止，我们的描述是从患者本身所见的显现得到其概念的。另一种概念来自人们在调查员进行的问答游戏中考虑语言构造的行为。在这里，出现了离题（Vorbeireden）的症状。在失语症语言障碍（尤其是在感觉性失语症）中，患者产生了一种具有特定意义意识的词形（错语症）（Paraphasie），然而这种语言错乱（Paralogie）具有充满意义的、与问题及正确的答案有清晰关联的内容。

尽管患者仍有理智的能力,但不能给出正确的答案,也不能正确地解决任务。例如,患者在做所有的计算时,都会加上一个数:$3 \times 3 = 10, 6 \times 7 = 43$。牛有几条腿?5 条等。[①] 错语症没有明确的心理学意义。当疾病存在符合患者的某个意愿(例如在监禁中),或作为违拗的显现形式,或作为青春型精神分裂的玩笑表达时,错语症就是癔症状态下的"假性痴呆"(Pseudodemenz)症状。

4. **心理学解释**。人们想要在心理学上说明精神病的语言,尤其是语言混乱。因此,人们通过与感觉相关联的联想原则(源自对感觉刺激的领会)以及与观念相关联的联想原则(源自记忆倾向的实现),去寻找心理学的解释。[②] 人们提出了这样的问题:是否所有的构造都可以在联想的路径上得到说明,或者说,是否存在着"自由上升的"构造?元素的联结依据的是相似性(例如音调联想)、经验、内容关系等,而曾经出现的元素会变成持续言语。音节、词语、句子的片段、意指的"意义"等,都可以发挥"元素"的功能。混合词(Kontamination)属于特殊的联想心理学概念,并且服务于对异常语言构造的分类。因此,混合词指的就是两个不同的语言元素的混合(例如:超级和惊讶,组成了超级惊讶)。类似地,词语相互之间与音节相互之间的调换,会提供前置与后置等。

§6. 思维与判断

由知觉活动到语言的每个机能当中都包含着思维。但当知觉、定

---

① *Hey*, *Julius*: Das Gansersche Symptom. Berlin 1904; *Ganser*: Arch. Psychiatr. (D.) **30 - 38**; *Raecke*: Allg. Z. Psychiatr. **58**; *Henneberg*: Allg. Z. Psychiatr. **61**. 以下文献说明原发偏离思维(Vorbeidenken)也会引起离题; *Pick*: Mschr. Psychiatr. **42**, 197。

② *Kraepelin*: Über Sprachstörungen im Traume. Psychol. Arb. **5**; *Pfersdorff*: Zbl. Neurol. **1908**; Z. Neur. **3** (1910) usw; *Mehringer u. Mayer*: Versprechen und Verlesen. Stuttgart 1895.

向、记忆、运动、语言都是有序的,或者说它们的特殊障碍不同于一个错误的判断所导致的东西时,我们首先会说到判断的障碍。

对机能的判断,依据的是客观真理。当人们的判断偏离普遍适用的平均时,当他们执拗地坚持判断的内容时,当判断导致有意义的共同生活的障碍时,问题在于:是否有在判断的事实构成中可认识的、导致疾病的原因呢? 困难在于:那些非凡的人所开辟的新道路,也有这些判断的特征。在仅仅因为判断不符合外界的通常信念而怀疑有障碍时,人们必须通过其他关联去检验实际上是否存在着一种判断的障碍。客观但外在的事实,就是偏离普适认识的判断,不管这些判断到底是客观错误还是真实的。问题在于:这些判断应该具有什么样的特征,才能成为机能障碍的事实构成。我们把智力障碍及思维障碍(我们接下来马上要讨论这二者),与这里要说到的妄想相区分。

妄想是一个巨大的谜团,而且首先要在人们清晰地确定妄想的事实构成时,才能说解开了这个谜团。如果把难以纠正的错误判断(这种普遍的人类现实)称为妄想,那么只要他能够说服自己,他就没有妄想! 把在公众生活与个体生活中富有成效的错觉称为妄想观念,这意味着人们视为疾病的东西,就是人类的基本特征。其实,问题在于:不可纠正性的基础在哪里,以及错误判断的特殊方式是怎么被认作妄想的。

有四种方式可用于在心理病理学上,对妄想进行领会:机能心理学、现象学、发生学的理解,感性的整体事实的理解。

a) 从机能心理学来看,只有在错误判断的原因不是智力障碍,也不是暂时的、变异的意识状态时,妄想才会出现。患者的思维设备与判断力是有序的,但在其思维中有某些给予他无可动摇的证据的东西:其他人与其他患者看到了错误。但当思维本身是有序的,并且甚至可以精巧地用于妄想的开展时,妄想就不是思维障碍。尽管机能心理学的考量是第一步,但它恰恰以否定的方式说明妄想不是真正的机能障碍,而是源于在妄想判断中显现、但本身没有判断特征的深处。

　　加工过的妄想思维机能的例子：一名精神分裂症患者(工人,后来是警察),体验到了典型的"外力制造的"显现、肢体的运动,并听到了声音。他想到了远程催眠(Fernhypnose)和心灵感应(Telepathie),而把怀疑指向一个特定的人,并告发了那个人；他通过私家侦探来进行调查,并且最终确信他的怀疑是没有理由的。他写道："既然不可能是有人影响了我,那么就没有感官错觉正如我肯定知道,我心中产生了疑问：会是谁呢？我遭受烦扰与折磨的类型和方式,以及谈话和躯体动作中固有的意义,提供了答案,它是一个心怀恶意、超自然的存在,影响着我,并且持续折磨着我。这种影响的目标是毁掉我的身体与心灵。现在我的体验就以和精神疾病一样的过程为基础,或者说我的病例就是一个特例吗？……为了人类的利益,我感到有义务去写下这样的信念：按照同样的假设,如果在我身上出现的过程,与在精神疾病患者身上是一样的,那么医生们迄今为止的观点(一些精神疾病所听到的声音,是基于感官错觉的)就是不对的……我的情况与精神疾病患者是否一样,或者说我的情况是否是特例,两者都可以得到这样的结论：死后会有来生。"(威尔德穆特)(Hans Wildermuth)

　　b) 从现象学上来看,妄想的基础当中有一种与健康根本不同的体验,这种原发体验(Primäre Erleben)先于思维而存在,尽管只在思维中变得清晰起来。同样,这种原发体验没有随着闯入意识并作为其他现象而出现的个别体验而耗尽。患者能够批判性地认识到这种现象。这种基本体验必须与根本的人格变化相关联,否则妄想的不可克服性及其在本质上不同于其他所有错误的不可纠正性,就是难以把握的。

c) 在发生学的理解关联中，我们理解了一个妄想信念是如何摆脱不可忍受性以及实在的消解，并维持一种特殊的满足的（这种满足是妄想得以维持的基础）。但是，当这种可理解性不只涉及内容，而且涉及妄想的产生时，它就可以确立妄想的诊断。因为这种可理解性让我们理解的是人类的普遍错误，而不是妄想。进行哲学思考的人类，永无止境地努力达到可以纠正所有错误的心灵状态，在世界中去实践公正的、伟大的和可见的爱，敞开理性去承担现实和真实。毫无疑问，这个问题不可能有明确答案的，也不可能有任何仍然在沟通准备中的坚定断言。人类不处于这种理想状态，而是受制于此在利益和可承受的东西；这是我们的共同谬误的原因，而我们把共同谬误的强化称为类妄想的谬误，但这里没有真性妄想。

d) 妄想在整体上首先表现为替承载者构造一个世界的事实构成。妄想通过其风格来进行表达，而且会表现出一种本质。妄想的内容来自世界，把世界构造成能够说服患者的样子。妄想就在精神创造的加工中形成。

当根据客观真理去衡量妄想时（假设我们拥有客观真理的尺度），我们所研究的是作为机能缺损的、妄想的外在事实。这种机能缺损可以在内容上明了。人们把妄想观念（它的内容与个体相关联，因为它是在个体身上的，例如：妨害妄想、被害妄想、自贬妄想（Kleinheitswahn）、罪责妄想（Versündigunswahn）、困境妄想（Verarmungswahn）等），区别于客观妄想观念——它的内容涉及一种共同的兴趣：臆测的认识、虚构的妄想、理论论题的提出（例如把培根与莎士比亚相等同）、事实内容的所谓固定观念；它们同时具有这样的特征，就好像个体的思想得到了全人类的证明。这些理念的承载者表现得好像他的整个生命的意义都在于这个特定的理念中，而且他就像伟大的、有创造力的、为了事业而献身的人；差别只在于狭隘性与不自由的昏沉气氛。这两种妄想内容的方向都是这样来相互联结的：客观内容同时变得完全个体化，例如，维护正义同时意味着维护我发牢骚的权利。

所有妄想内容的分类，都以人类的所有生活兴趣与精神内容为基础。整个人类世界似乎都可以转化为类妄想的形态，而且一切都过渡到了"正常的"举动(不同于真性妄想观念)，但是他的这种类妄想完形过程就在诸如滑稽模仿这样的精神进程的边缘上。心理病理学家在汇总妄想之中无法纠正的错误事实时，必须小心谨慎。但依据在这里向他显示世界的事实，他有理由在真实意义的哲学化中去走无成见的道路，以便能够正确地领会各种实在。

一般来说，妄想这个词指的是完全异质的显现。妄想是错误判断的表现——它指的是如此完全不同的显现，例如：原始民族、低能者(麻痹性痴呆等)、偏执狂的"妄想"。原始人(Naturmensch)有一种些许不同的心灵生命；人们想要按照原始人的信念内容去刻画心灵生命，而且说原始人还不知道知觉与幻想表象有不同的来源，因此对他来说不同类型的推论有完全一样的证据效力，例如可以根据完全外在的标准得到类似的推论。偏执狂患者(Paranoiker)的心灵生命发生了具有器质性脑部疾病特点的崩溃，他们的状态与原始人的未分化状态是难以相提并论的。在偏执症的变异中，每个出现的表象都有现实性，而每个思想(经常不考虑到意愿与目的，经常没有体验中的把捉状态与结果)都被简单地认为是正确的，每个内容也都被认为是现实的。例如，舒适、无节制和极乐的宏大妄想意象，每时每刻都在变化，甚至变成相反的样子。偏执狂患者的妄想，涉及完全不一样的东西。完全的差异、尖锐的批评、突出的思考能力，都不能阻止他对妄想内容的确信。他有一些体验，而这些体验对他来说具有全面或更大的一般经验价值。他用其余的经验来处理这些体验，并且以完全诚恳和深刻的把捉状态获得了他不断坚持的妄想系统。他根本不缺乏对立的表象。但他批判地回避了这些对立表象。他不是不能把我们知识的不同源头区分开来。但他坚持他的知识源头，而不管这些源头是超感性的，还是自然的。

第二篇 机能的整体

个别机能的障碍会影响到人的整体状态。在功能受限的障碍中，例如在上述记忆力障碍、严重的失语症、运动障碍等情况下，这种影响将是灾难性的。人的整体状态发生了变化，但我们可以从明显的个别障碍出发去理解这一整体。反过来说，个别机能在它们对机能状态整体的依赖中，发生了变化并具有了意义。如果我们将目光转向机能状态的整体，那么每个特定机能，都会变成难以直接理解的整体事件的症状。我们不是只记录一系列的机能失灵，而是对机能失灵进行了分组。机能失灵会以多种多样的方式发生，因此我们考虑的是主导的整体。我们的观察所指向的整体，要么是让所有机能得到显现的心理物理基础，要么是心灵生命的当下演进方式，要么是持续的机能能力（即智力）。所有这些整体出现在了明亮与清晰的意识中，而不是由意识混浊和意识变异引起的。①

如果个别机能不仅是孤立设备的结果，而且是整个机能设备

---

① 关于这整个部分，可参见：K. F. *Scheid*: Die Psychologie des erworbenen Schwachsinns (1919 – 1932). Zbl. Neur. **67**, 1。

的部分,那么这不是一个独立的、自成一体的整体,而是人的工具;人的精神塑造了工具,正如人就他这方面而言仍然依赖于既定工具及其实现的可能性。所有的精神机能都有这样的共同点——它们在"根本意识"①的规范中可以得到合理的衡量。因此,所有的精神机能仅限于一个人类此在的领域;尽管这个领域有清晰的边界,但它不是人类本身,而是整个人类。

§1. 机能的心理物理基础

尽管我们没有洞悉生气勃勃的心灵生命的基本功能;对于仓促的总体知识的倾向,有时候已经想要领会整体了——尽管是徒劳的。但我们仍有这样的疑问:在我们看来,生物学基础此在的综合原因,似乎变得模糊了起来。我们已经列举了这些原因。它们出现在脑部疾病的机能失灵研究中,因此依据的是在作业曲线中的固定事实,以及大量机能类型的个别差异。研究的目标总是指向多重显现的基础,而且这种基础被认为是一个至关重要的基本事件。

a) 心理物理的基本功能。在机能失灵研究中,器质性脑部障碍表明:机能障碍(同样包括脑损伤的定位)经常不是以个别确定的机能失灵为特征的。因此,我们想要探寻心理物理基本功能的整体;这种整体不在唯一的机能方向中,而是间接地在各种各样的机能失灵中。人们可以看到它们共同显示出来的东西,而且在障碍的多种多样性中,所有承载或渗透的东西都会重现这些共同显示出来的东西。这种东西就是一个整体,因为它在很多显现中出现,但这种东西也是元素,因为它是一种基本功能、一种在其他功能之下的功能。

---

① 　关于这个概念,可参见我的理性与实存讲座,第31页以下。Groningen 1935.

但基本功能不像特殊的机能失灵那样直接呈现，而是会间接地呈现出来。调查程序想要渗透到障碍的关联中，首先是通过在有计划交谈中产生的、患者的自我叙述，其次是通过对可能机能的发生路径的观察。当知道患者在哪里以及如何体验到他的困难时，人们就已经注意到了障碍，尽管客观机能仍然是有序的。当通过与患者的自我叙述相关联的客观观察，了解到现有机能的路径、"绕行机能"（Umwegleistungen），并与正常机能相比较时，人们就达到了本质的障碍点。当重新在患者的多种机能中进行比较时，人们就有希望找到所有的共同点（如果它们存在的话）。这种为盖尔布和戈尔德斯坦、霍克海姆（W. Hochheimer）、贝纳利（Wilhelm Benary）等人所赞同的研究方向，不是没有成效的。例如，著名的心灵盲病例（这里的报道完全来自于作者的陈述）：①

一名23岁的患者在战场上时因地雷碎片而受到后脑损伤。他成了心灵盲，即他再也无法识别空间中的形态和运动了（参见上文第248页对同一患者的描述）。然而，更仔细的研究表明，即使在机能改善之后，整体上的失能也不能通过视觉失认症来把握。

这名患者可以流利地和别人交谈，而且他没有注意到有什么引人注目的事。人们在他面前朗读了一封他最近写给医生的信。在听的时候，他不能重新认出这是他自己写的信。在把这封信给他看时，他也不能认出这是他自己的笔迹。在读到他的签名时，他说："这是我的签名！……是的，我刚才没有认出来。"在长时间的

---

① *Hochheimer*，W.：Analyse eines "Seelenblinden" von der Sprache aus. Psychol. Forsch. **16**，1（1932）. 有关同一案例：*Gelb u. Goldstein*：Psyehologische Analyse hirnpathologischer Fälle，Bd，1. Leipzig 1920；*Benary*：Psychol. Forsch. **2**，209（1922）；*Goldstein*：Mschr. Psychiatr. **54**（1923）。

谈话中,患者的举动仍然是不引人注意的,直到给他辩认信件这个任务时,他的举动突然发生了变化。他的机能失灵是显著的。这个能够开朗而流畅地说话的人,甚至是很痛苦与超级紧张的。

在一次调查中,旁边坐着很多听众。一小时后,患者被问道:"您真的也能看到其他人了吗?"答:"现在是的!"患者受限于直接引起他注意的地方。对他来说,两个环境部分不能并存。

问:您在冬天感觉怎么样啊!"我现在说不上来。我只能说现在的感觉。"他不能清楚地想起与重现过去及未来。他不能表象过去及未来。因此一切都不存在。"人们可以说出某种东西是什么,但我不能。"

青蛙是什么?"青蛙?……一只青蛙?……什么是一只青蛙啊?……青蛙:呱,呱。它会跳。""青蛙是什么颜色的?""青蛙……青蛙:一只树蛙!噢,颜色!树:绿色!树蛙是绿色的。所以就是这样的!"患者不能有意地想象内在的意象——与不由自主地出现的征象正相反。在这种内在想象中,他通过说话来寻找答案。

请您随便说点什么吧!"这不行啊,因为不得不说:您懂的。"在问候时:有什么新的消息吗?"例如什么?"或者:最近有什么事吗?"什么时候,什么地方,噢,有很多呢,我不记得了。"或者:您能想起任何我们曾在这里做过的事吗?"有很多事呢。例如?"患者的"例如"是一种刻板的反应。对他来说,把注意力放在不确定的东西上是不值得的。他的意识只能指向不变的东西。他无法回答一般性的问题。

谈话涉及了偷窃。"至少我没有被偷。"调查者讲述了火车站被偷的时钟。在调查者说到火车站这个词时,患者吓了一跳,并打断说:"是的,在火车站被偷了! 对。我在那儿也有东西被偷了。

我的一整个大箱子。"患者不能掌控他的记忆内容。他想到的是词语的口述。匹配一个单词就像匹配一把保险箱的钥匙一样，因此他最后不能进入他的过去体验。患者不知道他所知道的事。他不能掌控他的记忆存储。

患者依靠的是"自发"来报告的东西。他只能获得不由自主出现的东西，而不能自主地让它们出现。他不能进行自发及自主的自指。他必须用说出词语的办法来代替自指，而且他需要用说出的词语来陪伴自己。在自我推动的情况下，一个推动的词语取代了自我回忆的活动。

因此，患者会像一个自动触发的语音面板一样说话。他保留的只是词语。回忆表象引发了语言记忆。

只有在自言自语时，他才能把问题当作他的任务。然后，这个词语要么会让自动进程达到相关的东西，要么会让患者进入鲜活的、具体的情境。在这种情境下，会有其他事情发生。他的行为就是在无意愿词语帮助下的行为。

激发患者的不仅是这个词语，而且还有一个可知觉的、具体的事物，例如：呈现给他的一块磁铁。他不会纯粹自发地说话。实际上他只在回答时说话，尽管在回答时只针对确定的东西，以及问题所直接涉及的对象或呈现给他的事物。

这名患者知道他的障碍。他不是简单地受着它们的摆布。他意识到了这些障碍，并找到了机能补偿的途径。在他背诵了席勒(Johann C. F. von Schiller)的《钟之歌》之后，他被问及这首诗的含义，以及他是否想象到了其中的内容："但那就是这样的！如果我要讲点什么，那么它就会来到，如同它在脑中一样。我不能进行思考。它的运作是无计划的。这些话就这么来了。但当人们应该讲述意义时，……那就是困难的地方。"含义？"不，它就是如此流走的。当人们抓住它时,那就没问题。然后它就流走了。"他谈到了他对"立足点"的依赖:"人们通过一个词,或一些话来坚持立足点。"

尽管他有额外的、基本的障碍,但他的智力仍是引人注目的。他特别擅长使用套话。他使用套话的速度和坚定性,令人惊讶。

这里只报告了一小部分调查结果。它们的积累应该有助于人们找到共同点。目前人们还不清楚这种障碍的基础,但研究者们已经强调了统一性必然在基底存在的令人信服的印象。他们试图把基本障碍表达出来,不可避免要使用其意义比它们现在应该适用的更为狭窄的概念。例如:

1. 患者不能进行"视觉呈现"(visualisieren)。患者缺乏为知觉认识以及过去的表象知觉所必需的东西,而这些东西对于成型的知觉以及回忆的提取来说同样是必需的。视觉失认症在感觉区域首次出现惊人的紊乱。但基本的东西是普遍的。当人们问及患者是否可以想象音乐时,他说:"不能。例如在看歌剧时。当音乐开始时,你又进来了。"如果患者要生活在情境里,那么情境必须是具体的。

2. 患者不能通过同时的综观(Überschauen)来进行活动,而只能通过连续的行动(尤其是说话)来进行活动。如果有必要将一个给予同时作为一个分开来的整体,他就手足无措了。与此相反,在完成连续行为的任务时,他做得还不错,甚至挺好。人们推断,患者仍有"在同时的整体过程中",采取"同步构造"的基本功能。

因为综观在视觉中起着一种重要的作用,所以障碍首先是在综观这里变得明显可见。但是,视觉的分割结构的统一性应该仅仅是同步结构化空间的统一性,甚至是心灵的无空间性中出现的情况。这种统一性普遍存在,而这让我们推断出在知觉、表象和思想领域中普遍存在的基本功能。视觉的概念不能超越这种领会。

3. 患者只能执行他在自己的运动中重现的行为。因此，他在倾听、领会、思考以及说话时的持续运动，就是他解决任务的方式。他进行了一种"整体机能的重组"。只要能够通过说话和自我运动来达到目标，他就能成功；反之，他最终就会失败。这种客观机能，由于机能路径的不同而具有完全不同的功能。在健康人那里，这种路径是多样的，而在患者这里，这种路径是有限的。在我们的病例中，患者就局限于作为手段的运动。这显示了患者在寻找替代机能上的高智商。与此同时，人们相信他们认识到了只有在患者身上才明显出现的一种基本功能，即所有的心灵生命与能动力、实际运动和运动表象（里博（Théodule Ribot）、克莱斯特）的紧密关联，而且人们可以用它来比较对一些哲学家的世界观来说具有中心意义的运动范畴。（亚里士多德，以及现代更为系统化的特伦德伦堡（Friedrich A. Trendelenburg））

4. 不能视觉化、不能有同时性形态、对不断进行的运动的附着，这三种表达应该都涉及同一个基本功能。人们也把这一障碍称为崩解为具体（Abbau zum Konkreten）。这些患者不能内在地期待可能的、抽象的和回忆的东西，也不能操控一般的东西，以便达到机能目标。因此，他们通过具体的捆绑找到了机能的弯道：事物、现实情境、可说的话语和阐述；在生活中他们会回避完成的情境；他们寻找自动程序；尽管他们有如此严重的缺损，但如果本身是聪明的话，那么他们就能继续生活。

在上述病例中（所谓的失认症），患者的基本功能出现了紊乱，因此这种意义上的基本功能肯定有很多。例如：

1. 在上述心灵盲的案例中，语言是最终与最有效的机能可能性的辅助，而在失语症的案例中，语言恰恰是障碍的核心。

2. 也许在至关重要的冲动层次上存在着失灵。这种冲动层次、饥饿、干渴、吃饱和其他躯体节律,与我们的整个意识演进之间有着不可或缺的关联。关于他的科萨科夫症患者,沙伊德说:"这些至关重要的调控,对于时间定向来说显然起着一种决定性的作用,因为这些调控划分了时间。"[1]

3. 还有其他一些东西是"驱动力"的障碍(参见第 405 页)。[2]

4. 大量的铭记、保存,可能是对一种基本功能的指示。[3]人们经常在器质性的缺损状态、失语症和痴呆症中观察到这种显现。患者的看法在其感觉的瞬间过后仍然存在,而这在对设定任务作出错误反应的情况下尤其显而易见。例如,患者会反复用一个词语去回答所有的问题,即使这个词语毫无意义;或者坚持用"天鹅"这个名称(在图片出现时,首先被给予的是正确的图片)去指代所有的鸟类;或者坚持"直观类型"——当患者不再能够正确地读出钟点,而是反复描述细节,尽管仍有阅读能力(如前所述)时。在类似的、数量稀少的病例中,这种"中心思想"会支配所有反应达数天之久。在很多病例中,保存是有缺损的心灵生命所表现的正确机能中的一种次要显现。在这些病例中,海尔布龙纳(Edgar Heilbronner)可以断定:保存的频繁性与任务的困难性相关。在其他病例中,保存可以通过兴趣强调、情结而得到理解。在另外的病例中,保存似乎是一种独立的显现:某些内容伴随着人们,并以这样的一种方式支配着他们——自发的兴奋无法被控制(例如在

---

[1] *Bürger-Prinz u. Kaila*: Z. Neur. **24**. 553(1930).

[2] *A. Hauptmann*: Der Mangel an Antrieb — von innen gesehen. Arch. Psychiatr. (D.) **66**(1922).

[3] *Heilbronner*: Mschr. Psychiatr. **17**, 429ff.; **18**, 293ff; *Brodmann*: J. Psychiatr. **3**, 25; *Roenan*: Z. Neur. **162**. 51.

疲劳时)。

5. 亨廷顿舞蹈症(Chorea Huntington)①中毁灭性的思维障碍指向了另一个基本功能:尽管舞蹈症患者在运动中有正常的功能,但不能坚持和达到他们自主或非自主的意图。随着运动的延伸、脱轨、自动发生,思维的过程也会进入叉道并脱轨,从而被其他思维打断和混淆。"它就消失了。""我正在想其他与此无关的东西。""我知道这是其他的东西,我只是聊起来了。""我如此经常地答应自己,并且很多很多⋯⋯一切都让人困惑,不是吗? 根本与此无关,不是吗?""现在我又跳了起来。"简而言之,所有需要控制动力的机能、躯体运动、言语和思维,都会受到插入其中的不由自主的运动推动的干扰。推动不会达到它的目的,它们总是破碎并重新开始,而且很多推动的萌芽没有完成,并且最终停止了。与此同时,舞蹈症患者(除了最后的完全衰退),首先失去了智力与思维能力。他们丧失了控制。他们不能得到他们所寻找的东西。他们不能维持他们的想法和意愿。

6. 祖克尔(Konrad Zucker)通过将机能测试与诱发的自我叙述相结合,把功能分析应用于精神分裂症。② 他探索了患者产生表象的方式(通过表象事物或历史经过的任务,通过比较自发感官错觉和内容式表象之间的体验差异,通过观察感官错觉与其自主再表象之间的关系等)。他发现了表象是如何不能够获得、变得困难和延迟的,以及表象是如何在清晰与模糊之间转换、中断或将要

① *Hochheimer*, W.: Zur Psychologie des Choreatikers. J. Psychiatr. **47**,**49**(1936); *Hochheimer*, W.: Kritisches zur medizinischen Psychologie, dargestellt an Chorea; Literatur. Fschr. Neur. **8**, 455 (1936).
② *Zucker*, *Konrad*: Funktionsanalyse in der Schizophrenie. Arch. Psychiatr. (D.) **110**, 465 (1939).

中断的。在这里,他想要领会功能障碍的不同程度。功能障碍导致了思维取消的体验,并且一方面导致了思维中断,另一方面导致了离题与不连贯。

所有这些调查都以三种区分为前提:第一,体验现象之间的区分(现象学);第二,某些机能之间的区分(机能心理学);第三,基本功能之间的区分。这三种区分都应该以这样的方式相互关联:首先,体验现象与机能是源于基本功能的,而基本功能只有通过在机能和体验上的显现才能为人认识。机能本身要通过体验的方式才能有清晰的表现。

在搜索基本功能时,人们倾向于不把简单、可把握的机能失灵,作为机能失灵。例如,记忆力障碍不再是这个名字所说的障碍,而是一种调节障碍(Einstellungsstörung)或转换障碍(Umstellungsstörung)——其结果是看起来像一种记忆力缺损的复述力障碍。[1] 然而,一旦人们开始由基本功能出发来进行解释,这种方法就变得有问题了。人们做的不再是机能分析,而是理论分析了。人们没有更清楚地把握机能群组的统一性,以便在更清晰的结构中领会事实构成,但已知的事实构成是一种鼓励对潜在事物进行思考的兴趣手段。此外,当人们满足于通过一种最普遍的概念(例如完形性)去确定基本功能时,这种方法的有效性就丧失了。完形障碍始终存在,并且是普遍的机能概念,正如智力和正确的思维那样。对心理形态的完形变异的描述是一种很好的方法,但从作为基本功能的完形构形出发进行推导,就没有意义了,因为这太泛化了。在我看来,尽管对象化的(范畴)态度障碍的一般表达是正确的,但在其应用中是无效的。因此,研究人员总是只能说同样的话。

---

[1] *Grünthal*: Mschr. Psychiatr. **35**(1923).

对基本功能的搜寻,不同于:1. 对可把握的特定机能失灵及其结果的调查,例如,记忆力障碍。所有的机能障碍都是总体障碍的原则,而这是不能被跨越的。与此正好相反,个别机能障碍及其后果的问题仍然存在;2. 对形而上学认知中至关重要的、作为可理解的心灵体验与举动之源头的基本事件的一种推测性分析(冯·葛布萨特尔、斯特劳斯,参见第 791 页及以下)。在现在讨论的基本功能中,我们观察到了机能的路径,并且由机能分析与现象学的结合出发,进行了一种方法论上的延伸调查,而基本功能本身就在个体显现中得到直观化。

这个研究方向的重要性是不容置疑的。把现象学用于机能分析、通过机能路径去分析机能、对重组的把握、对失灵与正面机能或仍然被保留下来的整体功能的把握,这些都在失灵当中变得非常突出——所有这些都在查看通过其他方向难以达到的机能关系时得到了保障。参与研究的人员希望有一些特别的东西,并对以前的程序不屑一顾。假设孤立的机能并将它们视为基石,这是一种错误。失灵的作用是粗略的发现。无数的失灵记录是毫无意义的。在对失灵的测量中,人们可以从粗略的方向开始。人们完全不能由此理解患者变异的心理构成。找到对患者来说很难或不可能完成的机能,只是第一步。更重要的是找到患者所体验到的困难是什么。首先,体验分析(通过自我叙述)才能揭示机能障碍的本质。诸如智力、注意力、记忆等集合指称,阻碍了心理学的认识进步。统一的基本障碍、基本举动方式,不能被作为智力障碍(痴呆症)、注意力障碍和记忆障碍。

这里有很多夸大的成分。即使只在可见的期待范围内,这些研究也没有产生建立一种学说的成果(通过这种学说,"粗略"的描述和组织程序就变得多余了)。迄今为止让人感兴趣的研究,总体上都有一个值得注意的缺点。在所有个别证据的实质性与效力上,调查似乎都完全陷入了沙堆。在这条路径上人们可以看到一些东西,但不能获得有说服力的成果。这条路径是一种真正的出发点和方法论程序,而调查技术是不可遗落的。但到目前为止,处理它的研究者的工作是无穷无尽的,无法通过明确的聚焦来克服。在这种认识中,所有的决定都缺席了。反复考虑可以作为小心谨慎而让人满足。但这也是调查结果含糊不清的结果。

此外,整个研究方向暂时限于器质性脑损伤的机能失灵。在这里具有重要意义的是,这些机能失灵有助于我们洞察到:局部的脑部病灶很少导致局部的心理变异,而且通常大多数机能都会出现或多或少的变异。心理的基本功能在多大程度上,可以超越今天在器质性上可把握的脑部疾病而得到确定呢?这是不可预见的。

b) 工作机能。 当所有的机能为了一个此在目的而让整个人都不断努力时,所有的机能就会工作起来,而这取决于它们的疲劳和恢复,以及量化的估计。心理物理机制用它们的力量,在其工作机能的多样性中,与某些基本属性一起显现。

人们在量化规定与各种条件下观察到了客观上可确定的工作机能,由此已经开始揭示本质的机械工作机能所依赖的因素。[①]

实验调查所需的工作类型,几乎总是个位数的加和。我们知之甚少的是职业工作类型的差异,例如,职业工作更多运用的是精神的工作,还是躯体的工作。

---

① 打下实验基础的是克雷佩林及其学生们的工作:*Kraepelin: Die Arbeitskurve. In Wundts philosophische Studien*,Bd.19. S.459. 1902。韦伯批判地揭示了这些成果对于现实生活中的工作机能判断的意义:*Max Weber: Zur Psychophysik der industriellen Arbeit. Arch. Sozialw. u. Sozialpol. 27－29*。克雷佩林报道了他的研究所中的进一步试验:*Kraepelin: Arbeitspsychologische Untersuchungen. Z. Neur.* **70**,230(1921)。

在工作分析中,主观显现(疲劳感和工作喜悦),要与客观显现(疲劳和工作适应性)相区别。这些客观机能在作业曲线中得到了形象的直观化,其中的横坐标表示时间的流逝,纵坐标的高度表示以时间为单位的工作量。在这条曲线的组成部分中,疲劳曲线从开始下降,在暂停后由于恢复而再次迅速上升,而练习曲线最初迅速下降,后来缓慢地在暂停后下降①——这是最重要的。首先出现的是在工作开始时上升的兴奋曲线(Anregungskurve)——靠的是在机能开始和结束时导向显著提升的意志紧张,以及在最初上升然后水平稳定的曲线中运行的转移刺激的习惯。②疲劳和练习是最重要的概念。

疲劳③与恢复(Erholung)相对,并且作为心理物理设备的属性,可恢复性(Erholbarkeit)与疲劳性是相对的。可恢复性具有不同的持续时间,而这取决于那是单纯的疲劳(人们将之回溯到疲劳质料的影响)还是耗竭(它要由物质耗尽来说明)。目前,人们区分了肌肉疲劳与神经疲劳,并问道:是只存在一种普遍的疲劳,还是有特定工作机能的部分疲劳? 克雷佩林认为,只存在一般的疲劳。

练习④是通过重复来提升机能的简易性、快速性和均匀性。练习部分地是通过在最初更多的是刻意、有意的心理机能的机械化,到更具反身性、机械进行的机械化。但这必须设定影响练习的生理机制的变化。练习和坚持练习的能力各不相同。因此,克雷佩林区分了练习能力和坚持练习的能力。虽然疲劳是一种短暂而暂时的显现,但在疲劳期间总会有练习的残余存在。

---

① *Graf*, O.: Die Arbeitspause in Theorie und Praxis. Psychol. Arb. **9**, 460 (1928).
② 有关作业曲线及其成分的图表说明,可参见:*Kraepelin:* Die Arbeitskurve. In Wundts philosophische Studien, Bd.19. S.459. 1902。
③ *Offner*, M.: Die geistige Ermüdung, 2. Aufl. Berlin 1928.
④ *Kern*, B.: Wirkungsformen der Übung. Münster 1930.

如疲劳性、可恢复性、练习能力、坚持练习的能力、转移(Ablenkbarkeit)、习惯能力和兴奋性等禀性，都被视为心理物理机制的基本质性(克雷佩林称之为人格)。

在健康状况不佳的情况下，所有这些基本质性都会发生变异。克雷佩林调查了它们对于食物摄入、睡眠、毒品摄入(酒精、咖啡因)的依赖性。除了极大的疲劳之外，脑损伤会导致工作机能的大幅减缓。[1] 人们在其他情况下发现：在机能非常低时，练习能力也会很差，但可疲劳性也很小，因为实际上根本没有努力；这里的不足是心灵上的。斯佩希特(Wilhelm Specht)与普劳特(Plaut)[2]采取与分析了神经症中(尤其是事故发生后)的作业曲线。神经症的快速可疲劳性以及癔症的意志薄弱(Willensschwäche)，不同于极端情况下有意识模拟的故意机能缺乏。在大多数时候，我们在调查神经症的工作机能时，必须局限于主观分析。练习中的不适感和不快感，随着工作难度的增加会有两个主要成分：一方面是不愿意(Nichtwollenkonnen)和无力感，另一方面是不再能够。意志薄弱不由自主地取决于工作机能会导致养老金丧失的意识。养老金进程的兴奋，显著增加了所有的抱怨，以及意志薄弱(养老金斗争神经症)(Rentenkampfneurose)。这项调查表明：生活中工作机能的实际下降，是这类患者的唯一客观症状。

对工作机能的切实调查，与某些普遍的时间直观一起导致了对"人格的基本质性"的高度评价。与此相应而且必须指出的是，实际上只有机械的、自动的、可学习的、每个人都可练习的、最终单纯量化评价的

---

[1]　*Busch*: Z. Neur. **41** 283. 同样涉及脑损伤患者工作的加和方向的是：*Langelüddeke*: Z. Neur. 58，216。肌肉测力仪试验：*Bappert*: Zur Frage der körperlichen Leistungsfahigkeit bei Hirnverletzten. Z. Neur. **73**，239。

[2]　*Specht*: Arch. Psychol. (D.) **3**，245 (1904)；*Plaut*: Münch. med. Wschr. **1906**，1274；*Plaut*: Neur. Zbl. **1906**，481.

"机能"(即那种经常持续的"工作"),才是在这种考虑方式中的。定性的机能、所有工作(尤其是艺术、科学与生活方式)中的生产力活动,都不包括在这个作业曲线中。我们可以把这个作业曲线,高度评价为我们生命所依赖的神经设备功能的客观表达,而非对任何"人格"的分析。

c) 因人而异的机能类型。 当克雷佩林在他的作业曲线分析中,谈到他在可疲劳性、可恢复性、可练习性等的因人而异程度中所看到的"人格的基本属性"时,他建立了一种能够大大扩展的领会方式。在所有可以通过实验确定的机能中,人们也可以观察到这种个体差异。这种差异可以部分地测量出来,部分地在典型的极性、对立或多重差异中得到组织。

因此,人们已经区分了"表象类型":一个人在他的表象和记忆中,是否更喜欢视觉、声觉或动觉感知领域,他是否是一个旧事重见者(Eidetiker),以及他是何种类型的旧事重见者。还有记忆类型、语言类型、思维类型、领会类型、运动类型、速度差异、节奏方式等。

这涉及非常不同的东西。共性在于:它们都有可能出现在客观任务的机能试验中,而对差异的搜寻是在找到人之存在变量(人们称之为体格差异)的心理学的基本性质这一意图中。主题不是称为性格的可理解人格,而是一种机能能力展现的生命力人格。

一个讨论很多的问题是右利手和左利手。左右是身体空间的基本定向和身体本身的形态发生完形。似乎有一个很特殊的问题——一个人在他的运动中,是否会惯用右手或左手。但左利手也被认为是一种体格特征;这种特征不仅是一种躯体标志,而且通过机能类型得到了客观化。一些人已经尝试在人的本质类型和个体生命历程的关联中去理解这个问题，而其他人在其中只看到了一个特别的意外发现。

事实①：左利手的数量几乎总是少数。在俄罗斯的占比是4％，在阿尔萨斯的占比是13％；在斯图加特的男孩中占比是10％左右，在女孩中的占比为6.6％。在石器时代，25％的工具应该是由左利手制造的，而西里伯斯(Celebes)的大部分居民都是左利手。右利手占优势，还是左利手占优势，或者说它们不相上下，这是有争议的。达·芬奇(Leonardo di ser Piero da Vinci)和门采尔(Adolph von Menzel)都是左利手。左利手有很强的遗传性。它和语言障碍有关。有严重语言缺陷的61％的男孩和81％的女孩，都是左利手或与左利手有关(希勒)(Maria Schiller)。"半脑的支配地位，是形成更高中心(特别是语言中心)的必要条件"，因此人们应该避免努力让双手都擅长同样的事情。

§2. 心灵生命的当下进程

我们要在更多的视角中去考虑当下状态的整体：作为意识变异和意识混浊(第200页及以下)、作为疲劳和耗竭(第670页及以下，第300页)、作为生命运转的世界(第407页及以下)。当然，每种整体存在方式都与其他方式相关联，但我们的认识只有在区分中才能变得清晰。我们把(意识和生物学整体)的状态变异和世界变异(作为可理解的意义整体)，区别于这里要讨论的心灵生命的演进方式(它首先以思维关

---

① *Schiller*, *Maria*: Probleme um die Linkshändigkeit. Z. Neur. **140**, 496 (1932). 有关左右的总体问题的研究报告：*H. Burger*: Nervenarzt 2, **464**。

联和关联丧失的方式来表现）。然而，这种演进方式迫使我们将其分析为整体上正常机能的失败与颠倒。这些变异长期以来被称为：观念飞跃、思维抑制、混乱。在诊断上，躁狂-抑郁症（观念飞跃和思维抑制）不同于精神分裂症（混乱）。但是，观念飞跃会变得混乱，而精神分裂状态会表现出典型的观念飞跃。

a) 观念飞跃与思维抑制。被划分为观念飞跃①和思维抑制的东西是什么呢？我们首先要通过一些异质性的例子来说明：

　　观念飞跃的表现是客观的，例如，在以下语言表述中，患者以这种方式与医生"交谈"。她回答了她去年是否有所变化的问题："是的，我又哑又笨，但没有聋，我知道多伯（Ida Daube），她死了，可能是因为阑尾炎；我不知道她是否失明了；瞎的黑森州（Hesse），黑森州大公，路易斯姊妹，巴登大公，这名男子于1907年9月28日去世，正如我回来了，是红金-红色-红色。"这些患者随时都会出于任意理由而打断思路，开始时是这样做，而同时又做其他事，不能坚持目标，但又总是很忙，并且有很多想法。他们不能停留在事情上，总是陷于琐碎，在失去线索后无法重新获得线索。他们不能结束已经开始的事情，他们是跳跃的，他们在思考时呼吸急促，他们在外部联想上走得很快。与此相对的是，患者几乎在每个方面都表现出了与思维抑制相反的举动。患者什么事也不做，不能开始任何工作，只是困难地说出一个词，艰难地考虑一个问题，完全

---

① *Heilbronner:* Mschr. Psychiatr. **13**，272ff.；**17**，436ff；*Liepmann:* Über Ideenflücht. Halle 1904；*Aschaffenburg:* Psychol. Arb. **4**（1904）；*Külpe:* Psychologie und Medizin. S.22ff；*Binswanger*，*L.:* Über Ideenflücht. Zürich 1933.我们在这里用观念飞跃来指称在整个心灵生命的实际过程中的障碍，而不是单纯的语言产品（没有观念飞跃的人，也会产生观念飞跃的语言）。

不能想到任何事情。

患者的主观体验,有时会出现在他的自我叙述中。患者把观念飞跃的方式(特别是在精神分裂症中),描述为思维推力(Gedankendrang)。S小姐抱怨说:"我不能坚持任何念头,而且所有的念头都混在了一起……所以我根本把捉不住念头,我没有想法……哦,好吧,我脑海里浮现出了嘈杂无聊的东西。"患者福雷尔斯(Foreles)说道:"在我的脑海里,就像发条一样的、令人信服的、不间断的观念链条,在不可阻挡地运行着。一个想法和另一个想法在最令人惊讶的联想中联结在一起,但至少是在某种方面由部分到部分的关联中。在我脑海里东奔西跑的东西,展现出了巨大的观念联系!然后,我总是一次又一次地回到某些概念、某些表象,例如,法兰西所有权(Droit de France)!鞣酸!芭芭拉!洛汗!它们似乎形成了思维追逐的阶段,然后我在解答词中说出了一个在不停歇的思维中刚刚迅速到来的概念,特别是在我日常生活的某些部分,就像在进入大厅时,当房门打开时,在去吃饭时,当有人向我走来时,等等,似乎是为了不失去线索,或者是为了在癫狂地溢出脑海的思维序列中,停下来去进行把捉。"一名精神分裂症患者报告说:"思维总是越来越快了。我不能把握每个单独的想法。我相信我现在已经精神失常了。我只能感觉到思维的运转,但看不到它的内容。最后我根本意识不到思维了,它是空白的。"

一名30岁、处于脑炎后状态的女性患者,叙述了思维过程中与强迫症显现相关的内在变化:"我不能静坐5分钟而不去想任何事情。思绪比我所能说的还要快得多;在我说出来之前,我早就知道答案了。好像有一部电影在我心头萦绕。一切都快如闪电。我可以把握住每一个最小的细节……如果我没有立即回答,而且人们认为我没有理解时,一切都会重复。我不能马上回答。情况是

这样的,当我在白天想到任意东西时,我就会一次又一次地想到它。"(多尔)

在下面的自我叙述中,出现了轻度的思维抑制:"我的心境在不断变化。在快乐的日子里,我对一切事物有兴趣,我有目标明确的行为,个体的刺激,对事物、他人以及我本人的判断,有一种确定的张力。在这些时候,我尽可能地去融入社会,承担很多事情,因为我对一切都感到满足。从一种心境到另一种心境的过渡不是如此突然,而是每天都要过渡一点。在其他状态中,我感觉到自己没有兴趣、自己很愚蠢,并且对于我应该有自己看法的事物是不确定的。因此我要分外努力来隐瞒我的缺陷,而在那种情况下,我思索了我在健康时的行为。变化无常的主要是我的书写以及我走路的方式。最近,我变得完全无动于衷,并且没有了接受能力。剧院、音乐会不再能够触动我的神经。我不能讲述这些事了。在谈话中,我失去了线索,即我再也不能把一个想法与另一个想法串联起来了。我不能感受到谈话中的笑点或要点,因为我不能理解它们。"(患者在接下来的几年变成了偏执样的痴呆)其他患者抱怨说:我完全丧失了记忆,我不再能够跟随谈话。我觉得自己像是瘫痪了,没有了理智,变成了完全的痴呆。我完全不能重述读过和听过的内容。我没有意志,并且感受不到能量与生命力。我不能做出决断。哪怕只是动一下,也要下一个很大的决心。

1. 对观念飞跃与思维抑制的解释。如果人们想要让所有这些现象特征直观化,那么就要从加速和减缓的对比出发。但是,这显然没有涉及障碍的本质。其余正常进程中的加速,只是健康的标志。在未变异的进程中(例如在癫痫人格中),人们会观察到与这里所指的抑制显现不同的减缓。更接近的是兴奋与抑制的对比。然而,当它也涉及这些演进中的现实性时,它仍然是非常不确定的。如果我们尝试深入到这些演进的结构中,那么最好总是遵循机械、联想、被动表象的演进与主动的、目标表象演进(支配表象、决定倾向)的对比。联想事件提供了激活思维秩序的质料。我们马上就看到:一方面是一种抑制或兴奋、联想事件的丰富或贫乏;另一方面是主动影响的目标表象及其决定倾向的一种回退。当决定倾向弱化时(首先主要是因为目标觉知没有了,其次是因为影响没有了,再次是因为它们变得太快),表象演进就只会受到联想元素的素群的影响。外部的感觉刺激,以及遵循所有可能的联想原则的偶然素群所激发的表象,提供了意识内容的材料。我们有了客观的观念飞跃征象。"观念飞跃"(Ideenflucht)中的"观念"这个词,不仅指表象,而且指所有在联想链条中被视为元素的"元素"。目标表象不只是表象,而且是所有在心灵内容中作为一种选择以及一种结构的要素。这就是逻辑(美学)的情境必需品(交谈、对话、沟通、任务)。客观与主观体验到的各种观念飞跃与抑制演进的类型,就源于这种图式。①

2. 障碍演进的类型。aa) 典型的观念飞跃。联想事件被激发起来,而且首先有大量内容从各方面流入意识。这本身只意味着更高的生产力。然而,决定性倾向变得麻痹起来,越来越多地消失,并且在联想中不再有固定的选择方向,因此所有只是可能的联想方式,就根据偶然的条件,而在概念、声音和语言等上混杂在了一起。

人们一直在追问观念飞跃的原因,但迄今为止只找到了不充

---

① 我复述了传统的观点,尽管这种观点已经受到了尖锐的批判与摒弃(在赫尼希斯瓦尔德(Richard Hönigswald)和宾斯旺格那里)。在观念飞跃中、在每个表象中、在每个"元素"中,都有思维活动。这涉及的不是机械事件,而总是"我思"的执行。这是正确的,但不能反对分析。传统的观点,适合作为清晰的描述,但不适合作为真正事件的理论(直到今天也还没有有意义和必须的理论)。活动与材料的二分,存在于体验本身当中,并且不应该被抛弃。

分的答案。观念飞跃既不是表象演进加速的结果，也不是言谈推力的结果，既不能根据单纯联想原则的快速变化来得到理解（例如声音联想），也不能从更低级的联想类型的主导性来得到理解（在没有概念联想的情况下）。观念飞跃的原因在于外意识的未知过程——其机能整体只能通过思维过程的两个方面、联想事件与决定性倾向来得到解释性描述。

bb）典型的抑制，与联想事件的观念飞跃正好相反。对精神材料的处理受到了损害（材料所受的损害不同于在痴呆症中那样）。典型的抑制完全没有联想，也没有什么东西进入到意识之中；典型抑制的倾向是完全的意识空无。在稀疏的联想出现时，就像在观念飞跃中那样，决定性倾向的作用会下降；患者不能集中精神。有时候在长时的努力后，患者会做出反应，而且经常是完全沉默，并长时间地保持在深度恍惚状态中。

cc）观念飞跃与思维抑制的关联。观念飞跃与思维抑制，似乎是相互关联的。存在着丰富或贫乏的观念飞跃，语言（言谈推力）与语言贫乏（缄默）的观念飞跃。

如果患者意识到他们紊乱的心灵演进，那么在他们的抱怨中，观念飞跃就像是思维推力，而抑制就像是主观抑制。整体就是一种观念飞跃的思维抑制。[1] 患者抱怨说，他们完全无法抗拒大规模的想法，即通过他们的心灵掀起一场痛苦的表象追逐。或者，他们抱怨说，他们再也不能思考，再也没有思维出现了。尽管现在患者也意识到了决定性倾向的消失，但他们仍然积极地努力将秩序带入他们的思维演进中，并在这时体验到了目标以及高级表象聚焦的完全无效，因此他们同时体验

---

[1] *Schröder:* Z. Neur. **2.**

到了这样的兴奋——通过被激发的联想表象的演进,以及在无能中的、在唯一的关联思维的狂野追逐中的抑制,去把握思维推力。

dd)分心(Ablenkbarkeit)。①如果表象演进不能或不能充分地由决定性倾向来确定,而且表象演进的材料受到了提高生产力的联想的挑战,那么就会产生观念飞跃。如果表象的材料是由外部印象以随机方式确定的,那么这就是分心。如果一个人偶然地拿着任何物体,时钟、钥匙、铅笔,玩弄表链、敲击、用钥匙圈敲出声音,那么患者会立刻注意、命名和评论这一切。他很快就跳跃到别的地方,墙上的污渍、医生的领带以及周围引人注目的一切东西。显然,实际上观念飞跃和分心通常是一起出现的,但这不总是会发生。一位患者在联想中完全没有生产力,但每种感官刺激都会引起注意。相反,在其他患者那里,表象演进完全由观念飞跃的联想组成(这些联想不会被感官刺激撕裂)。

但是,不是只有任意的感觉刺激才会导致分心。人们经常注意到根据兴趣领域,或者至少根据某种连贯领域所进行的选择。这种在某种意义上可理解的分心,会过渡到由所有任意的感觉刺激而导致的、相反的分心极端:随机"命名"所有的对象、重复所有的词组、模仿所有的运动。在纯粹分心的情况中,涉及的是内容上最终可理解的注意举动,因此这些"回声症状"(Echosymptome)在我们看来就像是一种自动事件。如果在第一种情况下,由注意力分散所获得的感觉刺激就在不同的心理方式中得到加工,那么在后一种情况下,仅存在始终相同的自动回声反应。我们在这里最好不要谈及分心,而是要局限于以下情况下的表达——我们确信:在患者的意识中,一种注意方向的转换、重视和再分心,是以我们

---

① *Heilbronner:* Mschr. Psychiatr. **13**, 277ff.; **17**, 431ff.

可以体验到的方式存在的。

b) 混乱(Verwirrtheit)。精神分裂症患者抱怨了疲倦、专注缺失、智力机能下降、记忆衰弱(Gedächtnisschwäche)。当观察者查明了思维演进的客观涣散与现实障碍时,这种多义的抱怨就有了一种明确的意义。贝林格①挑选出了一些还没有混乱到不能进行自我观察和任务执行的病例,并且看到:实际上,一种客观发现是与主观任务(不同于躁狂-抑郁的抑制抱怨)相应的。

患者的抱怨是这样的:思维是如此飘忽,就像碎片一样,丧失了关联,并且是如此仓促。当无人过问患者时,情况会变得更糟,而当患者有任务与在交谈时,情况就会好转。一位患者表示:"我迅速地忘记了这些想法。当我想写下一些东西时,我马上就什么都不知道了。思绪飘忽不定,若隐若现。一个念头如闪电般划过脑海,但另一个念头已经来到,而且它现在就在那里,尽管我在刹那之间都还未曾想到过它。我感觉到一种精神涣散。我根本不能掌控我的思维演进。这些思绪晦暗不明:这些人们不清楚的思绪,只会以某种方式掠过,但人们还是知道它是已经存在的某种东西。除了主要的思绪以外,仍然还有次要的思绪。这些思绪杂乱无章,因此人们没有了目标;思绪越来越混乱,一切都纵横交错在一起,因此产生了一种毫无意义的混杂。让我哭笑不得的是,这是怎么可能的。我有了思维贫乏感。在我看来,我的所见与所想是无色、乏味和单义的。所以大学的概念,就缩小到了我的柜子里。

---

① *Beringer:* Beitrag zur Analyse schizophrener Denkstörungen. Z. Neur. **93**(1924).

在被动性中,也有纵横交错的痛苦经验;在主动性中,也有思维演进的迟滞与思维贫乏。

在机能测试中,尽管患者可以做文字记录并有良好的意志,但患者还是有记忆力的衰减,以及历史的逻辑划分感的显著恶化。患者不能把捉谬误,并且很难弥补漏洞。进行自我叙述的患者,不能写下对于朋友的简单委托;他写了 14 页,但总是在重复,而不能达到目标。

卡尔·施奈德[①]细致地描述了精神分裂症患者的混乱思维,例如:合并(异质事实的非意指融合)、胡扯(Faseln)(对象明确的、异质事态部分的混淆)、脱离(没有事先意向的思维链断裂)、脱轨(在有事态关联的情况下,无跨越意向的思维内容插入)等。

人们尝试通过对疲倦思维及睡眠思维(卡尔·施奈德)与原始人的"远古"思维(斯道希)的比较,切入这种思维,或者说,其实是心灵事件的整体演进方式。但这涉及的总是比较。在疲劳和睡眠中,主要的是一种意识的变异;在远古的思维中,主要的是一种人类精神的历史发展状态(本质上是通过传承,而不是通过生物学的遗传来延续)。然而,在精神分裂症患者中,心灵生命演进中的原发障碍,属于经验的事实构成。

§3. 智　力

我们所指的智力,就是为适应生命的任务机能所必需的、有目的应用的所有才能和所有工具的整体。

a) 对智力的分析。 首先,要区分智力的前提;其次,要区分精神的清单、认知;再次,要区分真正的智力。智力的前提包括记忆力与记忆、

---

① *Schneider*, *Carl*: Psychologie der Schizophrenen. Leipzig 1930.

疲劳耐受度、运动显现和言语的设备机制等。人们经常会把这些前提，与真正的智力相混淆。没有记忆的人，就不能说话，总是会在最短的时间内疲劳，并且完全不能表现出他的智力。但是，我们在这种人身上找到了可划分功能障碍的原因，其结果是智力活动的失灵，而非智力本身的障碍。这种可划分功能与心理物理基本功能的解答，对于智力分析与区分来说具有重要的价值。李普曼骄傲地说到了这个进步："把失语症和失用症从痴呆症概念的未分化粘液中提取了出来。"过去人们经常把失语症错认为痴呆症。

其次，我们不能把真正的智力，与精神储备（Besitzstand）、认识相混淆。人们可以由巨大的精神储备，推出某些在获得纯粹的记忆复述时所必需的能力。但是，在真正的智力（判断能力）和纯粹的学习能力之间也存在一种很强的独立性。人们可以学习整个复杂的思维形态，而学习才能往往会与智力相混淆。在心理病理学中，将认识储备（Kenntnisbesitz）与目前唯一存在的有限能力的比较，有时提供了与先天性低能相对的后天性缺损的特征——在后天性缺损中，认识和能力更多地倾向于建立彼此可理解的关系。一般来说，非常贫乏的认识，同时是低能的表现，而大量的认识本身不是智力的表现。在极端的病例中，人们也可以通过对储备状态的检测，去判断低能。但更重要的是认识检测，以便探明一个人在内容上使用了哪些材料。人们首先是在这些材料（个体的世界意象）的范围中，才能理解他的行为、举动、生命指针，并且才能正确地领会人在交谈中所真正意指的东西。他的精神储备的范围越小，我们就越能观察到他所使用的词语的意义（词语对他与对我们是不一样的）。他所使用的词语，在其客观意义上超越了他实际所指的意义。这些词语佯装有比患者实际所拥有的更多的思想。人的精神储备状态有多大，除了他的学习才能与兴趣以外，主要取决于他的出身环境与生活环境。因此，不同社会群体在精神储备状态上的平均认识水平,是判断个体的重要尺度。人们通常可以完全充分地想象到平均的占有状态。① 罗登瓦尔德(Ernst Rodenwaldt)* 发现大多数士兵完全缺乏社会定向,并且不知道政治权利和社会立法。在离家数英里以外的地方,地理定向就停止了。他们几乎完全不知道历史知识。超过一半的士兵不知道冯·俾斯麦(Otto E. L. von Bismarck)是谁。在认识检测中,人们习惯重视的是学校知识与生活知识。生活知识(通过自发兴趣与在职业中获得的认识)更有可能检验出智力。令人惊讶的是,在迄今为止的调查中,大多数人本身在自己的职业中,只知道完全表面的东西。

再次,我们要转向真正的智力。这是非常难以把握的。我们几乎无法说明要从哪些以及多少不同的视角出发,称某人是有智力的。肯定有很多完全不同的才能——个别才能可能正好丢失了,并且不仅存在着一系列更大或更小的智力,而且还有非常不同禀性的分支树。令人怀疑的是,在每种关系中必然会出现的一般智力和机能能力,是否必然提供了"智力的核心因素"。但人们总是喜欢接受它,而且它就是老心理学家们所说的判断力。

然而,智力的显现是非常不同的。有一个生气勃勃、领会迅速的人,他精明能干,令人印象深刻,并且非常聪明,但仔细的检查表明:他是平庸和肤浅的。实践智力能够迅速地由无数的可能中,选出正确的可能,并与新的任务相适应;理论智力暂时是低能的,但在孤独、安静的工作中,可以执行实事求是的、正确的和有成效的思维机能。"一名医

---

① *Rodenwaldt*: Aufnahmen des geistigen Inventars Gesunder als Maßstab für Defektprüfungen bei Kranken. Mschr. Psychiatr. **17**(1905); *Lange*,*J.*: Über Intelligenzprüfungen an Normalen. Psychol. Arb. **7**(1922).

* 罗登瓦尔德(1878—1965)是德国卫生学家。他被认为是德国最著名的热带病专家之一,并且是当时全球领先的疟疾专家。——译者

生、法官或政府官员,在他本身就是基础教导者的程度上,可能知道很好的病理、法律或政治规则,但在应用中还是很容易违背规则,这要么是因为他缺乏自然判断力(尽管他抽象地看到了普遍性,但还是不能区分一个情况是否属于具体某种规则),要么是因为他不能充分地通过案例和实际事务做出判断"(康德)。

在临床检查中,我们没有超越智力的一些非常普遍的方面。我们特别重视对判断力、思维能力、本质感,以及对视角和观念的把握能力的直观。在我们看来,不知道或不能知道如何说明困难任务的人,要比拘泥于非本质细节、托故搪塞或插话的人更聪明。除了判断力以外,自发性、主动性也是我们的特征。有的人在被要求时显得很有判断力,但在独自一人时又显得无精打采和沉默寡言。

b) 痴呆的类型。由人类的整体以及才能的各方面来看,智力概念的独特性意味着分析总是只带出了不完全符合这个概念所指的东西。因此,相比一般的智力概念,我们对于个体化智力类型也有一个更好的直观。我们想要这样来叙述智力障碍的个别类型:

1. 生产力(Produktivität)的萎缩。我们通常所指的智力是持久的禀性,而痴呆症是一种永久性的缺损。当处于急性精神病、混乱、恍惚、观念飞跃、抑制状态的人不能展现智力时,我们不会说他们有智力障碍。我们只有在审慎、有序、易于接近的状态下,即在没有急性障碍的情况下,才能考虑有智力障碍。在急性状态中,我们通常不考虑去判断患者在急性时相之前与之后的智力。人们还是不能在所有情况下,都严格地区分永久性障碍和一过性障碍。尤其是精神生产力的下降(它经常出现在精神工作者(艺术家、学者),以及临时性时相、长期或最终永久性的精神衰弱者那里),是很难归类的障碍。这经常涉及一个让患者感觉短暂的时相(在这其间,让患者痛苦的是强烈的无力感):他们觉得记忆已经消失,他们完全无法思考,等等。但实际上他们不只有无缘无故的无力感。他们无法集中精神,阅读是机械的,不能把握到意义,总是只能思考如何工作,指向的是他们本身,而非事务。他们真的不能总览他们的工作,真的没有了自发的想法,而这使得所有的工作都停滞不前。这些人暂时或永久性地丧失了他们的生产力。反过来说,整个特殊的生产力时相(即最丰富的创作)也会出现。所有这些情况,涉及的不是总体智力的变异,而是生产力的变异。通常这些时相是通过抑郁症和轻躁狂症(Hypomanie)来识别的。

2. **天生的低能**。愚蠢和头脑简单的递增序列,由鲜活的复述智力中的生产力削减,直到深度的低能。人们把轻度低能称为轻度智力低下(Debilitat),把中度低能称为中度智力低下(Imbezillität),把重度低能称为重度智力低下(Idiotie)。低能涉及心灵生命在所有方面上的一种贫乏发展以及微弱的分化性(人们可以将低能理解为人类禀性在平均水平以下的一种变异)。在更低的层次上,人类生命总是越来越像动物。随着生命必需本能的良好发展,所有经验仍然停顿于感性的个体体验中,没有学到任何东西,没有掌握任何概念,因此不可能进行有意识的计划行动。在缺乏一般视角的情况下,这些人首先不能提升观念,并且会将他们的此在带到他们偶然的、感性的日常印象的最狭隘视域中。然而,人类的分化性会表现在最深与最高的层次上:人类的才能不是统一的能力,而是发展各异的、多种多样的。中度智力低下(中等程度的低能)经常表现出特定方向上的机灵、精神能力(如计算才能)或单方面的音乐理解与记忆。[1] 作为异常天资的天生低能形式,有时候不能在心理学上与天生的器质性低能形式相区分。[2]

3. **"境遇性痴呆"**(Verhältnisblödsinn)。智力的天资在原则上,而不

---

[1] *Witzel:* Ein Fall von phänomenalem Rechentalent bei einer Imbezillen. Arch. Psychol. **38**.

[2] *Sollier:* Der Idiot und der Imbezille. Deutsch 1891.

是在实际上可与人格天资相区分。布洛伊勒把具有高度的机能力与惊人的无能相结合的、令人惊讶的显现形式,描述为"境遇性痴呆"①,因为既定才能与宏大的自选任务的关系是不相应的,因此失败是不可避免的。理智与努力的关系出现了障碍。无节制的冲动为理智设立了任务,并把人带到了难以应付的情境中。这些人通常具备出色的机械和语言记忆,而且"在肤浅的观察者看来,他们是多才多艺的思想家,但在更仔细的审视中,他们其实是稀里糊涂的"。他们不能"由经验出发找到行为所需的指导",并且苦于难以纠正的自我高估与自我批判的完全缺乏。出于有效性的冲动与给人印象的需要,谈话中的"沙龙痴呆"(Salonblödsinn)释放出了大量自由的过程联想。这看起来像观念飞跃;但它不是真正的观念飞跃,而是一种可理解的自我扩充(Sichbreitmachen)与大量的"想法"。然而,这些想法是在语言和机械记忆的指导下进行的。混乱知识的扩展取代了思维的发展;卖弄才智的言论取代了负责任的评价与态度。起指导作用的是语言,而非思考。对臆测的本己精神的陶醉,取代了有目的的思考(本己精神只能在言语上复述阅读的内容)。这个人由于"幻想性谎话症的信念",而弄错了他所说的、或多或少源于他本身的东西。他喜欢选择最大的问题作为内容。

4. **器质性痴呆**。各种后天的器质性痴呆,都不同于天生的低能与精神分裂性痴呆。器质性进程通常首先广泛地破坏了智力、记忆和记忆力的前提,有时候还会破坏语言设备,因此,在老年痴呆征象中,一个人完全忘了他的一生,不能正确地说话,而只能非常困难地进行理解。人们可以从举动和行为来查明受过教育的人的特殊性、他对本质的感

---

① *Bleuler*: Allg. Z. Psychiatr. **71**, 537 (1914); *Buchner*, *Lothar*: Allg. Z. Psychiatr. **71**.

觉,以及在某些情况下的判断力。

在其他动脉硬化、麻痹性痴呆和严重癫痫痴呆的病例中,脑部进程会导致整体智力逐渐衰退。最终,患者丧失了判断力,以及聚焦于本质的倾向,如同天生的低能儿那样。这时,患者会在他们的表达中摆弄之前获得的经验碎片,因此会出现与天生低能相反的表现(这感觉起来通常是直接器质性的)。患者的领会能力会有极端的下降;在其现实意识中,他们会受到随机印象的引导,而不会遵从反面表象;他们缺乏任何主动性,并且最终处于只有躯体在艰难生长的、最严重的痴呆状态。

所有的器质性痴呆的最高程度,都以疾病洞见的缺乏为特征。只有当器质性进程在本质上局限于智力(记忆等)的前提时,强烈的疾病意识才会产生(例如,在动脉硬化中)。与麻痹性痴呆相对的是,在老年与动脉硬化痴呆的初期,患者经常会鲜活地感觉到自身的退化。①

5. 精神分裂性痴呆。在器质性痴呆中,人们就已经很难将"人格"与"智力"区分开了。精神分裂性痴呆(大多数终生留在精神病院、真正混乱的患者所患的痴呆),在智力方面是更难以把握的。人们会怀疑他们的智力是否完好无损,而且所有的变异都以人格变化为基础。把占多数的后一种病例,与确切的智力障碍相区分(如果可以做到的话),对领会这些疾病来说具有基础性的意义。人们没有发现记忆活动以及其他智力前提有任何障碍,也没有发现认知能力的损伤,但发现了思维与行为的损伤(人们将之称为幼稚、青春型精神分裂症)。这还涉及本质感的缺乏,至少是只在共同、客观、经验现实世界中的本质感缺乏。人们认为精神分裂症的特点是一种与现实关联的缺乏,并把精神分裂症

---

① 　以下文献提供对于战场脑损伤所致的重性低能的直观心理学分析: *Eliasberg und Feuchtwanger: Zur psychologischen und pathologischen Untersuchung und Theorie des erworbenen Schwachsinns. Z. Neur.* **75**, 516 (1922)。他们强调了调查者的"总体态度"和"情境的分解及贫乏"。

与麻痹性痴呆相对比。麻痹性痴呆在严重的崩溃状态下仍然有与现实的关联，而且在所有的定向力障碍中仍然有当下意识（闵可夫斯基）。器质性与精神分裂性痴呆的异质性，在所有的崩溃中仍然是自然的，并且疯癫是确定的。在许多精神分裂症的病例中，患者会失去自发性而表现得昏昏沉沉，而且只有非常强烈的刺激才能打断这种状态。我们不想给出一般性的叙述，而是要给出一种轻度的痴呆病例，以便把这种判断力弱化的特点直观化（人们不认为患者的表述是刻意的玩笑）：

患者尼柏尔（Nieber）在交流中有完全的方向感、冷静、活泼、健谈和雄辩，并随时能够使用快速或负责的措辞；他没有急性障碍。在入院时，他恳切地要求立即释放他。如果他今天出院，他可以偶尔来医院。然而，他没有抗拒地进入了病房，并且没有再提出出院的请求。相反，他很快有了其他计划。他说他最近想要申请图宾根大学的工程博士学位。"我一生中的人生计划将在其中体现出来。如果我没有故意出错，我一定会获得博士学位。"他希望以摄影师的身份受雇于医院，希望有更多自己的房间，有一等的膳食，等等。但他并没有进一步遵从自己的愿望，而是将自己置身于不断变化的细节中（这些细节很快就会被遗落和忘却）。他写了一些诗、无数的申请，给当局、医生、其他精神病院和名人的信。他写了一篇文章——"厕纸，尼柏尔撰写的即兴文章"。以下这些范围广泛的句子表现了患者的特点："有关金龟子的不朽性、枪的危险性和达尔文血统理论的讨论，人们已经撰写和发表了一些论文。为什么卫生纸上的文章不应该得到承认和获得报酬呢？我认为一个满是文字的笔记本，值30马克。这个主题在社会政治方面应受到特别关注。因此，我要采纳为地方政治家和国家经济提供讨论帮助的统计数据，等等。"患者无限小心地翻出带着平常虚线的纸张,并把它们寄给之前的精神病院,以便支付他的住院费用:"在我看来,1 000马克足以支付包括医生酬金在内的膳食费了。"在谈话中,他总是一再让人惊讶于他的独特用法:"精神病学只不过是对法律及其对于人们福利的调查。""我认为精神疾病是不存在的。""精神病学也有责任为生来要求生存的人们提供生计。"人们可能倾向于将这些人的言论和举动解释为对他们环境的嘲弄。但没有人谈论这一点。患者的整个生活就是如此,并且在没有任何认真努力的情况下在精神病院中持续了数十年。

6. **社会性低能**。根据与心理特征差异相吻合的起源,先天性低能不同于由一种进程导致的痴呆;后一种情况又分为器质性和精神分裂性痴呆。我们没有进一步把它认作低能,不是由于先天或后天的疾病进程,而主要是由于非常异常的生活环境而导致的状态征象(社会性低能),有一种完全不同的成因。"糟糕的养育、贫乏的学校教育、精神刺激的长时间剥夺、将兴趣缩小到谋生和植物性自我、不良的饮食、无序的生活——这些情况无疑会导致知识和判断的高度缺乏,以及极端的自我中心主义、道德丧失的思维方式。"(邦赫费尔)在自小就无事可做或无任何经历的各种游手好闲者、娼妓、生活优越的食利者那里,在长期由于躯体疾病或神经疼痛而住在疗养院的人那里,在长期住在精神病院的人那里,人们观察到了各种可追溯到生活环境的低能。

7. **情绪愚笨(Emotionsstupidität)与假性痴呆**。智力缺损会与急性状态,以及抑郁、轻度躁狂、混乱状态中的变异相混淆。另外,智力缺损很容易与情绪反应、情绪愚笨中所有能力的丧失相混淆(荣格),正如智力缺损不仅会发生在考试中,也会发生在医生的检查中,以及在许多激动的人身上一样。最终,在监禁性精神病(Haftpsychose)的假性痴呆中,会有与智力障碍的混淆。监禁性精神病可以在相对深思熟虑的情形下维持很长时间,但这只是因为在癔症状况下的监禁综合征效应,而且总是可以恢复的。

c) 智力检测。[①] 我们是怎么去对人的智力做出一种判断呢? 我们的出发点总只能是实际能完成的机能,以及在完成任务时的行为。毕竟,至少绝大多数人都不得不在狭窄的轨道上生活,一辈子都不足以让所有的智力禀赋发挥出来。对生命史与机能的认识,是我们判断智力最重要的出发点。但我们不能满足于此。我们可以在短暂的探索中获得可靠的判断。尽管在临床中,有时候随机的观察比有计划的检查能提供更深的洞见,但我们也可以在某种程度上获得一个判断。随机的观察源于通常的交谈。作为医生,我们会询问各种经验证明是有用的问题(差异问题,例如错误与谎言、知识和信仰之间的差异等,没有学过的统计问题,例如本书第 205 页—226 页,询问患者是怎么看待自己的情况,他如何根据自己的职业生涯和个人情况去判断事情等)。最终,人们拟定出了复杂的方法。例如,设置这样的任务:在一个遗漏很多词语和音节的文本中,进行有意义的填充(艾宾浩斯:填充方法),或者根据记忆去描述一幅图画(斯特恩的陈述测验),复述历史等。在这些情况下,人们也尝试对机能做出量化的评价。

在智力检测中,迄今为止的经验结果是:只有当各种机能是在同一方向上存在时,人们才能对每个天赋方向都做出一个判断。从填充测验、记忆测验等中的机能出发,人们不能对其他方向上的机能得出确切的结论。如果使用所有的源头(既往史、谈话、试验),我们完全能够

[①] *Jaspers:* Z. Neur. Ref. -Teil **1**, 401 (1910); *Stern:* Die psychologischen Methoden der Intelligenzprüfung und ihre Anwendung bei Schulkindern, 2. Aufl. Leipzig 1916. 用比奈-西蒙智力量表(Binet-Simon)对儿童进行检查,参见: *Bobertag:* Z. angew. Psychol. **3**, 230 – 259; **5**, 105 – 203; **6**, 495 – 518 (1909 – 1917); *Gerhard Kloos:* Anleitung zur Intelligenzprüfung. Jena 1941。

获得有关人类智力的某种意象,但最终不能判断所有的情况与任务。智力测验是一种乌托邦式的要求;在一个人年轻的时候就会判断出这个人适合什么职业与事务,如果这涉及的不是相对简单的技术事务与纯粹的心理物理设备的属性。只有在生命发展过程中经常令人惊讶地出现的成就与失败,才能在事后改变判断。在禀性不良的极端情况下,未来的可能性范围也会受到限制。在实践中,如果允许犯错的话,人们可以从大量申报一个特定工作的个体当中,实验性地选出相对最适合的个体。无疑,这种方法可以筛查不适合的色盲个体。但是,当人们也以这种方式去选择精神职业时,就有可能把最有才华的个体当作是不适合的个体。[1]

在所有对于智力的量化评估中,在人们身上必须要把可能机能的最高水平,与正确和错误、有用和无用、有价值和无价值机能的比例相区分(布洛伊勒)。在第二种视角下被认为不太聪明的人,在第一种视角下却有高超的机能,反之亦然。

---

[1]　*Jaspers:* "Idee der Universitat". Achtes Kapitel. Berlin 1946.

第三章　在躯体伴随与结果显现中的
心灵生命症状（躯体心理学）

有很多躯体上可客观确定的显现，是在没有意志和有意识目标的情况下出现的，另外这些显现不被评判为世界中有意义的实际"机能"，或不被理解为心灵的表达；当某些心灵过程出现时，这些显现就会出现，不论它们是先行出现还是同时出现的。这涉及与心灵已经或可能有关联的躯体检查结果，但它们在相面术或表情上是不可理解的。这些显现首先只是非心灵的、客观的和躯体的事实构成。

论身体与心灵的前说明。

在每个人身上，都有着作为生命整体的心身统一体。这是作为身体的个体统一体事实；身体是心灵，或有心灵，或显现出心灵。但是，这种无可怀疑的心身统一体，不能作为眼前可认识的对象。我们的所见、所思、所悟，总已经是由统一体出发的、要被追问的、被唤起的和特殊的东西，正如它们已经是整体统一体那样。因此，当心理学与躯体分析的路径被怀疑是不真实的时候，有关心身统一体的学说,不仅是无效的,而且是瘫痪的。心身统一体只有作为这种理念才是真实的——这种理念将所有的分析保留为对绝对化的暂时认识,而且万事万物的关系问题,是在活的身体与心灵中确立的。心身统一体,要么在它的直接性中是模糊与难以把握的,要么是作为认识对象而难以达到的,其实只有这种理念——它可以通往特殊,并且只是作为特殊才能通往鲜活的认识。

保持一切事物与身体和灵魂生活中的一切关系的问题。

a) 身体与心灵的分离。身体与心灵的分离可以作为清晰的、无需进一步奠基的思想而出现。然而总是会有这样的问题:身体与心灵到底是什么。

例如,心灵就是直接体验到的内在(现象学的对象),就是有意义的机能所产生的东西,就是在表达中所显现的东西,就是自我的统一体,就是基本的心灵质料等。

例如,身体就是活的形态完形,就是可见的有意义运动,就是化学、物理学、生物学进程,就是脑的定位化(Lokalisation)。

心灵就是整体,因此心灵整体在经验上不可把握,因此心灵不像身体,如果身体模糊地包含了空间中的一切的话。只有从根本上既不是作为心灵,也不是作为身体的特定整体的理解出发时,我们才能获得经验的对象。

当人们通过任意方式把心灵与身体分开时,心灵与身体关系的问题就出现了。当这个问题采取在对象性上可把握的特定形式时,这个问题就是有效的。然而,当这个问题是在整体上与原则被提出时,这个问题就是愚蠢的。我们将在下文讨论这两者。

b)可研究的身体与心灵的并列(Zuordnung)。身体与心灵的并列,实际上有多种方式,然而我们对于身体与心灵的表述仍然是模糊与粗糙的。

身体可作用于心灵（天赋、躯体疾病、脑损伤等）。

心灵可作用于身体：要么是在意志的实现中（运动），要么是在非自主的伴随显现中（心跳、血压、新陈代谢等）。

心灵会在身体当中以可理解的方式显现（在身体完形与运动中的心灵表达）。

这种设置一般是经验的论断。因此，导致了关于什么是身体与心灵的特定观点。这种设置是如何的可能，以及其中到底是什么，是难以观察到的。例如，当我运用我的手来书写时，我知道我想要怎样，而且我的身体会遵从目标意志。这个过程可以部分地体现在神经和生理肢体中，将心灵意图转化为躯体事件的最终活动，就像魔法一样难以认识和理解，但它是现实的，而不是虚幻的魔法。所有的身心设置就是这样的。

c) 整体上的身体与心灵的并列。 当在整体与原则上去把握心灵与身体的设置时，人们就进入了形而上的思考，尽管每个可能的思考都会导致愚蠢。在物理与心理的平行或交互中，人们要么成为二元论者，要么成为物质主义一元论者（心灵只是身体的一种副现象或属性），或灵性一元论者（身体只是所有现实的心灵质的显现）。人们在所有这些思考中，都会达到不可能的结果。如果心灵与身体是分离的，经验研究通常会诉诸心灵与身体的交互范畴（心灵作用于身体，而身体作用于心灵）。这没有说出绝对的或原则上有效的东西。

自笛卡尔将身体与心灵绝对区分开以来，形而上学的困难就一直存在着。笛卡尔第一次合理地区分了内在与外在、体验的心灵状态与空间中的躯体事件。这是两种难以比较的现实性，每个都是可观察的、可描述的、可研究的广延实体（res extensa）和思维实体（res cogitans）。在对心灵体验（现象学）和躯体观察的根本描述区分中,这种说明性区分至今都是很有意义的。但是,错误在于:首先,被意识到的内在体验只在心灵之下才可理解,而可机械说明的物质事件只在身体之下才可理解;其次,这些完全分离的方面,成为了存在的实体。现实的充盈在本质上既不是心灵的内在体验,也不是躯体的空间过程,而是在两者的中介下成为了第三者,正如有意义的机能、可理解的表达、行为和世界、精神创造,都源于当它们被绝对化时的二元分裂。尽管笛卡尔的分离是正确的,当这种分离揭示了依据它的方法论分析的事实时,这种分离就有其合理性,但是,在生命的统摄中,没有这种分离。

笛卡尔想要克服旧的、在其自身方式中是伟大的生命观,这种直观从亚里士多德到托马斯·阿奎那(Thomas Aquinas)都是适用的:在身体-精神存在的整体性中,由滋养到感受再到在思的心灵的阶梯顺序直观。在一个人的非物质心灵中,存在着人类生命的"实质形式"。身体同样是高贵的,并且是灵魂的实现。在物理和心理之间的本质差异没有得到保持。

托马斯·阿奎那的心理学工作,在今天仍然是值得称道的。这些工作是伟大范型的原型与实现。它们的分类是值得回味的。我们可以挑出一项个案:托马斯·阿奎那把直接依赖身体的感性认识与努力,与间接依赖身体的理智与精神努力相区分。感性可分为:1. 外在感官、触觉、味觉、嗅觉、听觉和视觉。2. 内在感性能力——包括了共同感(Gemeinsinn)(人们通过共同感,意识到了个体的感官感受,而且共同感的对象包括运动与静止、一与多、大、完形;共同感是所有感官相统一的中心)、想象力(Einbildungskraft)(它保留了印象,并在表象与幻想中复制了印象)、感性判断力(本能、本能冲动、本能估计能力,超越了知觉并且包括了判断;它们是一种理性参与)、感性记忆(它保留了带有时间标记的感性经验)。3. 欲情嗜欲(appetitus concupiscibilis)、愤情嗜欲(appetitus irascibilis)和激情的感观渴望。

心身整体的基本直观可以修改多次,但它仍然会保持可认识的一体绝对性的基本特征,正如笛卡尔的新式直观把它作为两种实体的绝对性那样。因为旧的直观提供了整体意象,保留了充实性,坚持了心身的统一体,在所有的心灵中看到了躯体,在所有的躯体中看到了心灵。时至今日,旧的直观经常得到更新,以便用于反对笛卡尔,例如最近在布洛伊勒的"心理活力"(Psychoiden)概念中。他在心理活力的概念中,结合了躯体生命与心灵的共同点:记忆功能、结构与力量的整合与目的性。但这里的缺陷是(正如这种设计总是有的缺陷那样):凭借总体直观,获得了理念图式,但不是可研究的现实认识对象。向着心身统一体的实体存在的绝对化,与其他两种绝对存在类型(心灵与身体)相违。对我们来说,托马斯·阿奎那的直观类型与笛卡尔的直观类型一样,也是应该摒弃的。事实上,重要的是取消所有的绝对化,以便特定的、也总是具体的认识逐步开展出来,但这里还是没有整体。因此,由于人类认识在时间中运作的本质,整体是难以认识的。认识只有在向我们开放的统摄整体空间中才是真实的。如果我们想要认识一种作为统摄整体的、具有心灵与身体效应的、基本是二者兼有的东西,那么这种东西就会消失在特定的、可把握的事实的清晰性中(这种清晰性绝非整体本身)。

d) 作为可研究事实的身体与心灵的同步(Koinzidenz)。每个人都能体验到身体与心灵的同步。这种体验在身体感受中是现象学与躯体心理学的对象。我们看到了身体感受对于本己身体事件知觉的作用,以及在情感、冲动、痛苦中的作用。但是,这种体验不是心身统一体普遍适用的认识的中介,而是在作为体验时,一种心身关系认识的对象。

另外,对我们来说,心灵与身体在表达中是一体的。在我们知觉到面部快乐的地方,不会把心灵和身体分开;我们没有两个彼此关联的不同东西,有的是一个整体。我们首先是派生性地把这个整体分为身体显现和心灵内在。看到表情这事实构成是我们世界观的一个元现象:内容无限丰富,原则上是神秘莫测,始终现实且在当下。如果我们谈论的是作为可探索的事实构成的、身体和心灵的同步,那么我们只能在这里找到它。在这里,在所有作为特殊("可理解的")可认识性的中介和对象的反射之前的实际上是我们在把身体和心灵分离后,在任何其他地方都达不到的东西。

因此,我们也总是会区分心灵与身体。我们可以按照这种区分找到经验的设置,但不会想到二者的同步或同一,更别说见到了。

如果一个人想要在身体结构中绘制心灵结构,并假设二者同一,那么就会进入纯粹理论的、非直观的、在更进一步的沉思中显得愚蠢的思维。因此,如果记忆意象在神经节细胞中,那么心灵联想就应该在纤维中;因此,如果心灵内容的基础与本质应该在脑的物理形态中;因此,如果人们只是在统计上可把握的原子事件的不可预测性中,确立自由的基础(那么心灵联想就应该在纤维中)。身体和心灵在人脑某处的臆测同步,是抽象理智思维的幻想,每一次都是一个难以表象的空洞假设,始于笛卡尔的、作为心灵处所的松果腺(就像马上的骑手)。尽管身体与心灵的联结是不确定的普遍真理,但是这种联结的方式和位置,在各种各样的研究可能性中分解了。否定的立场总是有效的:没有唯一和决定性的心灵现实地点,但有一个高度不同的、心灵对于不可或缺的身体条件的设置和连接。确实,神经系统中存在着狭义限制之处,其损坏会立即或马上导致死亡,或者说,其变异首先会导致意识丧失或昏睡,或者说,其障碍会改变或取消个别功能(语言)。另外还有一种对于神经荷尔蒙的内分泌系统的设置,例如荷尔蒙会影响到心境和冲动性,或者说心灵源头会用躯体与心灵效应影响到特定荷尔蒙的内在部分。另外一种是心灵类型和体格的设置。但是,人们找不到心灵的处所,心灵既不在粗略的区域中,不在荷尔蒙事件中,不在原子事件中,也不在超显微镜事件中。就身体的机械认识来说,莱布尼茨的洞见仍然是适用的:如果可以像进入一个磨坊一样进入大脑这台机器,并且可以在躯体上直观地观察到最微观与最终的事件,人们找到的只会是相互关联的躯体部分,而不是知觉,或可以说明知觉的东西。可以概括地说:只有我们原初地在身体中看到和体验到心灵,在心灵中看到和体验到身体,才会有一种身体与心灵的同步(但局限于可理解的现象);如果我们将身体与心灵分开,并追问它们的关系,那么就不能找到它们的同步。

e) 心身关系出现的研究领域。 我们当下的成果是:心身问题要么只存在于它们的统一仍然是原初主题的研究领域中,要么只存在于它们的分离在方法论上以特定形式被预设了的研究领域中。

除此之外,还有很多研究领域不把心身分离与统一作为问题或主题,而把人类的现实性看作是自在的,不需要与这样的问题相关联。因此,我们在心理病理学中涉及很多对象;对这些对象的研究,心身分离或统一的问题是非本质的,例如:行为、机能、世界中的创造、可理解的关联、自传、大多数社会学与历史学问题。

心身关系在以下领域得到了探索:

1. 在表达心理学中——身体的表情学与相面术的意义就在这里得到了理解(本书第367页及以下)。

2. 在因果关联中——问题的答案在这里得到的探究,即身体以何种方式存在，以及身体存在如何作用于心灵（第 667 页及以下）。

3. 在对作为心灵种类基础的体格与体质的追问中（第 932 页及以下）。

4. 在作为心灵过程结果的躯体事实中。我们在目前这一章（躯体心理学）中考虑到了这些。可与这种表达相比较的是在心灵与身体之间最表面的毫无意义的关系。但我们将看到，在异常条件下的某些可理解的背景中，有多少意义可推导出来。

我们把躯体心理学的发现，分为了三组。第一组是一般的基本心身事实：身体感受、持续的躯体伴随显现、睡眠、催眠状态。它们会在每个人身上存在或产生。我们将要叙述它们以及一些相应的障碍。

第二组是躯体疾病对于心灵的依赖；一些躯体疾病以心灵的方式出现，另一些躯体疾病是纯粹躯体的疾病，但不能完全脱离心灵事件。

第三组是一些精神病中的偶然躯体检查结果。人们不能把这些精神病与显著的器质性疾病相关联，尽管它们是类似的。我们暂且记下这些精神病。人们在这些精神病中，有可能发现了会影响到相关精神病的、未知的器质性疾病的症状，也有可能会发现它们之间有完全不同的关联。

§1. 心身的基本事实

a) 身体感受。 第三人称观察者在可见的症状中，客观地知觉到了身体事件；通过医学、临床与生理学的检查方法，查明了躯体的事实构成。但每个人都是在他的身体感受中，进行他的本己身体知觉的。他的身体对他来说是客观的，而且他可以通过身体感受去观察变化的躯体性。尽管在身体感受中，不只有对于外在于我的身体的某种东西的纯粹对象化的感受：本己此在的情感感受，但是，身体感受也会让某些东西可为人知觉到，把某些东西放在我面前来观察，在这方面的问题是：首先，一种身体感受与现实的身体过程之间的可靠同步，是否以及在多大程度上会出现；其次，本己身体的知觉会丰富到什么样的程度（因此，大多数器质性过程是在外意识中无知无觉地进行的），并且患者的躯体抱怨、描述与知觉，对于认识身体有什么样的意义。

很少有可靠的同步。除了由原发器质性过程引起的感受，还有器质性变异的感受——它们作为躯体事件，不断伴随着心灵生命，或者说都以特殊的方式产生精神性。例如：在暖与冷的感受中，在肌肉松弛的沉重感中，在因精神病而加速蠕动的身体所产生的疼痛中，被知觉到的皮肤的血管舒缩作用。最终，身体有无数没有明显身体原因的，由注意、期待和操心所引起的身体感受。

通常，身体感受的范围是狭小的。但是，可知觉性会随着不确定的边界而扩展。对于本己身体的强烈内在转向，正如舒尔茨在自体训练中所描述的那样，会促使"器官体验的发现"——它不仅以暗示为基础，不仅是对于正常感受的错觉改造，而且带来了一种对于真实身体知觉的可检验的扩充。

我们通过患者，经验到了大量奇异的主观感受。人们可以在这里注意到有关躯体心理的基本要素。所有的"器官感受"、"身体感受"、"疼痛"、"混合感受"、"身体情感"可以分为以下三组：

1. 幻觉与假性幻觉。本书第 88 页及以下，讨论了它们。

2. 器官或神经系统中的躯体过程（它们在客观上对于检查者来说是难以查清的），对于患者来说在主观上已经是可觉知的。尽管有各种错觉以及平均批判力的丧失，但考虑到患者的能力，医生对主观症状进行更准确的客观检查，是很有必要的。医生很容易获得器质性事件的提示，或揭示出错觉（从器质性来考虑）感受的心灵源头。

3. 大多数人对于身体感受都不能保持冷静的态度；他们更容易被焦虑和其他的心灵过程扭曲（Verfälschungen）。这种扭曲本身就是一种新的现实。与心灵变异相关联的是，人们会体验到一些感受——这些感受可能没有躯体基础，除非是在只能假设的、心灵体验的直接躯体基础中。这些感受完全依赖于心理。例如癔症和其他感觉。[①] 特别值得关注的是疼痛（Schmerzen）。最强烈的疼痛不需要被感觉到：一个伤员的手臂手术，很少可以仅凭军人的热情而在没有麻醉的情况下进行，而这个伤员在接受手术时却在讲述他的英雄事迹。殉教者遭受了无痛的折磨，直至死亡。另一方面，强烈的疼痛会在没有明确器质性基础的情况下产生；这些疼痛部分地被解释为焦虑的象征、无意识的目的的手段和内容。注意力会通过操心增强疼痛，通过客观观察缓解疼痛，通过转移忘记疼痛。[②]

人们通常可以说，尽管神经症患者对于他们的身体知觉的报告，本身是一种证据，但几乎不能用作认识身体-心灵过程的出发点。如果人们把神经症患者的报告，认可为和观察一样的、真正的感官知觉，那么他们所体验到的幻觉，就成了事实的观察。[③]

b) 持续的躯体伴随显现。 在所有正常的心灵生命过程中，尤其

---

① *Samberger:* Über das Juckgefühl. Z. Neur. **24**，313；*Oppeheim:* Über Dauerschwindel. Neur. Zbl. **1911**，290.

② *Mohr*，*Fritz:* Schmerz und Schmerzbehandlung. Z. Psychother. **10**，220（1918）.

③ 冯·魏茨泽克在一个详细的病例报告（Körpergeschehen und Neurose. Internat. Z. Psychoanalyse **19**，16（1933））中，尝试"在方法论上把解剖学-生理学知识，与精神分析相关联"。他研究了一个有排尿障碍的精神变态的游荡妄想患者，以便探查心理-生理的关联。他尝试认为："相比我们可以知觉到的东西，患者通过他的体验，说出了有关这种进程更多的东西。"患者"告诉我们的东西尽管只是一种征象，但是一种在关键点上有关他的器质性事件分析的征象"。人们可以相信，患者的"想法、征象、表述，对于他不能直接体验的东西，即他的神经系统的机能来说，具有解释性的价值"。冯·魏茨泽克在他的程序中，认为"精神分析及其认识中如此坚实的主要部分"，可以预设"我们敢于从另一个之前由精神分析获得的成果立足点出发"。我不承认这种预设，并且我不相信他对这个排尿障碍的呈现与解释。

是在所有的情绪中,躯体伴随显现要么没有被进一步的观察到,要么是在实验设备的帮助下探查到的(即使是在最小的心灵兴奋中)。

在羞耻和恐怖中,紧随其后的是面红耳赤与面色苍白。恶心导致了呕吐。伴随着心境波动的是泪水。在焦虑中,心脏怦怦直跳、膝盖发抖、脸色发白、冷汗直冒、咽喉发干、头发竖立、瞳孔扩张、眼珠凸起。极其焦虑的紧张之后是腹泻或更强的尿意。① 很多其他情绪都会提升尿分泌。心灵的矫揉做作阻碍了呼吸黏膜、唾液腺、泪腺的分泌(在忧郁症中也会这样)。

通过设备②,人们可以精确地观察到呼吸(Atmung)和心跳、血压、器官体积(通过局部不同的血管收缩和扩大,在体内的血流移动)、从两个皮肤部位取得的电流回路波动、瞳孔运动的变化。胃液分泌对心理影响的依赖性,表现为在不适和睡眠时的抑制,并且会随着进食工具和愉悦感表象中的视觉或听觉而提升。③ 这种躯体的伴随显现,在研究心灵疾病时可以通过对其强度和发展形式的变化,成为回溯基本心灵过程的一个辅助手段。因此,有趣的是去了解:在一种木僵状态下,意识是否完全是空的,或者说患者是否经历了某些事情。

---

① 在动物身上,柏格曼(G. v. Bergmann)和卡奇(G. Katsch)(Dtsch. med. Wschr. **1913**)通过腹壁的树脂窗口,观察到了在不适刺激下肠道的突然发白和僵直。在进食期间,看到食物时就已经刺激到了肠道运动。

② 较早的工作来自于冯特的生理心理学。*Lehmann*: Die körperlichen Äußerungen psychischer Zustände. Leipzig 1899. 较新的工作:*Weber*,*Ernst*: Der Einfluß psychischer Vorgänge auf den Körper. Berlin 1910;*Veraguth*: Das psychogalvanische Reflexphänomen. Mschr. Psychiatr. **21**,397;**23**,204。概览:*Leschke*: Die körperlichen Begleiterscheinungen seelischer Vorgänge. Arch. Psychol. (D.) **21**,435 (1911);**31**,27ff. (1914)。

③ 在巴甫洛夫的条件反射发现之后,这种关系经常会得到研究。*Schrottenbach*: Z. Neur. **69**,254.

　　我们要感谢格雷戈尔(H. Gregor)[1]把心理电流的反射现象，用于对精神疾病患者心灵过程的判断。当人们把电极放到两个皮肤位置(如双手)上时，就建立了一个电路，因此人们可以从躯体上获得微弱的电流，而这种电流强度的波动在时间序列中会表现为曲线。这种电流的波动，部分以物理为条件，部分以生理为条件，部分以心理为条件。通过技术与关键观察的精细化，心理电流的反射现象，在很大程度上可以得到确认。人们要么把这种曲线观察为静态曲线(Ruhekurve)，要么观察为在外界刺激下的波动。人们观察到了典型的静态曲线的演进形式，或对于刺激的心理电流反应的下降或提升，或者说，最终是因刺激类型而不同的举动(钟响刺激、通过掐皮肤引起的疼痛刺激、统计任务的设置、由于"综合征"而大喊感叹词等)。

　　格雷戈尔确认了以下内容：1. 静态曲线的演进形式，可被解释为内在心灵过程的表达，然而迄今为止这都是不清晰的。格雷戈尔把直线提升的演进形式，领会为"情绪曲线"(Affektkurve)。2. 人们在持续的心情麻木(很多紧张症的最终状态、麻痹性痴呆、癫痫、动脉硬化性痴呆)、在稍纵即逝的感情失落状态或一些心情郁闷状态中(在可治的忧郁症中，以及在紧张症木僵中)，另外在一些精神衰弱的抑制和筋疲力尽显现中，发现了心理电流反应的下降或上升。3. 例如，人们在统计任务(它在抑制状态中意味着更大的努力)中，发现了心理电流反应的提升。4. 不同刺激造成的反应是不同的。因此，

① *Gregor u. Gorn:* Zur psychopathologischen und klinischen Bedeutung des psychogalvanischen Phänomens. Z. Neur. **16**，1 (1913)；*Gregor n. Zaloziecki:* Klin. psych. u. nerv. Krankh. **3**，22；*Gregor:* Arch. Psychol. (D.) **27**，241 (1913)．在催眠中，暗示对于心理电流现象的影响：*F. Georgi:* Arch. Psychiatr. (D.) **62**，271 (1921)。

被抑制的精神衰弱者对于统计任务的反应是最强烈的,而痴呆者(例如,很多麻痹性痴呆患者、癫痫患者)对于躯体疼痛刺激的反应是最强烈的。在很多特殊发现中值得注意的是:天生的低能状态(包括最深度的类型)与后天的心情麻木相反,具有正常程度的反应;另外,具有轻躁狂特征的青春型精神分裂与麻痹性痴呆兴奋,一点反应也没有,而且它们在真正的轻躁狂症中总是明晰与鲜活地存在着。

其他心灵情绪过程的伴随显现是瞳孔运动。尽管在没有外在刺激的情况下,瞳孔显示出持续的所谓瞳孔静止。伴随瞳孔静止的是心灵运动、我们的意识在注意与精神努力中的波动,而与此相应的是心理电流的静态曲线。在最高强度的焦虑中,瞳孔发生了最大化的扩张与点亮。在睡眠中,瞳孔会缩小。瞳孔静止与反应扩张,在严重的痴呆状态下尤其是早发性痴呆中(布姆克现象[1])会消失。

在体积描记法研究(pletysmographischen Untersuchungen)[2](它记录了以变化的血管容量为条件的单个肢体(如手臂)体积的波动)中,其他心灵过程的伴随显现,会表现在血压[3]、脉搏和呼吸[4]中。在焦虑时,血压会格外上升。在躁狂与忧郁症中,血压都会上升(在忧郁症时,血压会上升更多)。在脑力劳动、不快乐时,脉搏会升高;在对刺激的注意中,在恐怖、紧张和快乐中,脉搏会短暂地下降——在"血管舒缩症"、神经疾病、巴塞多氏症(Basedowkranken)(甲

---

[1] *Bumke:* Die Pupillenstörungen bei Geistes- und Nervenkrankheiten,2. Aufl. Jena 1911.

[2] *Jong,H. de:* Z. Neur. **69**,61(这也是有关体积描记法曲线工作的详细文献索引)。血压曲线与体积曲线的同时性记录是下述研究的基础:*H. Bickel:* Die wechselseitigen Beziehungen zwischen psychischem Geschehen und Blutkreislauf mit besonderer Berücksichtigung der Psychosen. Leipzig 1916。

[3] *Knauer:* Z. Neur. **30**,319;*Enebuske:* Von der vasomotorischen Unruhe der Geisteskranken. Z. Neur. **34**,449.

[4] *Wiersma:* Z. Neur. **19**,1.

亢)、筋疲力尽、康复期,都能观察到这种兴奋性的上升。在紧张症中,典型的是收缩的血管系统(在体积描记上表现为体积僵硬)、僵化的虹膜肌、横条纹肌的紧张(所有的症状都被视为自动神经支配的结果,而不是心理过程的结果(德容)(de Jong))。

温伯格(Weinberg)[1]观察了体积描记程序、心电描记程序、电流电现象、呼吸与瞳孔。所有这些都会同时在一个方向上对每种心理过程作出反应,例如单纯的钟声,尽管如此,刺激导致的"意识水平提升"会影响到以更高"共情刺激"为基础的现象。

贝格尔(Hans Berger)[2]发现了非常微弱的脑电。它的图示(脑电图)显示了很多个体化以及因人而异的波动。这些波动是与心灵事件有紧密关系的生理事件指征。在清醒与睡眠之间,有很强的波动差异;意识、注意与所有活动,都显示在波形图的变化中。

心灵过程的躯体伴随显现,在其多样性(我们只能列举其中一小部分)中是没有意义的,除非它们可以在根本上普遍与心理和躯体相关联。把这些现象作为心理过程结果的领会是片面的。它们的关系一经产生,躯体就会反作用于心灵。当它们的关系具体发生时,人们只能通过生理关联认识去进行把握。它们的关系完全是循环的:心灵事件影响到一系列躯体显现,反过来心灵事件也会发生改变。在这里列举的、快速出现的伴随显现中,这种关系是不太清晰的。在对于内分泌的研究中,更清晰的直观产生在长期的过程中(由半小时到更多的时间)。例如,由心灵而来的兴奋和抑制,会相对较快地传到血管平滑肌,而对

---

[1]　*Weinberg*: Z. Neur. **85**, 543; **86**, 375 (1923); **93**, 421 (1924).

[2]　*Berger*, *H.*: Arch. Psychiatr. （D.） **87**, 527 （1929）. *Berger*, *H.*: Allg. Z. Psychiatr. **108**, 554(1938); *Jung*, *Richard*: Das Elektrencephalogramm und seine klinische Anwendung. Nervenarzt **12**, 569; **14**, 57, 104(1941).

内分泌腺的影响较慢。人们看到了这个循环：心灵、植物神经系统、内分泌腺、荷尔蒙生成、荷尔蒙对于躯体过程的影响，以及二者对于神经系统与心灵的影响。无疑，存在着很多循环。在实验记录中，人们每次都只能确定一部分。整体的理解，会随着对这些循环（它们的相互建构与相互影响）的生理认识而增长。我们经常只能认识到不可理解的样品。但这些向我们提示了复杂的心理-生理冲动——这几乎只能在动物试验中被引入确定的生理学直观。心灵生命在最小的兴奋与最强的震撼中，都在最终的演进上与躯体事件相关联。

躯体伴随显现的强度与类型，在同一个人与不同人身上都会发生变化。人们曾说：植物反应能力是不持续的。脸红、眼泪和唾液分泌、皮肤划痕症显现、心脏反射等，都是截然不同的。诸如肾上腺素（Adrenalin）、毛果芸香碱（Pilokarpin）、阿托品（Atropin）等毒品也具有交替强烈和不同性质的效果。人们可以谈论植物系统的体质状态，并指出它的反应方式与人类的心理类型没什么关系，或者相反，人们可以相信它与体格和气质的基本类型有关。

各种各样的发现具体浮现了出来。例如，某些人的心理兴奋，会伴随着鼻腔肿大。人们发现了鼻部肌肉和生殖器的相互影响。在植物-心理学影响循环出现紊乱时，（不论是躯体还是心理学的）治疗可以幸运地取得成效，但方法论上的可统计性是很低的。

c) 睡眠。

生理学前说明[1]。睡眠不是普遍的生命显现（它完全不同于

---

[1] 概括的：*Ebbecke, U.*: In Handbuch der Physiologie, Bd. 17 (Bethe und Bergmann) 1926；*Pötzl*: Der Schlaf. München 1929. *Pötzl*: Der Schlaf, herausgeg. von Sarason. München 1929. 普遍理解的：*Winterstein, Hans*: Schlaf und Traum. Berlin 1932.

所有生命过程在日夜交替中的变换)。但是,清醒与睡眠的区分(所有温血脊椎动物都有清醒意识),也不是人所特有的。意识以一种完全原始类型的、有生命力的动物状态的功能为条件。切除大脑的狗,仍然有睡眠与清醒的交替。与意识以及睡眠相关联的功能,很有可能定位于脑干(第三脑室的灰质中)。

　　睡眠是我们的生命所必需的。首先,睡眠让脑得到了休息。持续的睡眠障碍(罕见的)会导致死亡。我们生命的三分之一是在睡眠中度过的。睡眠不是瘫痪,而是休息。睡眠在根本上不同于麻醉,因为麻醉不是休息。麻醉的睡眠辅助不是通过意识让人休息,而是通过睡眠辅助的能力来导入后来的自然睡眠。与此相反的是,催眠的睡眠是一种真正的睡眠;它与正常睡眠的唯一不同在于与催眠者的相互关系,但这种差异不是原则上的,因为在正常睡眠中,与做梦者的交谈也能建立起一种相互关系。

　　睡眠是神经中枢的一个功能,而且在睡眠中所有的躯体变化都是源于神经中枢的:呼吸与血液循环的放缓、新陈代谢与体温的下降、一些腺分泌的下降、对刺激反应的弱化、不能动。但与意识丧失、麻醉等不同的是,在睡眠中心灵对于感觉刺激的反应仍是鲜活的。在猛烈炮火中睡眠的士兵,可以在电话轻声传来的有意义的刺激中醒来,而母亲可以用轻触让婴儿醒来。值得注意与无可怀疑的是在提前设置的时限前的突然苏醒("脑钟")。

　　人们区分了睡眠长度(Schlafdauer)与睡眠深度。不需要很多睡眠时间的人,通常会睡得很深。深度睡眠相比浅度睡眠,能更快地让人休息好。平均的睡眠长度,在 1 岁时是 18 小时,从 7 岁到14 岁时是 10 小时,到 50 岁时是 8 小时,超过 60 岁时经常会下降到 3—4 小时。通过测量每个必要的唤醒刺激强度来检查的睡眠深度曲线,通常在入睡 1 到 2 小时之后达到最大深度,然后缓慢上升并且保持轻度睡眠直到早晨。一个在早晨达到最大深度的曲线，被认为是异常的。人们发现睡眠曲线与早间工作者（正常人）和晚间工作者的类型是有关联的。

睡眠有生理学与心理学的原因：

客观疲劳（Ermüdung）与主观疲倦（Müdigkeit）是前提。一个器官上的强烈疲劳，会扩散到所有器官上。疲劳材质（Ermüdungsstoffe）扩展到了全身。清醒的时间越长，疲劳就越大和越难以抵御，直到使人无法维持清醒状态。

正如通常那样，当疲倦不是强迫性的时候，睡眠的主要条件是外在刺激的最大化消除：昏暗、安静、心灵平静、没有肌肉紧张的放松体位。所有刺激的排除会促进睡眠：斯特伦姆佩尔（Strümpell）的一名感觉与感受广泛失灵的患者，会在人们把他还能看的右眼包起来，并堵上他还能听的左耳时，立刻就睡着。在正常条件下，完全将刺激隔离是不可能的。因此，疲劳材质越是降低了刺激性，人就越容易入睡。但这首先需要足够的自体暗示的意识效应：我想睡，而且我要睡了！生理学预备与心理暗示因素都在起作用。

从经验上来说，睡眠的生理学条件大概是：

反射抑制的意义。巴甫洛夫观察到，狗在紧张的注意中，会突然陷入难以克服的疲倦。巴甫洛夫认为，抑制是局部的睡眠，而睡眠是扩展的抑制。作为催眠、睡眠原因的对象注意聚焦，可能就与此有关。

睡眠与脑干相关。动物实验（猫会在脑干某些区域的电刺激下入睡），以及脑炎中的昏睡经验，都指出了这一点。脑干中似乎有阻塞区域（Blockierungsstellen），可以在不完全阻断兴奋的情况下抑制兴奋。当我们想要入睡并提供合适的情境时，或者甚至当我们违心地强迫自己入睡时，当我们非常疲劳时，阻塞区域就会行动起来。

睡眠障碍①表现为极其不同的形式，如入睡、醒来、睡眠类型和失眠的障碍。

入睡通常是很快的，差不多在几秒钟内。但很常见的情况是，特别是在有神经症症状的人那里，入睡会花很长时间。因为人们可以区分很多时相，并且可以观察到许多特殊的现象。② 在嗜睡阶段逐渐发展为疲倦之后，紧接着的是向分离阶段的过渡（几乎是疯狂的）。这些突然的困倦睡眠可以重复几次，总是有一种轻微的嗜睡苏醒，因此会出现在睡与醒之间的意识摇摆。在这时候，会出现很多假性幻觉，有时也会有鲜活的感觉现象（催眠幻觉）。视觉突然出现并迅速消失，听到撕裂的词语和句子，或者体验到与梦不可分割并进入其中的场景式关联。

在导致入睡的因素中，必要的自动暗示可能会失败。在怀疑是否会入睡时，强烈的睡眠意志就是一种障碍："想睡的人，会始终醒着。"意志必须是暗示、同意和期待，必须是消极活动的。意志不能是强迫的，而必须是托付的。

苏醒通常是快速发生的。人马上就完全醒来了。苏醒障碍表现在这种过程的延伸中，因此睡眠醉酒（Schlaftrunkenheit）或睡眼蒙胧的状态，就介于睡眠和完全清醒状态之间。③ 这种状态是如此异常，以至于人们会自动做出行动，而事后什么也不知道。

一方面，睡眠有时异常的深，以至于患者事后感觉自己好像已经死了；另一方面，睡眠有时异常的浅，以至于患者不会感到神清气爽、生机勃勃，做不安或者焦虑的梦，感觉自己只有一半睡了，但另一半是醒的，并且注视着那睡着的另一半。

---

① 有关失眠的本质与行为，可参见：*von Gaupp*，*Goldscheider u. Faust:* Wiesbaden (Kongr. Inn. Med. 1913)。

② *Trömner:* Die Vorgänge beim Einschlafen. J. Psychiatr. **17**，343.

③ *Pelz:* Über eine eigenartige Störung des Erwachens. Z. Neur. **2**，688.

例如,在一些抑郁状态中,睡眠是非常长的。一方面,患者总是需要睡,有时会连着睡上 12 小时。另一方面,睡眠长度会异常缩短。患者睡了,但很快就会醒来,并在整晚清醒地躺着;或者说,患者根本不能睡到早晨。

失眠的类型是非常多样的。人们怀疑失眠也有很多原因,不知道失眠是否是由脑干中的一种疾病引起的。在可能出现昏睡的区域,也可能出现由其他病理刺激导致的失眠。

睡眠有时会表现出不同寻常的显现——由运动(摇晃、咀嚼、磨牙)到睡眠中的谈话,以及类似于催眠的意识变异、梦游和带有遗忘症的令人惊讶的行为。

d) 催眠中的躯体效应。心灵对于躯体的影响有多大呢?来自催眠的惊人经验可以告诉我们。对催眠暗示的躯体效应的观察是如此令人吃惊,以至于人们认为这全然是骗局。但是,深远的躯体效应事实,在这里已经被证明是不容置疑的。通过暗示说敷上了一枚灼热的硬币,人的皮肤上会有暗示的发红和起泡,接着是疤痕、发烧、月经推迟;通过特定食物的暗示,会有特定的胃液分泌;通过暗示的感情和环境,新陈代谢会改变;催眠的虚假食物摄入时的胰腺分泌,可以治疗疣[1]——这些在部分上是在极少情况下才会发生的例外(因此仍然有

---

[1]　皮肤上的起泡:*Kohnstamm u. Pinner:* Verh. dtsch. derm. Ges. **10**(1908);*Heller u. Schultz:* Münch. med. Wschr. **1909** II,2612;*Schindler:* Nervensystem and Spontanblutungen. Berlin 1927 (其中讨论了痕迹症状的再现);*Pollak:* Zur Klinik der Stigmatisation. Z. Neur. **162**. 606 (1938);*Fieber: Mohr:* Münch. med. Wschr. **1914** II,2030;*Kohnstamm:* Z. Neur. **23**,379。注意:大多数建议是,之前的疾病存在引起了发烧;*Eicheberg:* Dtsch. Z. Nervenhk. **68**‒**69**,352 (1921);经期:*Kohnstamm:* Ther. Gegenw. **1907**;疣的治疗:*Bloch:* Klin. Wschr. **1927** II,2271;新陈代谢的改变:*Grafe:* Münch. med. Wschr. **1921**;胃液分泌类型的改变:*Heyer:* Arch. Verdgskrkh. **27,29**(1920/21);胰腺分泌:*Hansen:* Dtsch. Arch. klin. Med. **157**(1927)。

争议,例如形成有疤痕的烧伤水泡),但在部分上是容易且经常可以实现的效果。

催眠效应对于躯体的影响,与舒尔茨所描述的自体训练中由自体暗示导致的状态是相同的。令人惊讶的是听到有人能在个别情况下,大大地提升与降低脉搏,例如从 76 下降到 44 和上升到 144。[1] 在这条道路上将可能性推向极至的不是西方人,而是印度人。也许与催眠暗示中的烧伤水泡相似的痕迹症状 * 的再现(Stigmatisierung)(正如亚西西的方济各(Franz von Assisi)** 那样),会被理解为自体暗示。

在催眠暗示中起作用的东西是直观的、鲜活重现的表象,以及它们控制情感和心境的力量。人们做出的是与暗示情境(雪中的寒冷)相应的正常反应(新陈代谢的增加)。然后,植物神经系统遵循着想象的体验,尽管完全不同于实际环境的真实刺激。人们不可能通过直接暗示,影响到温度升高、胃液分泌、新陈代谢提升等,而是通过直观暗示的状态绕行(如果它们是真实的),产生这样的效果。

催眠中的效应,部分被解释为巴甫洛夫意义上的条件反射(汉森)(Hansen)。现实当下的食物表象,就是作为胃液分泌的信号。然而,如果食物被反复呈现给狗,而没有真地让它进食,那么胃液分泌的条件反射就会失灵。同样地,如果催眠暗示的重复没有相应实在的跟进,那么暗示的躯体效应最终完全不能影响到胃液分泌。如果条件反射的真实确认一直是缺失的,那么反射就会停止。无条件反射总是心理影响

---

[1]　*Schultz. J. H.* : Das autogene Training, S.75. Leipzig 1932.

*　在基督教中,痕迹症状作为一种超自然现象而被称为"圣痕"。曾有异象出现在基督徒的身体上,所展现的现象则是与《圣经》中记载的基督受难时的情况一样,甚且更为厉害。最为神奇与典型的痕迹症状是:手心皮肤会自行裂开并出血,形似钉痕,没有疼痛感,会自行愈合。——译者

**　亚西西的方济各(意大利文:Francesco d'Assisi),生于 1182 年 7 月 5 日,卒于 1226 年 10 月 3 日,是天主教的圣徒。传说天主现异相,在他身上印下了耶稣受难时所承受的五伤(即双手双脚与左胁)用以感化罪人。——译者

事件的基础。但是,对于这种心身关系整体的生理学解释并不详尽。

心理影响对于躯体的效应可以达到多远,这是完全难以预见的。到目前为止,研究发现这种效应的领域是越来越宽广了。在一种几乎不能一目了然的纠缠方式中,一种心理因素涉及许多躯体过程,因此心理因素会产生如此惊人的效应,并且躯体过程的剧烈障碍可能就起源于心理因素。

冯·魏茨泽克说:"与其把痕迹症状的再现、癔症和催眠的'奇迹'中看作例外的情况(它们作为例外,使我们不能设想在病理学症状中类似的东西),还不如通过研究把精神上不可理解的东西,变作可以理解的东西。"[1]冯·魏茨泽克想要寻找所有疾病中可理解的意义。但是,躯体疾病(直至严重的器质性疾病)是否都渗透着心灵呢?任何能够令人信服地说明这一点的人,不仅开启了人类知识中的新领域,而且还铺就了整体身体事件的全新知识道路。我怀疑并且猜测:无论如何,这里存在着非常狭窄的边界。但是,这个问题仍然是成立的。

§2. 依赖于心灵的躯体障碍

整个躯体都可以被领会为一个心灵的器官。如果躯体出现了严重的疾病,那么心灵兴奋就有可能通过与之相关的器官运作而造成损害。但这是一种很少出现的临界情况。心灵通过它的内容与倾向来发挥作用。只有在心灵患病时,这些内容与倾向才会起到致病的作用。因此,当心灵失调时,也会表现在躯体上。与心灵相关联的躯体疾病是多种

---

[1] *von Weizsäcker*: Ärztliche Fragen, S. 31, Leipzig 1934.

多样的,并且通常是模糊不清的。我们首先要重现事实,然后来解释它们。

a) 在其心灵条件性中的躯体障碍主干。

1. **昏厥与抽搐发作**(Krampfanfälle)。二者都是心灵兴奋的直接结果。但是,这种显现也可能是纯粹器质性的(所有的心灵事件都不是躯体事件的原因)。器质性的癫痫抽搐发作,尤其不同于心因性的癔症抽搐发作。

格鲁勒①描述了心因性的抽搐发作。"在长长的走廊上安静地来回踱步的壮汉,突然发出深深的呻吟声,在空中抓握,并倒在地上(不会突然朝前倒下)。起初他在地上喘着粗气,他的手把胸前的夹克和衬衫都撕裂了。抽搐突然开始了:时而用一只手,时而两手并用,他用力地击打自己,身体上下起伏,一会儿是一条腿,一会儿是两条腿一起绷紧,然后再蹬开。描绘这整个运动系列的最佳方式是难以忍受的手舞足蹈。脸部痛苦地扭曲了;双眼时而紧闭,时而转来转去。针刺通常会强化手舞足蹈,至少在一开始的2—3针,然后反应会停下来。当患者的脑袋前俯后仰或紧闭双眼时,瞳孔检查通常难以进行。在他们被控制住时,瞳孔通常很宽(焦虑的瞳孔、痛苦的瞳孔),并且反应很差。患者偶然会有尿湿,而这通常是在患者之前已经是一个尿床者的情况下。人们经常听到对这些发作的戏剧性描述。很多情况都不是这样的。在持续5—10分钟后,这些动作会变轻,并逐渐停下来。汗水淋淋,并且经常是精疲力尽的男人陷入长时间的睡眠状态,而醒来时只带着残缺不全的回忆。"

---

① *Grule:* Psychiatrie für Ärzte,2. Aufl.,S. **93**. Berlin 1922.

与此相对，格鲁勒描述了癫痫的发作："癫痫发作突然开始了。患者可能会注意到癫痫发作开始的一个迹象（'先兆'）（被风吹的感觉（Angeblasenwerden）、红视症（Rotsehen）、视物显小或显大、眼前冒火花、有对象焦虑的迅速膨胀、沙沙作响、铃声、气味感），但他已经说不出话来了。有时患者仍然会向前冲几步，好像被重重地推着，然后他就发作了。在他倒下时，脸部扭曲，嘴巴歪斜，吐着白沫，经常会有（舌头咬伤引起的）血腥唾液流出。双眼呆呆地转向任意一边。一些猛烈的、闪电般的震颤划过他的脸庞。头部扭向一侧或猛烈地向这一侧撞去。牙齿嘎吱嘎吱地相互撞击，不同的肌肉区域，经常是几乎整个身体的肌肉，都在数秒内收缩到顶点。口中发出一阵奇怪的漱口声和呼噜声。呼吸似乎非常困难。张力丧失。反复的阵挛性剧烈动作穿过躯体肌肉，紧接着的是右侧痉挛。在此期间会有个别动作，例如擦拭的动作。汗水遍布全身。脸的大部分是蓝色的，经常是粉白色的。尿液已经排出。瞳孔很僵硬。角膜反射已经消失。癫痫发作者对外部刺激没有反应，而剧烈的疼痛刺激偶尔会让躯体产生一些不安。发作的持续时间很少超过 5 分钟……发作经常会直接转入深度睡眠状态。睡醒后，癫痫发作者感觉非常紧张和疲惫。他头很疼，并很难受。他对癫痫发作期间的记忆已经消失（总体失忆症）。"

这种发作是癫痫的主要症状。然而，抽搐机制不仅会出现在癫痫中，而且有时在精神分裂症和几乎所有器质性的脑部疾病中也会起作用。这种发作在本质上是器质性的。[①] 因此，本质上不同于心因性发

---

① 这种发作在精神衰弱症患者中也是一种很少出现的现象，而且描述为"感受癫痫发作"反应：*Bratz:* Die affektepileptischen Anfälle der Neuropathen und Psychopathen. Mschr. Psychiatr. **29**，45，162（1911）；*Stahlmann:* Allg. Z. Psychiatr. **68**，799。

作——后者具有最多种多样的显现,特别是在沙可、布里凯(Paul Briquet)和巴黎的其他人那里,并且不由自主地在临床上得到了普遍的重视和丰富的描述(态度激情等)。

2. **器官的功能障碍**。器官的几乎所有的生理功能,有时都会受到心灵过程的影响。胃肠道障碍、心脏障碍、血管舒缩障碍、分泌障碍、视觉障碍、听觉障碍[1]、嗓音障碍[2]、月经障碍(月经停止或提前)等,都可追溯到心理影响、特定体验或一种持续的情绪状态。在神经质者身上,人们经常会观察到功能障碍——这些障碍在个别情况下与特定心灵过程没有关系,但根据其发生频率,必须以某种方式与整体的心灵异常相关联。[3]

此外,如果它们的出现没有器质性基础,那么这些就包含了很多神经病学的发现:麻痹和感受性障碍(它们的划分依据不是解剖结构,而是患者的表象)、抽搐、挛缩、颤抖、晕眩等。进一步了解躯体显现的无数变种(尤其是癔症的显现),必须参考神经病学书籍。[4]

心灵震撼的最奇特效应是蒙田(Michel de Montaigne)所说的头发突然变灰,以及斑秃(Alopecia areata)的出现。[5] 长期以来受到怀疑的

---

[1] *Kümmel*, *W.*: Entstehung, Erkennung, Behandlang und Beurteilung seelisch verursachter Hörstörungen bei Soldaten. Beitr. Anat. usw. Ohr usw. (von Passow u. schaefer) **11**, H. 1 - 3 (1918).

[2] *Beck*, *K.*: Über Erfahrungen mit Stimmstörungen bei Kriegsteilnehmem. Beitr. Anat. usw. Ohres usw. (1918).

[3] *Wilmanns:* Die leichten Fälle des manisch-depressiven Irreseins (Zyklothymie) und ihre Beziehungen zu Störungen der Verdauungsorgane. Leipzig 1906; *Dreyfus:* Nervöse Dyspepsie. Jena 1909; *Homburger:* Körperliche Störungcn bei funktionellen Psychosen. Dtsch. med. Wschr. **1909** I.

[4] 参见布里科特、沙可特、图雷特(Edouard Brutus Gille de la Tourette)、雷契尔(Richer)、莫比乌斯、巴宾斯基(Joseph Babinski)以及总括性的文献:*Binswanger:* Die Hysterie. Wien 1904; *Lewandowsky:* Die Hysterie. Berlin 1914。

[5] *Poehlmann:* Münch. med. Wschr. **1910** II.

心灵性发烧，尽管是很少见的现象，但今天已得到充分证实。①

尽管与心灵有着密切的关系，但患者将所有的躯体障碍都作为完全异己的东西，就好像是躯体疾病一样。癔症显现既可以单独被观察到，也可以作为神经系统的所有其他可能的器官和功能疾病的伴随显现而被观察到。

人们把这些躯体障碍的主要部分称为器官神经症（Organneurosen）。这并不意味着任何器官本身都会出现神经症。有神经症的是心灵，而且是心灵选择了这个或那个器官，并通过障碍使其在器官中变得可感觉，无论这个器官是来自一个最小抵抗部（locus minoris resistentiae），因此更易出现障碍，还是在心灵的任意可理解的关联中，这种器官在本质上显得"具有象征性"。长期以来，器官神经症已经太容易被诊断出来了。人们几乎忘记了诊断的基础不是正面的躯体检查结果，而更多地是负面的、缺损的躯体检查结果。因此，通过更准确的内科检查，人们才正确地谈到了"器官神经症的减少"。"器官神经症"这个术语应该得到限制，但不能被消除。②

伴随器官神经症减少的是一种相反的运动：即使是在原发的躯体疾病、器质性疾病中，人们也越来越意识到心理因素的重要性。

3. 依赖于心灵的原发躯体疾病。本身器质性的疾病，在其过程中是与心灵无关的。原发的躯体疾病会受到心灵的影响，这通常是正确

---

① 参见 *Glaser*: Beitrag zur Kenntnis des zerebralen Fiebers. Z. Neur. **17**, 493；参见上述催眠效应；概括：*Lewandowsky*: Hysterie, S. 63ff；博士论文：*Weinert*: Über Temperatursteigerungen bei gesunden Menschen（Heidelberg 1912）（包含了类似问题的文献索引）。

② *von Bergmann*: Dtsch. med. Wschr. **53**, 2057ff.（1927）："一位年长的临床医生说，10 名胃病患者中有 9 名患有神经质的消化不良，因此在今天相反的关系甚至也是不正确的。""全然神经质或神经症的假设，在我看来只不过是在用过于舒适的出路来解决无数的病例，而痛苦的真实关联还是没有被把握到。""在实践中，大多数神经症诊断都是误诊。"

的。因此,人们很难区分以心灵为条件的疾病和以躯体为条件的疾病。心灵会为了它的病理影响,而在躯体中寻找似乎已开辟的路径。如果是由于关节风湿病引起的关节疼痛,那么在疾病痊愈后,疼痛可能会继续在心理上存在或复发。在几乎所有的躯体疾病的治疗期间,心理状态都不是无关紧要的。会受到心理影响的疾病,不一定是以心理为条件的疾病或心理疾病。

另一个问题是,具有解剖学变化的器质性疾病,是否也会在心理上产生。情况似乎如此。

糖尿(Glykosurie)常见于焦虑和抑郁状态中。[1] 糖尿病(Diabete)的产生有时与心灵激动有关,而且心灵激动通常会使糖尿病加重。

人们观察到了在受惊吓之后的急性巴塞多氏病。科恩斯塔姆的一个病例,显示了在巴塞多氏病中心理情结的效应能发挥多大程度的作用。[2] 在几个小时内出现的、惊恐的巴塞多氏病是非常少见的。在病症爆发之前经常有长期的操心、忧虑和焦虑。在过程上,这种病症与心灵有很强的相关性。[3]

膜性结肠炎(Colitis membranacea)可能会由心灵兴奋引起,并且可以通过心灵手段来治疗。

一般认为,尽管哮喘(Asthma)可以在躯体上得到处置,但在其发生、发展或治疗上,是依赖心理条件的。虽然内科研究表明基本躯体禀性和事件是多么关键,但是爆发和个别发作可能是心理的影响,并且出于心理原因,发作可能会再次停止。心理关联并不

---

[1]　*Mita*. Mschr. Psychiatr. **32**, 159.

[2]　*Kohnstamm*: Z. Neur. **32**, 357.

[3]　*Rahm*: Der Nervenarzt **3**, 9 (1930).

意味着心灵已经紊乱了，而意味着哮喘就像其他躯体伴随一样，可能是由正常的心理兴奋引起的。但由于只有少数人患有哮喘，所以它不像一般的躯体伴随显现那样是一种心因性的反应形式，而是一种躯体的疾病特质。[1]

有人指出，有一条路径从纯粹的反应性神经质胃障碍，到慢性功能性异常，再到十二指肠溃疡（Ulcus duodenale）；因此，在商务激动过程中最终会患上溃疡的同一个人，在平静的生活中可能就不一定会得这种病。

对于首先是功能性的躯体影响，可能会导致器质性、组织疾病的方式，阿尔坎（Leopold Alkan）[2]给出了以下例子：

平滑肌的连续收缩导致受累区域的挫伤和贫血，并引起了坏死性损伤，特别是当来自组织的分泌物（胃液）在心理上加剧时（胃溃疡、溃疡性结肠炎）。空腔脏器痉挛，导致结肠上部的肌肉肥大，并伴有扩张（食道扩张、高血压的左心室肥大）。管状器官的持续痉挛或麻痹，会对受阻塞的血液造成变化（胆囊中的独生胆固醇结石、梗阻性食管炎）。如果出现通常没有外流的感染，那么在阻塞的情况下就不会有炎症及其后果。内分泌腺的心因性分泌变异，可导致腺的解剖变异（心因性糖尿病和巴塞多氏病）。

到目前为止，器质性疾病的心因发生探索，只在一个较小的领域里得到了令人信服的确证。仍然有很多事实问题没有得到解答。最近，

---

[1] *Hansen:* Der Nervenarzt **3**, 513.

[2] *Alkan，Leopold:* Anatomische Organerkrankungen aus seelischer Ursache. Stuttgart：Hippokrates-Verlag 1930.

冯·魏茨泽克[1]提出了基本的问题,并试图通过疾病史来深化它。首先,困难在于如何在正面和负面病例并列的情况下说服自己,换言之,当人们在一个心理病例中发现证据时,在下一个病例当中可能就完全找不到心理的东西。其次,困难在于我们缺乏对内脏器官的心灵意义的认识,例如:肝脏是否与愤怒和嫉妒有关。再次,困难在于心理和物理关系的跳跃性。他认为在扁桃体周脓肿(angina tonsillaris)、尿崩症(diabete insipidus)的病例中,可以看到疾病如何在生命的决策时刻发挥作用。但他还是没有提供一个可概念化的普遍洞见。他的主题是传记性的。

心灵对于器质性痛苦的影响,会是非常深远的。暗示和催眠有可能改善主观状态,并且在一般医学治疗中,暗示具有重要意义。客观上,人们也可以达到一些非凡的成果。器官和心理的交织可能是怪诞的。因此,海尔穆特·马克斯(Hellmut Marx)[2]报道了来自库欣诊所(Cushing-Klinik)的一个病例:

　　"一名14岁的男孩患有严重的尿崩症,而他的饮水量高达11升。实际上,这个男孩已经开始手淫,他通过大量的饮水来试图净化和解决良心的冲突。经过精神分析治疗,他已经基本'痊愈'了,饮水量降到了1.5升。一天早上,他被发现死在了床上,而尸检发现他的中脑有大肿瘤。在这里,作为中枢神经系统的器质性疾病症状的口渴,已经与冲动的生命和患者努力克制的思维关联了起来。这种关联是如此密切,以至于可以对口渴和多尿产生治疗

[1]　*Weizsäcker*, V. v.: Studien zur Pathogenese. Leipzig 1935.
[2]　*Marx*, H.: Innere Sekretion (Handbuch der inneren Medizin von Bergmann n. a. Bd. VI, I, S. 422).

效果。"

4. 复杂生命力行为的功能障碍。许多躯体功能都会出现障碍,而在这些时候,患者没有在心理上体验到什么,除了一种纯粹的躯体痛苦。在其他情况下,功能障碍(它总是涉及与意志相应的复杂功能)与一种同时的心理障碍有明显的关系。当患者体验到焦虑、抑制、突然的消极性或混乱时,功能就丧失了。在行走、书写、排尿、性交等情况下,这种情况也会以类似的方式发生。结果就是书写痉挛、排尿障碍、阳痿、阴道痉挛等。

这些障碍方式无处不在。当一个人害怕脸红时,他就会脸红;当一个人相信自己正在被观察时,他说话就会不自然。反射本身就会受到这种影响。咳嗽和打喷嚏的反射,会由于集中注意力而变得更强(尤其是后者),但这些反射也会因此而停止(达尔文和他的朋友们打赌,他们在吸鼻烟时不能打喷嚏;他们挣扎到痉挛,眼中都是泪水,但达尔文打赌赢了)。

b) 躯体障碍的根源。心灵与严重发作、器官障碍、复杂行为功能之间的关系极其复杂,尽管在个别情况下它们的关系似乎很简单。虽然心灵和身体之间的关系在个别情况下是可以理解的,但在整体上仍是模糊与非常不同的。器官和身体前提似乎必须适应心灵。似乎是心灵选择了器官,并在器官中通过障碍而显示了自身,或者说,似乎是心灵选择了功能,并混乱地介入功能的执行。

人们部分地猜测了生理学的中间环节。因此,人们今天认为植物神经系统与内分泌系统,是在中枢系统、靠近有序神经系统的心灵以及其他身体器官之间,进行居间工作的。这种神经-激素系统,在无意识的情况下调节着机体活动。脑始终会影响到心灵,而且在某些条件下会产生非常深远的影响。冯·贝格曼(v. Bergmann)把植物系统特别兴奋并且会受到最轻微心理影响的人,称为"植物痕迹症状者"(vegetative Stigmatisierte)。

在个别情况下,人们找到了一些说明。因此,当昏厥是由心灵条件(惊恐、看到血液、拥挤的空间)触发时,就可将其归因于小脑动脉收缩而致的脑贫血。

躯体障碍的产生方式,可被描述为以下图式:

1. 大量的器官功能障碍,就像心悸、颤抖等,会自动出现。一个案例是情绪波动后消化系统的障碍:异常的主观感受、食欲的变化、腹泻或便秘。我们只能根据身体事件中心灵过程的一般伴随显现的类比,来查实和记录这些显现。

2. 当躯体障碍反复出现,有时甚至只出现了一次时,躯体障碍就会有固定化的倾向。即使没有心灵的基础,躯体障碍也会持续存在,然后被个体感受为在最不同的情况下出现的躯体疾病(习惯反应)。或者在强烈的情绪波动中,一个首次出现的反应(例如,局部疼痛、抽搐)会在最小的类似条件下重复作出,并且首先是以联想回忆的方式(类似于巴甫洛夫的条件反射)。

功能障碍会在情绪正在活动的区域发展和固定下来。电话里传来一条最激动人心的消息,握住听筒的手,就好像麻痹了一样,还出现了书写痉挛,等等。在弹钢琴时,双手及手臂上实际体验到的疲劳,和出于竞争的嫉妒感,是一种独立的情绪联合体,在所有场合(例如,在纯粹的听音乐时(当对于他人能力的嫉妒由此而产生时))都会出现。

3. 在这些情况下，心灵体验的内容与特定的躯体结果之间没有关联，而只有同时性；人们必须回溯到由于疾病存在而被强化或异常指向的易怒（Irritabilität）来进行说明，而有很多躯体显现的特殊性质是可以通过人的体验、情境和冲突来理解的。例如，人们把由特殊的功能注意取向、对任何轻微障碍的重视，以及特定操心与畏惧而引发的错误感受和功能障碍，称为疑病不适（hypochondrische Beschwerden）。一开始只是畏惧，随着时间的推移会变成现实。这种躯体障碍的内容可以根据之前心灵表象的内容得到理解，也可能会突然出现，例如，手臂在摔倒后的麻痹、被打耳光后的耳聋等。所有这些非常不同的显现的共性在于：1. 在诱因与结果之间的可理解关联；2. 对甚至完全与意志及表象无关的躯体过程的影响，例如，感受力、月经、消化活动；3. 恶性循环（Circulus vitiosus），例如，在健康的心身生命中，情感的躯体伴随显现向后增强了这些情感，并在情感的提升中相应实现；这里所有自动和随机出现的躯体障碍事件，都是心灵倾向培养的材料，因此轻微的障碍会发展为严重的疾病。

我们把这种在所有人中存在程度较低、在一些人的生命中发展为主导方式、在一些人那里首先通过疾病状况（例如器质性疾病）或通过严重体验而显现的机制，称为癔症机制。

"癔症"这个词在多种意义上被使用着。心因性是更广的概念。癔症描述的应该是以下现象的基本特征：它们具有隐藏的可理解性和意义，并且与任意的颠倒、移置（Verschiebung）、自我欺骗（Selbsttäuschung）和欺骗他人（Fremdtäuschung）相关联。在这些障碍中总会发生一些事件，而其中某些地方是虚假的。躯体变成了一种多义的语言，就像语言一样，用于隐瞒或宣告——但不是故意的，而是下意识的、只有本能的目的。

如果我们在三个关键词中区分三组，那么就可以说到自动躯体结果、固定反应和癔症症状，但这三者是紧密相关的。纯粹的自动躯体结果和癔症反应一样都是固定的。源于心灵原因的固定躯体障碍，在癔症中经常几乎不能与自动成分相区分。

　　在个别情况下，通常只有抽象的或在临界情况下分离的、所有因素的发展。在以下威特科尔(Wittkower)的案例中[1]，一名 18 岁的女孩目睹了一起铁路事故：一名工人被行驶的列车压断了。她激动得恶心和发抖，成天都吃不下饭。她每天早上第一节课时都会呕吐。此后，她有了铁路恐惧症、焦虑和红酒恐惧症(Weinzustände)。在强迫的压断幻想中，她将自己或家庭成员都视为了受害者。

第三组(心灵关联背景下躯体显现的可理解性)需要进一步的讨论。确实，这些讨论不需要在我们的呈现中已经有的可理解性：1. 重视、照料、担心、期望对身体生命的影响；2. 它们的首次和重复发生的同时性，将身体事件与心灵震撼耦合起来(这类似于巴甫洛夫的条件反射)，心理创伤导致腹泻、呕吐、哮喘，因此同样的躯体障碍可以在最轻微的刺激下重复发生；3. 原发的心灵性躯体显现，与它们的产生条件的分离，以及这些躯体事件的独立存在与发展。尽管生理学的东西在这里是普遍晦暗的，但心理学的东西是简单明了的。

　　生命力事件对于心境的依赖，也不需要任何进一步的讨论。心灵的总体内在状态，其生命力或绝望，其快乐或抑郁的性质，其活动或放弃的倾向，会一直影响到躯体状态。这是一种古老的、在个别情况下难

---

① *Wittkower*: Nervenarzt **3**，206.

以证明的经验：疾病的演进，即使是器质性起源，在多大程度上取决于心灵状态，以及生命意志、希望和勇气，意味着什么？这种经验是在日常生活中形成的。在愉快的工作中，主观的疲倦会少些。在新的前景和希望中，力量感和效能会大幅提升。精疲力尽的猎人经过长时间徒劳无功的搜寻后，在发现猎物时，他会重新变得清醒起来。

除了所有这些可理解性之外，人们在躯体事件中，尝试把特定的躯体性内容理解为是富有心灵意义的，把躯体事件作为在本质上与心灵及精神-道德命运是相关联的，但是这种关联对患者而言是无意识的，而且患者的意识在原则上是开放的。因此，当内在心灵态度的转变与理解相伴时，自我理解的澄明反过来就可以对这些躯体显现产生治疗效果。这里开启了一个对我们的认识具有诱惑力和危险性的解释领域。尽管几乎无可怀疑，这里的基本本质是可以认识的，但洞察的明见性和彻底的欺骗，似乎并没有比这里更频繁地关联在一起。这里开启了丰富的、几乎无限的可能经验，但也开启了令人困惑的多义性和对于正好被提供之解释的错误满意。

我们将讨论限制于处理这些问题的广泛文献中的几个例子。

1. 狭义上的癔症显现（麻痹、感受性障碍等）与心灵表象、意图、目的有关——它们以难以重现的方式从意识中消失，但并非绝对无法接近。假装会变成癔症，但在变成真的癔症后，人们就不能再说那是假装了。

2. 转换（Umsetzung）的过程已经被理解为能量出路，例如，受压抑的性欲通过躯体事件的转换——这些躯体事件象征着起源，并且是被禁止的直接满足的移置与补偿（弗洛伊德）。

3. 无意识的事件以许多不同的方式得到了进一步的思考：患者本身似乎就是通过对他的良心而言是负担的冲动势或行为来

惩罚自己；患者放弃了他的意志，变得虚弱，举手投降，并且现在对于各种威胁性疾病变得更为易感了。

4. 器官表达了有意识的意志说不出的东西：肾脏水泡、氟白癜风(Fluor albus)、外阴湿疹，应该是对性交的防御表达，并且会在相应变化后的情境中被治愈。

所有这些身体与心灵的关联都不是直观的，而是推测的。这些关联在出现和消失的时候似乎是合理的，在许多情况下几乎是可以肯定的，但总是远离真实表达现象中身体和心灵的直观统一。

对于为什么在心灵震撼或长期压力下，一会儿是心脏与循环，一会儿是胃肠，一会儿是呼吸器官受到影响，以及器官选择的问题，公认的回答是：器官的虚弱(要么天生，要么由于疾病)、器官的易感性，以及最小抵抗性(locus minoris resistentiae)。胆汁疾病提供了预备。此外，海尔(Gustav R. Heyer)①给出了一个非常不同的答案：

以心灵为条件的躯体状态有消化系统的呕吐和吞气(Luftschlucken)、循环系统中的焦虑感、呼吸系统中的哮喘和心脏神经衰弱(Phrenokardia)。所有这些状态同时具有象征意义；它们不仅能在身体上被经验到，而且能被体验为是有意义的。

器官是隐藏的语言；心灵可以听到器官的声音，并通过器官来说话。呕吐是抵抗的表达(拿破仑在听说他将被押送到圣赫勒拿岛时呕吐了)。吞气意味着吞咽某些东西，例如，一个无法为自己辩护的屈辱者。焦虑同时意味着对生命、生命的基础、生命的可能性深度的充分实现的焦虑。哮喘意味着不能吸纳空气(即由情境、

_____

① *Heyer*, *Gustav R.*: Der Organismus der Seele. München 1932.

冲突和这个地方的人造成的气氛)。心脏神经衰弱(横隔膜心脏神经症(Zwerchfellherzneurose),而其结果就是横隔膜收缩、疼痛和心悸),作为吸入的痉挛性固着,意味着无法消释的紧张(如果在性活动中,在紧张和增强之后不是放松和满足)。人们每次都会通过器官在不知不觉中,象征性地表达出生命中实际存在的不可承受性。

为了达到更深入的理解,海尔区分了生命循环(植物生命循环)(消化设备)、动物生命循环(血液生命:血液,心脏和循环)、气动生命循环(呼吸)。这些生命循环具有象征性的和心灵本质相关的本质:1.“肠道的生命是植物性的、宁静的、黑暗的、深层无意识的此在地域”,这种生命中的波浪般的运动,如同自然中的潮汐波动。2.“血液的生命就是激情、情绪、气质和本能,是受驱动的性领域”;在这种生命中,血液的生命不是波浪形的,而是有节奏的、收缩和展开的;血液的生命就是游猎动物的生命。3.呼吸也有极性的本质;在这个紧张和放松的极性演进中,出现了自我化的要素。“这种越来越轻、接近空气和以太的呼吸,让我们在其中感受到了比地球上的消化圈和动物圈更高、更自由、更不一样的东西。”飞鸟象征着空气和呼吸。

因此,生命循环的各个领域(消化、循环、呼吸的器官系统)与特定的、具有不同特征的“基本、原始或普遍共感相关联”,因此反之亦然:“这些特定的心理演进会在相应的器官系统中表现出来。”我们将聚焦于一个主要的例子,在循环(动物的激情和冲动的推力世界的载体)中,基本障碍就是焦虑:首先是由生命元素的脆弱所导致的焦虑(例如在冠状动脉硬化、贫血症等时),其次是由高血压(即推力、激情)所导致的焦虑。焦虑是人类以及由其血液驱动的动物的非统一状态(Uneinswerden)的障碍,即对我们这种动物太虚弱的焦虑，或者对我们会被压倒和吞噬的焦虑。因此，一些循环神经症"不仅存在于那些不能满足并且压制血液（或性）意志的人身上，而且存在于在自然方面太多地丧失精神自我的人身上"。循环神经症（Kreislaufneurosen）也"源于和非冒险世俗以及推力世界的冲突，以及人类精神透析的失灵"。

以上报告表明了这些观点是如何编织在一起的：首先，重要的生命力生理关系，例如心脏和焦虑、性和焦虑之间的关系；其次，可能的象征意义（在其中，器官被体验为心灵的象征）；再次，神秘的象征意义（其中表达了生命的形而上学解释）。异质要素的交织，对我们的幻想游戏来说是有魅力的，但对认识来说是难以承受的。显而易见的、极难分离与清晰把握的经验事实，可理解关联的体验可能性的设计，以及形而上学与命运般意义的身体性与预感，这些一起造成了无法前行的混乱。仍然真实的只是一般的、完全不确定的回忆，即在通常的简单图式中，心身事件没有得到穷尽，而且也没有在其事实构成中得到充分领会，并且首先也没有得到正确的理解。这种在心理治疗中提升起来的完形幻想，没有真正的认知价值，尽管它被当作是对生理学因果简单性之满足的否定审级（Instanz）。

冯·魏茨泽克对于严重器质性疾病的心理病因的发生要素的深入研究，吸纳了所有这些解释方向，但不只是简单的同意。他似乎偶尔会接受它们，但他谨慎地避免任何过于支持传记领会的确定解释，因为躯体要素在心灵与道德的戏剧性生命历程中发挥着作用。他的研究没有固着于如因果认识一般可用的、可理解关联的一般形式。在他的病史中，人们有些惊讶地看到，一切都是可能的，但人们最终还是一无所知。

§3. 精神病中的躯体检查结果

我们在患者身上观察到的最后一组躯体症状,迄今为止与心灵没有任何关联。这些症状其实只是躯体疾病过程的躯体指征,而且它们也可能是心灵疾病的原因,并且总与心灵疾病相关。我们涉及的不是特定躯体疾病(例如脑部进程)的症状,而只涉及那些我们暂时登记为精神病的躯体症状的躯体检查结果,而且不将它们视为已知疾病的征象。长期以来,人们在方法论上对所有直接观察到的东西的补充是对体重和月经停止的检查;在近十年来,运用非常精细的内科方法进行生理学检查。在一部分上,任一论断都是无限的;在另一部分上,有关精神病的生理学过程的躯体显现意象,被制造了出来。我们挑选了一些例子:

a) 体重。一个模糊的躯体症状是体重的波动,而它在精神疾病患者身上达到异常高的水平。人们在急性精神病中观察到了体重下降,以至完全的消瘦(Abmagerung)和深度瘦弱,而且人们在急性期痊愈期间看到了体重的增加(因此,体重状况是当前过程趋势的重要指标)。这种体重增加,既会出现在恢复健康时,也会出现在急性期之后的永久性痴呆状态出现时(因此没有心理改善的体重增加,是令人担忧的症状)。在后一种情况下,有时会出现暴饮暴食、臃肿、肥胖的习性。此外,人们在严重的心灵体验、忧虑和持续的抑郁感、所有的神经质障碍中,观察到了体重的减轻(下降 10 千克或更多)。人们在个别情况下很难断定体重状况在多大程度上是同时导致心灵障碍的、躯体疾病过程的伴随显现,以及体重变化在多大程度上是心灵生命的直接结果。然而,这两者似乎是相互关联的。我曾观察到一名患有创伤性神经症的患者,他每次住院时都会减轻很多公斤,尽管他吃得很好,因为这种情境每次都让他非常兴奋。

赖夏德(Martin Reichardt)[1]一方面对体重与脑或精神疾病之间的关系进行了精确的研究,另一方面偶然发现了体重和精神状态之间有很大的独立性,因此无法确定规律性。例如,他观察到个别严重的急性精神病患者有大幅的体重波动。然而,一般而言,他在低能状态和最终状态中发现了静态的体重曲线,在脑部疾病(例如麻痹性痴呆)中发现了频繁的内源性肥胖和消瘦,在紧张症的综合征中尤其发现了过度的消瘦。与长期体重波动相比,短期体重波动已被公认是躯体水分的波动。

b)绝经(Cessatio mensium)。月经停止是精神病中频繁出现的现象。海曼(Haymann)[2]发现绝经会在以下病例中出现:

偏执狂(Paranoia) ·· 0%

癔症、精神变态和退变(degenerative)状态 ····················· 11%

躁狂-抑郁疯癫(Irresein) ··· 34%

早发性痴呆 ··· 60%

绝经还会在以下病例中出现:

偏执样(paranoiden)形式 ·· 36%

青春型形式 ··· 50%

紧张型形式 ··· 93%

麻痹性痴呆、肿瘤和其他器质性脑部疾病·············· 66%—75%

在心理显现已经出现之后,月经仍然会在绝大多数情况下存在。

---

[1] *Reichardt:* Untersuchungen über das Gehirn,II. Teil:Hirn und Körper. Jena 1912;*Rehm*,*O.:* Über Körpergewicht und Menstruation bei akuten und chronischen Psychosen. Arch. Psychiatr. (D.) **61**,385 (1919).

[2] *Haymann:* Menstruationsstörungen bei Psychosen. Z. Neur. **15**,511 (1913).

月经的停止,在很大程度上与体重减轻的时间相吻合;在体重增加时,月经会再重新出现(治愈或慢性痴呆)。

c) 内分泌失调的检查结果。在零星的病例中,精神分裂症患者会有库欣综合征(Cushing-Syndrom),而这些症状会随着疾病的进展再次消失。患者没有垂体瘤(Hypophysentumor)。检查仅显示:"精神分裂症的疾病进程,倾向于延伸到荷尔蒙过程领域。"[1]

d) 典型躯体病理显现意象的系统生理学研究。许多新陈代谢检查、血液检查、尿液分析等,仍然是模糊的样本,也许作为提示是有价值的,但完全是无限与无结果的。因此,借助现代新陈代谢病理学的手段,人们发现:在一些精神分裂症(尤其是紧张型精神分裂症)、麻痹性木僵中,新陈代谢下降了,而在麻痹性痴呆、精神分裂症、癫痫和循环精神病中,新陈代谢上升了。

耶辛(R. Gjessing)[2]的极端艰难和谨慎的工作,带来了改变。首先,他没有在许多患者当中收集个别的发现,以便在统计学上进行比较(这种程序只能用于提示,但不能成为一种研究方法),而是在少数患者中每天都进行长时间的系列检查,以便观察躯体征象的变化,并与精神病状态的变化进行比较。其次,他没有检查个别的生理学显现,而是检查了同时要求血液、尿液、粪便以及基础代谢率检测等的整体情况。再次,他对病例进行了精心挑选:绝对清晰的诊断、典型的表现、适合检查。他准确地讲述了病例。其中包括了一些特别引人注目、常规和经典的病例:

---

[1] *Voß*, *S*.: Das Cushingsche Syndrom als Initialerscheinung bei Schizophrenie. Z. Neur. **165**.

[2] *Gjessing*, *R*.: Beiträge zur Kenntnis der Pathophysiologie des katatonen Stupors usw. Arch. Psychiatr. (D.) **96**, 319, 393 (1932); **104**, 355 (1936); **109**, 525 (1939).

　　紧张性木僵突然开始了。从中苏醒过来是至关重要的。在前木僵阶段会有轻微的躁动。在清醒期间：基础代谢率下降、脉搏下降——血压降低、血糖降低、白细胞减少和淋巴细胞增多——氮的滞留（这种清醒周期的显现图景，被称为耶辛滞留综合症（Retentionssyndrom））。在木僵开始时，耶辛发现了明显的植物性振荡（瞳孔大小、脉搏、脸色、出汗、肌肉紧张的变化）。在木僵期间，耶辛发现了基础代谢率增加——脉搏增加、血压升高、血糖升高、轻度的白细胞增多——氮排泄增加（耶辛称这种征象为补偿综合症）。症状发生在周期性变化中，一般还伴有持续两到三周的木僵。

　　耶辛在紧张性兴奋状态中，得到了非常类似的发现。然而，许多木僵和兴奋的病例都是非常规的。耶辛总是发现氮的累积——植物性转换——氮的排泄，尽管在清醒期间是氮的累积。

　　耶辛的意图是将生理学-化学征象作为本身相关联的综合征——它是紧张性木僵和紧张性兴奋的特定形式关联。耶辛放弃了因果说明（器质性疾病的征象是以心理为条件，还是以躯体为条件），而只认为这很可能是脑干刺激的周期性效应。在异常状态下，清醒时间的氮滞留会下降；在木僵或兴奋中，氮滞留会恢复。

　　随后，人们进行了进一步有价值的检查，而这些检查在躯体征象中揭示了新的谜团：最严重的变异，没有相应的内科疾病组的、因果性的疾病发现。

　　雅恩（D. Jahn）与格雷芬（H. Greving）[①]在红血球死亡减少（红血球

---

① *Jahn，D. u. H. Greving：* Untersuchungen über die körperlichen Störungen bei katatonen Stuporen und der tödlichen Katatonie. Arch. Psychiatr. （D.）**105**，105 （1936）.

和早期形态的增多,使筒骨的骨髓在解剖时显示红色而不是黄色)(一种甚至在疾病中都不会发生的情况)中,发现了血液变稠、红血球增多。他们将这种血液状况与其他躯体显现一起,归因于血液中毒素的泛滥——任意来自蛋白质代谢的有毒质料,其作用方式与组胺动物试验相似。这经常涉及长期以来已经得到描述的、致命的紧张症病例。

　　这种致命的紧张症征象可描述如下：①在巨大的躯体力量进展中,无限制的运动不安似乎不受阻碍地上升为了自我毁灭——最严重的手足发绀症(Akrozyanose)。四肢的皮肤潮湿而冰冷,并且布满了这样的部位——在这些地方,按压或撞击导致平面的血液渗漏很快变成了黄斑。一开始升高的血压降下来了。随着循环衰竭,兴奋度减弱了。患者无力地躺着,透露着内心的紧张,并且经常是意识混浊地躺在床上。在潮湿的皮肤上,体温经常会升到40度。解剖也不能提供有关死因的、指向本质病因的清晰征象和发现。

　　沙伊德(K. F. Scheid)②提供了另一种典型的征象。他在精神分裂症患者那里发现：有时候会有高温、血体沉降速率明显增加,以及红血球新生与破坏增加的症状。一般而言,新生与破坏是平衡的,而在强烈的溶血中,经常会出现明显的贫血症。发烧症状背后没有严重的躯体疾病。

这里涉及的始终是个别征象或狭义的类型,而不涉及整体上的精神分裂症的躯体病理学认识。因此,这里没有贯穿始终的规律,只有经

---

① *Stauder*: Arch. Psychiatr. (D.) **102**, 614.
② *Scheid*, *K. F.*: Febrile Episoden bei schizophrenen Psychosen. Leipzig 1937; *Scheid*, *K. F.*: Die Somatopathologie der Schizophrenie. Z. Neur. **163**, 585 (1938).

典案例的罕见性与暂时的矛盾。因此，雅恩与格雷芬在致命的紧张症中发现的是稀少的血液破坏；与此相反，沙伊德①在紧张症阵发中，发现的是血液破坏的增加：血红蛋白含量降低、血色素降解产物出现。

人们自然会想到一种基本类似于其他躯体疾病的躯体疾病。与此相符的是剧烈的躯体症状，正如在另一方面从心理学上来说，酶斯卡灵效应（与其他毒品）的体验与精神分裂症体验的相似性，似乎指向一个曾经可触及的原因。但与此相反的是能够显示原因的病理-解剖证据的缺乏，以及在躯体中某处的极端偏离（例如在循环障碍的类型中）。关键在于：在原则上同样的疾病是否会出现在动物身上，或者说，整个疾病是否是人类特有的。但在所有情况下，疾病都是一种人类的自然现象，是一种人类本身的、身体与心灵仍未分离的进程。

---

① *Scheid*, *K. F.*: Nervenarzt **10**，228.

第四章　有意义的客观事实构成

导　论

我们把在感性世界中被理解为心灵表现的现象，称为有意义的客观事实构成。这些事实构成就是面相、模仿运动、说话和写作、艺术产品和有目的的行为。但这些是异质的、几乎难以比较的现象。思维、艺术作品和行为目的都有客观的意义，而且这种意义不是心理上的，对它的理解并不意味着对心理的理解。例如，我们理性地理解了一个句子的意义，而没有理解说出这个句子的人，而且根本没有考虑到这个人。有一个客观的世界，我们在其中运动，并且不用考虑到心灵（心灵产生了我用于心理学考量的精神）。因此，我们可以把有意义的客观事实构成，分为以下领域：

1. 人的心灵就在身体及其运动中表达出来。这种表达是不由自主的。这种表达是观察的，但不能成为想要理解它的个体的对象（第一部分）。

2. 人生活在他的世界中，通过他的举动、态度、行为，通过他的环境和共同体关系的形态。他是什么，就表现在他的行为和活动中。对他来说，这些本身就是已知的内容（第二部分）。

3. 人在语言、工作、思想直观中将他的内容客观化为精神的世界。他把握了他实际理解、生产、创造和想要创造的东西（第三部分）。

这三个领域首先意味着我们不只是在心理学上，而且原本不是心理学上所致力于的内容。对这些内容的内在习得、以理解的方式去知觉这些内容的可靠能力，就是对它们进行心理学考量的前提。但这完全没有限制。即使是最崇高的精神作品，在其心灵起源上、在它不由自主地共同执行的表达上、在其心灵生命的效应上、在其作为对于心灵的支持意义上等，仍然是可被追问的。不言而喻的是，这种理解的心理学方面不能穷尽理解的世界。尽管我们不能忘记，在其他视角下，精神被视为脱离所有心灵的意义世界，人被视为自由的理性本质，但作为心理病理学家，我们的兴趣只在于作为前提的、所有意义的理解。只有这样，我们才能在心理学上理解一个现实的人的心灵中的意义此在。因此，在表达心理学中，对于他人的看与听的直接知觉，就取决于心理病理学家人格的修养与广度。无需惊讶的是：一些人满足于琐事和日常，而其他人首先触及他们表达理解的局限性以及对于他心的进路；在每个经验的个体面前，即使一个人已经把握了很多，也会有一种难以透析的羞怯态度。

在客观有意义的事实构成的三个方向上，我们都会观察到这样的细节——它们在本质上只在整体之中，而且我们不能像查看个体事实那样去查看整体。在表达现象的总体当中，这种整体是无意识的形式层面（Formniveau）（克拉格斯）；对于在其世界中的人类此在来说，这种整体就是世界完形；在通过知识与工作的客观化中，这种整体就是有意识的精神总体。

尽管这三个领域各自都有独特的原则,但通常会关联在一起。例如,这三个领域都有只在第一个领域中作为主导原则的表达特征。当一个想象的内容、一个世界中的目的与行为意图是客观存在的时候,从心理学的考量来说:一个经验的人没有纯粹的理性与纯粹的目的。想法是如何说出来的(从声音的语调到语言的风格)、目的是如何实现的(从躯体的运动形式到具体情境中因人而异的行事方式),这一切都是一种表达的气氛,而所有的心灵表现都总是浸入在这种气氛之中。但此外还有一个事实:这个人恰好有这些想法,恰好遵循这种目的、"人格"的表达或特殊的心境状况。本身不是表达的"机能",在它们的个体显现中也具有表达的一面:运动机能变成了表达动作机能,语言通过语调与形式具有了表达特征,工作通过伴随的面部表情具有了它们的节奏与风格。

在图式中重复的、整个个体事实的基本划分,走的是下述道路:主观显现——体验,是现象学的对象。客观显现是无意义(躯体心理学的对象)或有意义的。有意义的客观显现会被评价为机能,并被测量(机能心理学)或理解为有意义的客观事实。这些东西要么是表达(表达心理学),要么是在世界中的生命(在其世界中的自我行为(Sichverhalten)心理学,或简称为世界心理学),或精神产品(作品心理学))。

一切有意义的客观化,都源于心灵的推力。所有想要的东西,都以不想要的东西与受驱动的东西为基础。我们可以这样来区分原初的推力:1. 有一种狭义的、不由自主的、无目的的、在心灵动势的可显现意义上的表达推力,而与之相应的是或多或少的个体与种族的巨大表达能力。2. 有一种表述的推力,它在表达中是半自主的,因为给出表述形式的人，在一个现实的或想象的旁观者面前，同时在自己面前，首先都具有效力和意义。表述自身是人的一个基本属性，而且它是人的生命中不可或缺的积极要素。但是，人会在自我表述中欺骗自己：形式、场景、姿态，不再是生命的作用，而是成为了真正的生命——作为不断变化的瞬间，或作为石化的态度，而取代了实质的生命。3. 有一种交流的需要——人希望与他人建立起相互理解的关系，尽管首先完全是客观内容的、客观导向意见的、目的表象的、思维的理解关系；然后是心灵本身的交流。语言是个人所发现的、令人惊讶的和谜一般的交流工具。4. 有采取行动的推力，按照目的去行动、把握情境和任务。原始推力的这四个方向，都具有不同于纯粹生命力之运动推力的意义。

在所有有意义的客观性中起作用的都总是这样的规则：通常学到的都是习惯的、分化的和丰富的个案；这些个案能够解释其他个案，并且在这里，经验的获得更多的是来自对个案的深入渗透，而不是个案的数量。因此在这里，个案的意义根本不同于在躯体领域中。在躯体领域中的情况总是"某个案"，但在表达心理学中，个案具有范例性的意义。

第一篇　心灵在身体与运动中的
表达（表达心理学）

a) 躯体伴随显现与心灵表达。当我们说到心灵的躯体伴随显现时，当我们只记录和知道了一种关联时（例如焦虑与瞳孔扩张之间的关联），当我们理解了躯体显现与其中表达的心灵时（例如我们在微笑中直接理解了快乐），我们就总是会说到心灵的表达。一方面，表达现象总是客观的，就它们可在感性上被知觉到，呈现人们可以拍摄、保存为文件的事实而言；另一方面，表达现象总是主观的，就它们作为感性知觉而无法成为表达,而是首先要通过对感性和意义的理解才能成为表达而言。因此,对于表达现象的洞察,相比纯粹客观躯体事实的记录来说,具有不同的前提明证性。人们曾说,所有的表达理解,都以由自身心灵生命到他人心灵生命的类比推论为基础。这些类比推论就是一种幻象(Phantom)。实际上,我们完全是在直接的、无反思的、唯一的活动中,在感性知觉的同时作出了闪电般的理解;另外,我们具有自己从来没有知觉到的理解表达(这就好像一个未来的文明人在镜中研究自己一样),而还不能说话的婴儿,已经能够理解面部表情了;最后,甚至是动物也能在有限范围中理解表达。人们尝试通过一种心理学的共情进程去说明表达理解。这种说明可能是对的,也可能是错的,而且这种说明本身是心理学问题,而不是方法论问题。因此,对于我们的最终意识来说,表达理解的结果是直接的,尽管是某种直接的对象:我们不是在他人那里知觉到我们自己,而是把他人或意义知觉成为自己的存在,把他人的体验知觉为我们本身不能拥有的东西。尽管如此,表达理解绝不是只是通过它的直接性,而获得了有效性与正确性。即使是在纯粹感性的知觉中,情况也不是这样的;每个特殊都受制于我们的知识整体;错误就存在于直接的感性中。在表达理解中,情况也是如此;只是这里的错误会更多,而控制会更难——另外,我们也会把类比推理作为控制;每个个别的表达都是多义的,并且总是只有依据一种整体才是可理解的。因此,我们的表达理解的鲜活性与多义性,是非常不同的。自身的可能经验、命运和理解体验的广度、深度和丰富度,是相互关联的。因此,精神贫乏的人,会抗拒所有表达理解的有效性,以便在自身成见的狭隘性中平庸地、暴力地应用自身成见。但我们不能忘记:我们只有在表达理解的道路上,才能获得对他人心灵生命的所有知识。所有纯粹的机能和纯粹的躯体伴随显现(也包括作为纯粹客观性的、精神内容的理解),让我们由外部认识了心灵。

方法论上的基本错误就是视角的混淆，例如：简单地把心灵的所有躯体伴随与结果显现，称为表达现象。心灵的所有躯体伴随与结果显现，在像面部表情一样被"理解"为心灵表达时，才是表达现象。但由情绪导致的肠道蠕动增加，不是表达动作，而是一种症状性的伴随显现。然而，可理解表达的界限还没有最终确定。我们不"理解"作为焦虑现象的瞳孔扩张，但当我们知道这个现象，并经常看到它时，我们就可以直接把瞳孔扩张看成是焦虑，然而，只有在焦虑甚至是在真正的表达中同时得到把握时，才是如此。因此，一种这样扩张的瞳孔，对我们来说不是内在地与焦虑相关联的，而是可以有别的我们马上会想到的原因（例如阿托品）（Artropin）*。类似地，当某人总是要上厕所时，也有可能是由于焦虑。在某种相应的情境与其他真正的表达现象中，我们知道原因可能是某种强烈的情绪，而且甚至更该考虑到某种躯体障碍。

b) 表达的理解。 我们在知觉的完形与运动中，直接看到了一种心灵本质或心境的显现。如果我们反思这种类型，首先就必须怀疑它对于经验实在把握的意义。因此，对我们来说，存在着一种非常普遍的象征意义：我们把世界中的每个完形和运动，都完全直接地看作是承载着心境和意义的，看作是一种本质，而不只是数学上量化的东西和感性的质。为了达到方法论的清晰性，我们应该重现我们观看完形的方式。

> 第一步是在显现的杂乱中，提取一种纯粹用于直观的完形。人们寻找的是最有利的观看条件，可以把它们称为原现象、基本完形、简单完形。接下来要进行分析，人们想要看看这些完形是什么，它们是如何变化、展开，并构成事物整体的。在这里，研究的道路就会出现分叉。

---

* 阿托品是一种眼药水，可用于治疗近视，但也会扩大瞳孔。——译者

人们要么会尝试数学化，即通过量化的思考和建构去推导基本形式。如果这能成功，他们似乎就成了第二个完形创造者，因此人们可以制造、展望和支配完形。与此同时，人们机械地对认识对象进行思考，而且数学形式决定了这种尝试的有限性与无限性。

人们要么尝试保留现实的、不屈从于数学与量化的完形，因为现实的完形具有无限的特征。人们从事着形态学（Morphologie）（歌德），观察完形的生成及其无限变换，用图式来帮助自己，绘制类型，但只需要把这些作为路标，以便找到用于建筑图纸或基本完形的语言，不论动物还是植物，都不用在它们的本质中演绎它们（恩斯特·海克尔（Ernst Haeckel）在他的普通形态学中是犯了多么大的错误啊）。它们不是可数学化的空间基本形式，而是鲜活的完形（其数学轮廓只是它们的产物之一）。形态学方法不是演绎，而是在动态和分解的观看中导向自我直观。

由此看到的东西，就是在世界中成为空间现象的、基本特征总体。直接与清晰的观看相联结的是"心境"（形式的意义与重要性，就是它们的灵魂）。从颜色的"感官德性效应"到动物形象和人类形象的心灵，内在的东西似乎就直接显露出来。人们可能言说与理解这种心灵，并且简明地通过方法论去领会这种心灵。在这里，道路再次出现了分叉。

人们要么错误地转入一种他们可以知道的理性意义中。事物、形式和运动，意味着某些东西。自然的签名（signatura rerum）* 是所

---

* 《自然的签名》（*De Signatura Rerum*）是一本神秘学小说，其作者波墨（Jakob Böhme）(1575—1624)是德国基督教神秘主义者与神学家。1600 年，他称自己通过光束接收到幻象，并相信这一幻象让他洞察了世界的精神构架，以及上帝与人之间的关系。在 1610 年的另一次幻象后，他开始著书立说。1621 年，他写出了《自然的签名》。——译者

有存在者的一种普遍面貌,而我就通过巨大的、作为符号的事物意义系统,去操控存在者:通往虚假知识(Scheinwissen)的迷信道路——虚假知识的理性主义,令人惊讶地类似于机械的世界(作为在其领域中正确和有成效的)说明,并且在极端的错误与虚无(占星术、源于自然的签名等的药理学)上区别于机械的世界认识。

人们要么靠近事物的灵魂,不解释任何东西,而首先将其器官向内在性的体验直观开放。与"纯粹思考的现象直观"(歌德)相伴的是不知而见的相面。对灵魂的观照(克拉格斯称之为灵魂的肖像),就是我们与世界相联结的实质,就是一种无法测度的深入,每一步都是一种馈赠,是难以达到的方法论收获,而且与此相关联的是我们立场的开放性以及我们准备的真正性。这种知觉方式的经验清晰性尚未达到,至今仍然埋藏在迷信和妄想中,并且一直遭受着来自理性论证、概念系统和理智陷阱的破防。

我们这里所涉及的表达理解,就在所有事物的灵魂观照的普遍世界中。我们在人类躯体的形式及运动中也看到了灵魂、内在,把它们看作是表达。但是,它完全不同于所有自然神秘的心灵理解:在人类当中被我们理解为心灵表达的东西,是经验的现实;心灵是我们可及的,心灵是某种会做出回应的东西,而且我们把心灵作为经验的现实力量。因此,关键的问题是:哪些显现是现实心灵生命的表达,哪些纯粹偶然地以躯体过程为条件? 什么是像树枝的形状、云的完形、水的运动那样,别无他法的表达? 我们对于形式和运动的感受性,就是由知觉到根本表达的前提,但还需要一些东西才能达到对于经验的心灵现实性的认识。

抽象的答案是不难获得的。首先,经验确证来自于可理解表达与在语言交流以及其他方式中可达到的人类现实性的可证明关系;其次,经验确证来自于表达现象之间的核对；再次，经验确证来自于每一个体与整体之间的稳定关系：表达理解与所有的理解一样，个体的表达理解具有欺骗性，是贫乏的；尽管整体由个体组成，但每一个体也要由整体出发得到正确的理解。这种循环是所有理解的本质，因此也是表达心理学的本质。

面向个体的、作为一种特征认知的表达理解是多么有问题，就表现在人们通过所有的相面术、表情学和笔迹学所获得的经验中。相面术、表情学和笔迹学在具体应用中几乎总是令人印象深刻，似乎是鼓舞人心的，尽管晃晃悠悠，但有很大的成果。个案中（当人们没有恰好处于现实的关键环境中时）的绝大多数解释，都是令人信服的。此外，这是因为当人们找到正确的辩证表达方式时，可理解的对立面总是相互关联的，并且总有一些是正确的；还因为在个别情况下，几乎总有一些心境和本质的东西是非常显著的：人们只需要宣称做出解释，并发展丰富的词汇就行；最终是因为人们有时会在组合中获得成功，并且偶然会触及最个体的东西，而且不正确的东西在诱发的预备（这可能非常关键）中很快会被遗忘。当青年心理学家第一次学习性格学（Charakterologie）、笔迹学、相面术时（无论是以何种形式），相比通常与作为物质本质知识的世界观相关联的程序，性格学、笔迹学、相面术都是更有启示力的。但对他来说，这是迈向科学与自由哲学的一步，而当他摆脱这种魔力时，他不会失去其中真正的冲动。他第一次令人失望的基本经验是：尽管采用了最轻率的程序（例如通过他的笔迹学），但他仍可以找到最热情的认可。如果一个人想成为一名有批判力的心理学家，那么他必须在这种眩晕中感到羞愧。

c) 研究技术。 表达现象的研究有两个方向：

1. 人们探索了作为表达状态条件的外意识机制。在语言中，我们通过运动与感觉性失语症，认识到了外意识设备中的障碍。人们把相应的障碍，视为手势语言领域中的表情不能（Amimie）与表情倒错（Paramimie）。例如，如果患者想通过点头来说"是的"，他会张开嘴，或者根本找不到任何动作。最后，在模仿表达动作中存在着自发的兴奋，而且这些兴奋不是心灵的表达，而只是外意识设备中的一种障碍。例如，在一些患有脑部疾病（假性延髓麻痹）的人中，人们看到了一种由任意刺激导致的抽搐哭笑。在所有这些病例中，神经病学家们探索了表达动作的外意识设备中的障碍。人们也可以通过更准确地记录表达动作以及单纯的躯体伴随显现，并分析它们的躯体功能，在正常功能中来检查这些设备。因此，迪歇恩（Guillaume-Benjamin Duchenne）[1]试图通过对各个肌肉束的电刺激效果的比较（这些肌肉束涉及每个特定的表达），来确定各种类型的面部表达。因此，通过克雷佩林的书写测量仪（Schriftwaage），在点的设置中，每个个体都可显示为独特与持续的压力曲线（Druckkurve）；索默尔（R. Sommer）揭示了模仿表达中的面部肌肉运动。[2]

2. 尽管在所有这些病例中，我们增加了对外意识机制的认识，而且也通过这些认识获得了客观记录和确定表达动作的技术辅助工具（照相、摄影、步态痕迹），但我们对心灵的认识仍不丰富。我

---

[1]　*Duchenne:* Mecanisme de la Physiognomie humaine，1862.

[2]　*Trosenburg:* Über Untersuchung von Handlungen［Arch. Psychiatr.（D.）**62**，728］：记录了手对一个橡胶球的压力，并对不同条件和不同个体在时间序列中的曲线进行比较。

们对于心灵认识的扩展（由我们的"理解"延伸到被理解的显现），就是第二种独特的心理学表达显现的探索方式。在日常生活中，每个人都习惯于并经验到可以立刻理解表达。这种理解应该通过表达心理学来得到解释、增强、深化和更确切的造形。每个在一开始可以无成见地进行笔迹学研究的人，都会知道这样的事情是可能的。笔迹中会出现全新的东西，尽管笔迹只是许多表达方式中的一种。

有意识的表达研究和表达理解的扩展，有一些技术前提：人们必须从流动的人类经验现象流中抓取和收集材料，以便随时进行比较。运动非常难以捕捉，只能摄影，并且只能在狭窄的范围内进行，因为在心中很重要的时刻，设备是难以安放或紊乱的。人们依赖于描述，并且总是依赖于对新病例的新看法，因为某些东西是重复并且经常发生的，或者说，艺术家抓住了动作中可绘制的要素。与此相对，笔迹的优势在于：如果有些书写者善于书写，那么他们总是能够做出复杂的动作。躯体形式、面相形态，其实都可通过照相得到确定，但这里的困难也不小。

我们看到：表达现象中只有一部分本身是在所有描述之前，并且在没有描述时就可以提前得到确定的。但在这里，清晰的、方法论的描述是科学努力的第一个条件。科学追求的是让表达理解变得可直接意识、控制和扩展。因此，笔迹学科学发展的条件是：对笔迹形式的技术精致的、客观的、多种多样的，以及完全非心理学化的分析（普雷尔（Wilhelm Preyer）将这种分析科学化），而相面术科学发展的条件是：对躯体形式的更确切描述。

d) 总结。 在表达现象中，我们区分了：1. 相面术（Physiognomik）。相面术就是有关面部和躯体（体格）的持久形式的学说，就其可以被理解为它在其中出现的心灵表达而言。2. 表情学（Mimik）。表情学指的是有关面部与躯体的实际运动的学说——这些运动无疑是瞬间心灵过程的表达，并且会迅速产生和消失。3. 笔迹学（Graphologie）。表达心理学研究，认为笔迹本身是既定的，并且在对象上要比脸部运动更容易检查。

§1. 相面术

相面术是最有问题的表达领域。人们曾怀疑：这里有表达吗？只有那些由频繁的脸部运动产生，似乎表现了凝固的表情的面相持续状态（例如前额的"思想者褶皱"），才是可理解的。相面术可以作为表情学的一部分，但没有自己的原则。

当精神科医生考虑到许多患者的特征性外表时（这种外表有时会让医生在第一眼时就作出诊断），对医生来说，这通常不是心灵的表达。因此，在体型上由外部可见的躯体进程的显现，都不属于心灵的表达：

> 例如，笨拙、肿胀的粘液性水肿形式；麻痹性痴呆患者的面部、四肢和语言的麻痹迹象，颤抖和出汗，酒精谵妄者的发红和浮肿；精神病患者在患上严重的躯体疾病时虚弱的体型；消瘦、皮肤皱褶、角膜边缘混浊和其他衰老的迹象。

当我们看到一个驼背的人，并且不由自主地将一种苦涩和蔑视的思想态度归于他时，肯定还有别的一些东西。驼背可能是由儿童时期的脊椎损伤导致的，而且总与心灵无关，但有时会和其他躯体痛苦一样发展为怨恨——我们可能会错误地将怨恨作为驼背的心灵后果。或者说，如果面部表情和举动，真的显示出了怨恨，那么驼背就会强化我们的这种印象。这里也没有面相。我们必须完全一般地去想象：人的躯体状况从很早的时候就开始决定人的自我意识与举动。小的还是大的，有生命力的还是软弱无力和病快快的，在任何意义上是美的还是丑的，即使与心灵本来没有任何关系，但对于它本身的情感以及其他东西的出现来说，也通过整个生命而不断地发挥着作用。一个人根据他的躯体打造自己，借此在心灵上成长，因此躯体形态和心灵融合在一起，即使它们完全不是原初的形式了。另外，我们有这样的经验，即在不同的人中，他们的躯体形态和本质之间的契合是不一样的：就一个人而言，整体感觉是完整的统一体；就另一个人而言，他的本质并不让他容易发胖，或者说他的瘦削与他的迟钝完全是不相符的。在所有情况下，躯体形态中的原初躯体要素，都会影响到心灵的举动，但是躯体要素在本质上不是作为心灵的表达而与心灵相重叠的。

如果我们从人类躯体显现的总体印象中减去所有可动的表情，我们就减去了凝固的表情，另外还减去了躯体的疾病显现，最后，偶然作为躯体原因的、可理解的心灵变化，就通过我们的关联与心灵联结在了一起，而这不是心灵的真正显现，保留下来的仍是其他东西：人类持久的、作为他的面相的躯体形态，表现了他的特殊本性——这种类型与他一起出现，并且在生命历程中只会在一定空间内发生缓慢而有限的变化；这种类型在青春期，有时候也会更晚才会最终形成。只要这种体型不与（具有内分泌作用的）器官的特殊障碍（如粘液性水肿、肢端肥大症等）相关，而是在实际上表现了整体本性，我们就称之为面相。如果看到这样的面相，我们会立即形成一幅属于它的心灵生命意象，尽管是不确定的，但似乎可作为属于它的心灵气氛。如果我们遵循这样的印象，并且从这种"情感"出发去获得认识，那么就有两种在方法论与逻辑上完全不同的道路。当想要了解人们谈论这些事情时的实际所说和所指时，就必须将这两种道路区分开来。

1. 相面术的审视会让人们直接知觉到躯体形态中的心灵本质。对躯体形态及其所包含的特殊本性的叙述,具有独特的明见性。当相面术用它打动人心的呈现,揭示出它是什么时,人们就像面对艺术作品一样为其所折服。无论如何并且总是毫无疑问的是:我们对此印象深刻。但值得怀疑的是:这是否可以获得研究的方法,并扩展纯粹的印象。如果这是现实的,那么以下思考必然是有意义的:从人类以及每种生命的原始禀性出发,不会发展出一种可区分为躯体与心灵的"本质"。尽管这种分离具有正面意义,但在这里没有正面意义,因为本质应该在躯体中"显现",而且本质包括了躯体与心灵二者。我们有躯体的、生物学上可认识的外部现实性,以及"心灵的"精神、完全非躯体的"体验"此在,及其与本质思想相对的内在关系的两个方面。这两个方面总是个体化的,但也有典型的本性,并且它们构成了人类最内在的特征。在性格特征方面,以及(最明显与最令惊讶的是)在耳朵的形状方面,出现了一些统一的东西。在耳朵形状方面,尽管不确定并且在内容上仍然完全不充实,但在面相上具有某种倾向的人,具有这样的本质特征:当他们毫无拘束地说到道德的凳子、形而上学的边框、放纵的破布等时,他们在以警句式与无法控制的判断方式说话。有必要留心逻辑可能性。人们可以轻率地摒弃这整个研究领域。一旦认清了这整个研究领域的意义,人们就不会允许这些努力在看似精确的形式下延伸,并且会饶有兴致地看待这些纯粹的努力,而不会扰乱科学的建构。以有限的方式去阅读人类本质特征的人,同样可以在普遍的象征意义中直观到世界的本质。人们把所有这些东西,称为早期自然哲学。早期自然哲学本身就是形而上学,因为同时在性格与耳朵形状(Ohrform)中表达的本质性,存在的如此之深,以至于经验研究似乎显现了这种本质性。如果一个人想要使用这种方法——每个人都通过耳朵去看出性格,然后在传记中通过经验数据的手段检查正确性,那么人们只会获得一种令人惊叹的成就(我根据自己的观察认为是可能的)——这不是可直接认识的,而是源于间接的、难以控制的直觉。因此,想把这种直觉灌进一个可以说是有关(耳轮)结节、标准样件、量具的学说中,并且说对于每个人都能几乎机械地从其耳朵就能看出其一生都没有充分揭示的东西,是非常荒谬的。作为本质表达的完形直觉不是客观的,因为它涉及的是完形的无限性,而不是可测量性。这是形式和质量之间的相互关系,不是可识别的个体形式和质量。然而,这些关系不是人们可以反复测量的个别关系,这些关系是无限的(人们不能用数量和比率去贯通这些关系)。

2. 一种完全不同的道路是放弃理解直觉的客观研究——它寻找的是可确定的躯体形式和可确定的特征属性之间的关系,而且它要统计这二者共同出现的频率。在这种情况下,人们没有指出和发现本质的关系,也没有可见的心灵显现,而只有统计的相关性。即使不能期待只有一些躯体类型的经验病例,而只有其他或矛盾的心灵关系类型,但躯体形态和心灵类型之间的明确必要关系是不存在或可疑的。这种统计相关性导致了这样的问题:人们无法去认识关系的类型。

但这种相关性在统计上也是非常难以找到的。因此,躯体形式与特征不能得到清晰的测量和统计,而只能用眼去看。然而,这些类型不是人们可以毫无疑问地归入的种属概念。其实,它们只在极少数情况下是"纯粹的",而与它们的设计相应的是,它们大多是"混合的"。这些类型就是人们设置的尺度,不是作为种属的现实性——一个个案要么属于它,要么不属于它。但这些类型在混合中是不可测量的,因此人们可以说,就像尿液的蛋白质含量一样，在这种情况下存在很多类型。精确的计量是不可能的。相互没有什么关联的观察者，对于同样的材料会有不同的计量。但这里涉及的不是相面术，而是这种认识类型——它追问的是糖尿病、巴塞多氏病或结核病与早发性痴呆之间的关系。唯一的区别在于：后一种关系可以精确地计量，并被发现没有或有，以及在何种程序上存在。体格与性格之间的关系是不能精确计量的，但有可能完全以未知的东西为基础（这使得这种无成果的努力并非完全无关紧要）。但只要这种基本的东西走的是第一条道路，那么就难以获得任何量化与精确的认识。

上述两种道路在方法论上是完全异质的。第一条道路在躯体形态的象征意义上开辟了无限广阔的可能意义，但很快就会出现对先入为主的范畴、明确性和平庸性的错误局限。第二条道路在对可计量特征的客观领会中丢失了形式；当人们想要准确地确定可计量的特征，并且当人们走向简单的元素时，这种准确性揭示了无穷无尽的相关性，而且这些相关性恰恰在它们的探查累积中变得越来越没有意义。面相的象征意义要求通过精确研究来证实的真实性，却在此过程中丧失了。简单的客观可确定性，可能会成为外貌的材料，但缺乏所有可直观的象征意义。

在本章中，我们仍然在第一条道路上。这全然意味着独特的面相，而且我们以令人惊讶的方式，深思着我们对于躯体、头和手的直观。面相判断有三种方式：

1. 个别形式。个别特征被看作性格的症状，我们把它们推断为人类本质的"标志"。这经常是相面术的终点——它会成为科学的理论吗？这真是愚蠢透顶的想法。不仅每一种主张都很快会被经验驳倒，而且一开始就荒谬的是：性格应该以可测量的形式呈现出来。在性格中，我们涉及的是最不同的、在概念上只能模糊把握的构形。①

2. 我们不是从作为症状的迹象中去推断特性，而是内在地去经验富有意义的形式的影响。我们沉浸在形态学的整体中。我们不能从中推断出什么，但能在其中直接看到心灵，因此可以内在地直观到一种在躯体形态、头和手中显现的统一本质。这里几乎没有表述和交流，只有行家的转译才有可能显现。在面部改变了整个"性格"的、难以把握的微小偏差，不"触及"统计和反思，而只让行家的观看得以可能的特征，然后不会改变性格的、最多像漫画一般的巨大偏差范围——所有这些事物使我们可以理解：迄今为止的相面术都是难以传授的；由于艺术家的成就，我们充满了没有概念的面相图景、典型化和意义。② 直到今天，在对完形的看以及大小和比例的测量之间，仍然存在着不可调和的矛盾。在糟糕的条件下，测量仪器比我们的估计更准确，然而在精细的、涉及面相的形态条件下，观看是更为敏感和准确的。

3. 最后，在躯体形态中明显存在着一种无心理学意义的、为行家们所把握的形式。行家们按照他们的视觉，扭曲了躯体形态，选择加长、加粗、弯曲、有角的形式，而且不把漫画作为对心灵特征的夸张提取。人类的形式被拉进世界的所有形式和完形的普遍象征意义中，人类可

---

① 这还包括关于颅相学（Phrenologie）的工作。这些研究的基础是：性格属性在特定脑区中的定位理论，以及这些脑区颅骨表面或多或少发育的可见性。高尔（Franz Joseph Gall）所创立的颅相学，在整个 19 世纪都有影响，并且在莫比乌斯那里得到了徒劳无功的复活。莫比乌斯想要通过经验比较，在前侧额中认识"数学器官"。（*Möbius*，*P . J.*：Über die Anlage zur Mathematik. Leipzig 1900）；有关颅相学，可参见：*Scheve*，*Gustav*：Phrenologische Bilder，3. Aufl. Leipzig 1874；这里还包括看手相，只要人们能从手相中读出人的性格（我不会算命）：*v. Schrenck-Notzing*：Handlesekunst und Wissenschaft；手在何种程度上也可以作为相面术思考的有意义对象：*Kühnel*，*G.*：Z. Neur. **141**（1932）；*Griese*，*Fr.*：Die Psychologie der Arbeiterhand. Wien u. Leipzig 1927。

② 有关艺术中的面相，可参见：*Bulle*：Der schöne Mensch im Altertum，S. 427 - 454（也涉及了古代的相面术，S. 695 - 696）；München：F. Hirt 1912；*Waetzoldt*，*W.*：Die Kunst des Porträts. Leipzig 1908。

能是在一种形而上学但不是心理学的意义上去看的。这里不再涉及相面术。但是，迄今为止在科学上仍存在着未解决的问题：人类心灵的特殊面相的象征意义，与普遍形而上学的世界象征意义在哪里以及何以是不同的。只要人们朝着概念上能理解的可说类型认识迈出第一步，就会对人类的相面术也产生一种怀疑。

只有在第二点所触及的领域（形态整体的象征）中，一种在经验上重要的相面术才能得到发展。我们可以尝试给出一种方法论准则和面相观察练习，或一种特定相面术意义上的内容准则：

从方法论上来说，人们可以通过一些手段来练习和发展观看富有意义之完形的天生禀性：通过形式叙述的眼神指引、通过图式化的摹写、通过在清晰视角下选择与比较的照片、通过对伟大艺术家作品的分析、通过对鲜活观察的指示（直至进行测量）——尽管这些东西的数字成果可教给人们的事不多，但会让人们清晰地看到禀性。这种方法论路径总是一再通过相面的现实经验而得到巩固，而且观察者不会感到满足，即使他在对人类本质直观的持续扩展中没有增加他的通用认识。他获得的似乎是一种眼见的知识，而不是一种概念的知识。[1]

在内容上，可以言说的是特定面相的意义、对基本类型的划分、有关极性和维度的图式，所有人都要以某种方式归属于其中。这些面相类型的系统，一直都是有问题的。

在历史上，有丰富的相面术文献。古印度人就做过这样的尝试。例如，古印度人区分了三种类型（并且重视骨架、体围、外生殖器大小、头发、声音）。他们还在兔子、公牛和马的完形中来把握人

---

[1] 参见以下卓越的分析：*L. F. Clauß:* Raase und Seele。

的类型。欧洲古代也讨论了这些问题。① 人类与动物类型的比较总给人以深刻的印象——它们超越了单纯的玩笑，但其中的每个字似乎都过头了。在18世纪，从事相面术的是有文化的人②，并且相面术是一种时尚。利希滕贝格（Georg Christoph Lichtenberg）批判地分解了相面术，同时却没有避免自己去尝试相面术。③ 黑格尔曾尝试去掌握和完成相面术。④ 人们总是一再毫不怀疑地接近相面术中可坚持和可把握的东西，即将面部特征理解为固定与显著的面部表情，并满足于此。

但是，来自浪漫主义精神世界的卡鲁斯（Carl Gustav Carus）⑤，再一次以及最有教益地发展出了一种全面系统的相面术理论——每个后来的相面术士都建议把这种理论用作比较的自我审查。卡鲁斯希望"将世界观理解为神性的象征，将人类直观理解为心灵的神圣理念的象征"。因此，象征意义一方面纳入了整个宇宙领域，另一方面纳入了形态学与生理学领域。对他来说，象征意义是直观的，不是比较的；象征意义是直接的，不是间接的。卡鲁斯研究了"理念建构行为的成果、组织，尤其是人类的总体外在显现"。我们必须以更清晰与更可理解的方式，去面对人类的内在心灵存在意象、人类的性格。这是一个至关重要的预见："从核心的外壳、从完形的象征出发，去直观心灵的理念类型的能力。"卡鲁

---

① 参见 *Bulle*: Der schöne Mensch im Altertum. München：F. Hirt 1912。

② *Lavater*: Physiognomische Fragmente zur Beförderung der Meschenkenntnis und Menschenliebe. Leipzig 1775ff；*Goethe*: Cottasche Jubiläumsausgabe 33. S. 20ff.；*Klages*: Graphologische Monatshefte 5，91－99（1901）.

③ *Lichtenberg*: Über Physiognomik wider die Physiognomen. Göttingen 1778. 他的著作中有格言。

④ *Hegel*: Phänomenologie des Geistes（Ausgabe Laasons，S.203ff.）.

⑤ *Carus*，*C. G.*：Symbolik der menschlichen Gestalt. Leipzig 1853.

斯现在想要从无意识的直观中获取知识和能力，他想教导人们去认识可以判断无数个体的基本原则，并向人们展示在具体案例中应用这些原则的艺术。卡鲁斯在他的一般性讨论中有一些暗示性的东西，我们觉得我们肯定了总是一再体验到的东西（对于这些东西，我们不能说是规律性和个性的），但卡鲁斯也想要间接的概念认识。在这里，他就像过去所有的相面术士一样。在个别案例上，他完全没有说服力。卡鲁斯进行了测量（内窥镜检查）（Organoskopie），根据其特有的模型（相面术）描述了躯体的表面，并通过生活指南（病征学）观察了形态的变化。他考虑到了所有在自然科学上可以找到的东西，以及在相面直观上可用作材料的东西。在这里，他积累了巨大的财富，总是盯着整体，并注意着最细小的东西。他创造了第一个和至今仍然基础的"科学"相面术系统。

一种在人类知识的透彻性、丰富性和深度上，可与旧的相面术相提并论的现代相面术，似乎并不存在。但"相面术"仍是今天的时尚。人们解释并且看到了：曾在哪里进行说明与把握，或者说曾在哪里惊奇与追问。相面术的概念，掩盖了所有令人惊讶的想法。即使我们在相面术中没有学到什么，但也不是完全不受相面术的影响。①

如果坚持我们在方法论和历史上对于相面术的看法，那么我们就不会放弃这样的怀疑：科学研究可以取代直觉提供确切的结果，但我们不会忽视这整个领域，并沉沦下去。尽管确切的认识是不可能的，但我们的形式感、我们的形式反应的增强与培育，仍然保留着，并且所有

---

① 涉及人类相面术，并且完全非方法论地反驳相面术经验印象及其世界观解释的文献：*Kassner*, *Rudolf*: Die Grundlage der Physiognomik. Leipzig 1922。

这些都来自于完形的表征。完形是一个直观的整体,而我们可以在不给予它经验应用权利的情况下,接受这种整体。其实,他们只是通过他们的方向为我们创造了一种气氛。如果没有这种气氛,我们对于精神病学现实的直观就会贫乏起来。这种艺术取得了无可比拟的成就,但精神科医生总是可以尝试将这些完形看作是"类型"。因此,精神科医生这么做了,并且给我们留下印象的不是概念的结果,而是在无概念的情况下丰富了我们直观的"艺术"成就。

1. 曾经著名的退变学说(Degenerationslehere)就是一种这样的尝试。在躯体形式的形态学偏差(退变迹象、痕迹症状退变)中,人类的总体本质、性格以及朝着神经质和精神疾病倾向的退变应该是可见的,尤其是犯罪倾向。

> 形态异常有:严重偏离平均的躯体比例,例如与上身相比过长的腿;奇怪的头型(如塔型的头颅)、偏离的骨骼形状(如没有下巴)、过小的乳突;牙齿变形、高腭;抑制畸形(如兔唇);体毛过盛或缺失,尤其是毛痣;人们对鼻子或耳朵的形状有着强烈的兴趣,例如长耳垂、大耳和招风耳、达尔文结节的出现[1]、会动的耳朵。

这种退变学说试图深入探索心灵与躯体显现同时发源于其中的深刻生命基础。心灵(在精神变态、精神病和低能中)的退化,同时应该在相应形式的躯体偏差中显示出来。对于同时代人来说,退化论中有一

---

[1] 达尔文结节是人的耳轮后上部内缘的一个小突起,其表现有不同程度的差异,从没有痕迹到极明显的突起。此特征系由英国雕刻师托马斯·伍尔纳(Thomas Woolner,1825—1892)所发现,经达尔文进行比较研究和探讨,认识到这一特征,相当于高等动物的耳尖部分,为人类进化过程中残留的痕迹器官之一。这种结节也是人种分类特征之一。黄种人绝大多数都有,因而成为不为人注意的正常结构;而白种人多数完全退化,因而在西方耳轮结节较为突出者曾被视为天生的罪犯。——译者

些直觉可能的东西。但是，如果一种理论是从直觉的完形意象出发，它就只能停留在一个狭窄的圈子里。

某些体质必须被领会为在家族中聚积的变种（Abartung）（没有进行性退变的思维）。这些结构会给出它们的特征，并且有时候会通过起引导作用的微小特征而可识别。[①] 在这些情况下，退化的迹象与神经系统或其他器官系统的异常有关。它们源于有缺陷的发育进程，并且都属于形态和功能体征（例如颤抖、重听）的典型症状复合体。最重要的例子就是闭合不全状态（status dysraphicus）。

人们经常强调，他们在健康的心灵生命中发现痕迹症状有多么频繁，以及发现没有痕迹症状的异常心灵生命有多么困难。这种理论有历史的重要性。如果这种理论也遭到批判性的驳斥，那么它对我们来说仍然有一个这样的理由——尽管我们不能认识这种理由，但也不能完全否认它。实际上，我们不能得出任何结论，但这些形式对我们来说不是毫无用处的。退化（Entartung）是这样一个概念：如果人们想要精准地在与经验事实的关系中把握它，那么它就会消失。这个概念想要述说生命的最终起源，但这是不可能的。仅仅这个概念就能够引发我们的惊奇和提问，并提供直觉可见的用语（但迄今为止还没有适用的理论）。此外，这一学说从一开始就已经意味着对真正相面术的放弃，它把退变迹象作为症状，把相面作为自然科学的伪知识。象征意义消失了，但作为医学假设的、由症状到退化疾病的残余特殊关系，必须被完全驳斥。[②]

2. 克雷奇默[③]做了一个尽管在内容上完全不同，但在方法论上相当

---

① *Curtius*，*F.*：Über Degenerationszeichen. Eugen. usw. **3**，25（1933）。

② *Lombroso*：Die Ursachen und Bekämpfung des Verbrechens（deutsch）. Berlin 1912；用于批判：*Baer*：Über jugendliche Mörder. Arch. Kriminalanthrop. **11**，160（1913）。

③ *Kretschmer*，*E.*：Körperbau und Charakter. Berlin 1921. 13 u. 14. Aufl. 1940；*Kretschmer*，*E.* u. *W. Enke*：Die Persönlichkeit der Athletiker. Leipzig 1936.

的尝试——将体格(Körperbau)与心灵属性(seelischen Eigenschaften)关联起来。除了仅在少数人中发生的发育不良类型,他还区分了三种躯体完形类型:瘦长型(瘦弱型)(asthenischen)、强壮型和矮胖型。以下关键词来自他的叙述:

a) 瘦长型(leptosomen):身高增长不变而脂肪厚度增长缓慢,瘦削细长的人,狭窄的肩膀,狭窄平坦的胸腔,肋角尖锐,下巴发育不良导致面部后退,同时有前额回缩,鼻尖轮廓呈角状,鼻腔过长。

瘦长型包括分裂气质的特征:细长的、尖鼻子的、棱角分明的躯体,对应于笨拙的、缺乏情感的、声音尖锐的人。

b) 矮胖型(pyknisch):粗壮的体形、短阔脖子上的柔软阔脸、倾向于脂肪沉积、胸廓又深又圆、肥胖的腹部、健壮的运动设备(肩带和四肢)、大颅骨,圆、宽且深但不高、有弹性的表型,主要比例的和谐。

矮胖型具有环性气质或同调(syntone)的性格。这些人是圆形的、自然的与开放的生物。肥胖的体格与其圆润、柔和、自然温顺的性格相对应。他们在环境中精力充沛、思想开放、随和、更严肃或更开朗。

c) 强壮型(athletisch):宽大的肩膀、庞大的体型、强健的骨骼和肌肉发育。皮肤厚实、骨架沉重、大手大脚、高大脸、结实的高拱头、强壮而突出的下巴。脸部轮廓呈延长的蛋形。颧骨宽,眉棱骨突出。面部颅骨与脑部颅骨相互衬托。

强壮型包括平静与谨慎,直至笨拙和臃肿的类型。由于反应不多,看似不可动摇且反应有力。不喜欢运动。沉默寡言。缺乏轻盈与流畅,以致克雷奇默使用了粘着性气质这个名称。"沉重的精神,凌驾于一切之上。"

克雷奇默关于体格和性格关联的理论,对他来说只是对整体人类领会的全面关联中的一部分,我们在其他地方还要讨论这一点(参见本书第 944 页及以下)。这里只有一件事要说:这些类型意味着直觉所见的、说明并丰富我们视觉的完形,就像艺术而不像概念那样。在躯体形态中,我们总是能共见(mitsehen)(正如在形态退变中的心灵偏差)克雷奇默所描述的、给人深刻印象的一种特殊性格类型,但这种共见没有经验意义,不能证明其结论的合理性,作为通用的假设会在经验上遭到一些清晰病例的驳斥,而且在其本身的意义上还不会被我们拒绝。

克雷奇默的著作是这么开始的:"在大众想来,魔鬼大多是骨瘦如柴的,下巴上有一层薄薄的山羊胡子;而肥胖的魔鬼具有一种和善的、憨厚的性情。阴谋家弓着背咳嗽。老巫婆有一张干枯的鸟脸。在欢快和有生命力的地方,出现了肥胖的骑士法斯塔夫(John Falstaff)*——他有红鼻子和发亮的秃头。健康的女人,显得敦实、胖得发圆,并将手臂放在臀部。圣徒看起来过于纤细、肢体修长、娇嫩、苍白和哥特式。简而言之,有德者和魔鬼肯定有一个尖鼻,而幽默者肯定有一个阔鼻。"克雷奇默把凯撒对卡西乌斯**的评价作为格言:

我希望我周围的人

有光亮的脑袋,并且夜里睡得很香。

卡西乌斯的眼神是空洞的;

---

* 法斯塔夫是莎士比亚笔下最出名的喜剧人物之一。他是王子放浪形骸的酒友,既吹牛撒谎又幽默乐观,既无道德荣誉理念又无坏心。——译者

** 卡西乌斯(公元前 85—公元前 42)是罗马元老院议员和军事将领。他策划并参加了对凯撒的刺杀。——译者

他想的太多,这种人是危险的……

他只要能再胖一点就好了!……

对于后来无法超越的瘦长型与矮胖型体格、分裂气质与环性气质性格的阐述,康拉德正确地(因此强调了非科学,尤其是非自然科学的东西)说道:"任何改进描绘的尝试都会造成干扰和破坏,就像修改古代大师的作品一样。"施密特(Max Schmidt)热情地说道:克雷奇默提供"两种类型的、很有启发性的叙述。当人们回顾他们曾遇见过的、不同的精神分裂症与循环症患者时,他们会不由自主地按照上述两种类型去命名他们"。在丹麦(因此是丹麦作者的结论),有两个历史案例——克里斯蒂安七世(Christian Ⅶ)* 和格伦维特(Nicolaj F. S. Grundtvig)** :"这两个人的形象成为了两种精神疾病特征类型的象征。小个的、纤细的、虚弱的、退变的、瘦长型的、精神分裂症的克里斯蒂安七世,和大个的、宽阔的、发福的、矮胖的、环性气质的格伦维特。"

实际上,这种效果就像艺术品具有直接的说服力一样,而叙述的成效就在于让读者像用克雷奇默的眼睛去看一样的力量。但这恰恰是真理意义的问题。

人们可以用康拉德的话来说:"在干瘦、四肢修长、窄胸的躯体中,肯定没有活泼、舒适和欢快的心灵居住,而在肥胖、四肢短小和宽阔的躯体中,肯定没有枯燥、有道德、多愁善感的心灵居住。"不,这肯定是直觉相面术的本质直观——它完全不需要进一

---

* 克里斯蒂安七世(1749—1808)从 1766 年起担任丹麦及挪威国王,以及石勒苏益格-荷尔斯坦因公爵直到去世。克里斯蒂安七世患有精神疾病,以至于在他统治期间,他只是名义上的国王。——译者

** 格伦维特(1783—1872)是丹麦神学家、作家和文人。他对丹麦的当代历史、社会文化及民族性格都产生了极大的影响。——译者

步的调查。它在经验上是完全不确定的,并且总是会遭到反例的驳斥。

因此,人们不满足于那种直接的、直观的洞察,而是统计了特定性格类型与躯体类型共同出现的频率。在本质关系中出现的是纯粹的相关性。但这是根本不同的认识方向。相关性也会出现在没有直观明见的本质关系的现象之间。当发现相关性时,人们就会追问相关性的原因。相面术单元不是原因,因此,首先,相面术单元在它们的本质上不是原因,而是可理解的直观性;其次,当相面术单元成为原因时,共现会无例外地出现。在方法论追寻的关联道路上,人们会获得完全不同于相面术认识的东西。

相面术中仍然存在着矛盾的情况,人们确实不了解相面术,并且这也是推动认识的意义所在:即使缺乏符合判断的准确认识,至少需要直观,并用意象与完形去进行填充。正好这么做的人,距离期待与图式是最远的。利希滕贝格已经说过:"我总是发现,对世界认识有限的人,就是最指望行家相面术的人。对世界认识最多的人,就是最好的相面术士,以及最少期待规律的人。""最接近预言的相面术,就是所有人类技艺中最具欺骗性的东西,而且它策谋了最无节制的头脑。"

§2. 表情学

相面术涉及作为心灵本质标志的稳定躯体形式,而表情学(mimik)涉及作为心灵生命现象的身体动作。在相面术中,没有任何原则可以使心灵和身体的关系易于理解,并且可以在方法论上作为真正理解的标准,而在表情学中就有这样的原则。只有在表情学而不是在相面术中,我们才可以站在可讨论洞见的基础上。

a) 躯体动作的种类。如果要清晰地看到可理解的表情动作,那就要进行区分。首先,表情不包括先前讨论的心灵过程的伴随与结果显现,如焦虑等时的脸红和苍白、膝盖摇晃、颤抖、麻痹僵硬。这里涉及的动作,不是我们可直接"理解"的东西,而只是由经验来说在没有心灵的内视时,与心灵相关联的东西。

其次,表情动作不是自主动作。自主动作具有意指的目的,而脸部表达动作是无目的与不由自主的。自主动作也包括:手势、姿态、指示(例如摇头、点头、示意)——这些自主动作在习惯上会说出与传递一些东西(在不同的民族那里有不同的意义)。这些自主动作在作为不完全的理解工具时,类似于语言。与此相反,表情没有意指,并且不想传达什么。一般来说,表情就是人类的表情,然而动物也有部分的可理解表情。

真正的表情动作(欢乐的脸部表达,或紧张的、生气的脸部表达等),也是不由自主,并且没有意指目的。然而,所有的自主动作,也有表情的方面;即使自主动作追随着同样的目的,它们也是不同的。自主动作是因人而异,因心境状态而异的。一个人看着我的方式、把手递给我的方式、行走的方式、他的声音,一切都是不由自主的表达,并且除了自主的内容,同时在目的与意义上包括脸部表达。

然而,在表情动作中,还有一些本质的差异:

1. 在无限细微差别的大量表情动作中,始终伴随着心灵事件。表情、动作在表达中是可见的,并且作为在外貌、视觉和声音中不断出现的可感共鸣,是透明与可理解的。这些表达现象在人类与动物身上有部分的共同性。

2. 笑与哭①是独立存在的。它们是对人类形势危机的反应。在这样的危机中，它们是小型的、似乎无出路的、无序的躯体灾难。但是这种无序仍然只是一种象征，就像所有面部表情中的象征意义一样，但是在笑与哭中，这种无序是不透明的，因为两种答案都处于极限。笑与哭是人类特有的，动物没有笑与哭。但是对于人类来说，笑与哭是共有的。

3. 在表达与躯体伴随显现的边界上的是这样的动作——尽管具有反思特征，但这些动作有某些表达性，例如：打哈欠、疲劳时的伸懒腰（动物也有这样的动作）。

4. 所有的动作都会进入有节律的重复。克拉格斯理解了节律的本质与普遍意义。②

b)　表情理解的原则。在面相中固化的、形态学完形进程，是否源于心灵推动，是在我们经验之外的事情。与此相反，我们的躯体动作，与心灵及其心境、意志目的、本质相关，而这是我们一直都可以经验到的。因此，对作为表情之动作的理解，是有基础、可检验与可讨论的。人们把心灵和作为心灵表达的动作之间的关系，带入到这样的原则中：它们使我们直接可见的解释，能够被意识、控制、连接，最终被扩展。杰出的科学家们，认识与制定了完全通用于所有动作的，通用于自主与非自主动作的、步态和姿势的、作为动作沉淀

---

① *Pleßner*, *H.*: Lachen und Weinen. Eine Untersuchung nach den Grenzen menschlichen Verhaltens. Arnheim 1941. 对于笑与哭之特殊地位的新颖基础研究。

② *Klages*, *L.*: Vom Wesen des Rhythmus. In *Pallat und Hilker*: Künstlerisehe Körperschulung. Breslau 1923. 重印于 Kampen a. Sylt 1933。

之笔迹的表达原则。[1] 首先有两个原则：

1. 每个内在活动都伴随着以一种可理解的方式象征着它的动作。例如，在表情上，苦涩的感觉就通过苦涩味道中的动作来表达。敏锐的思维伴随着坚实的、固定的、指向近处的目光，仿佛一个对象已在感性上被固定住了。在真正的表情动作中，人类完全没有意识到象征，并且直接知觉到苦涩与准确的注意的观察者，首先完全不知道他是怎么知觉到它们的。这里的意象是心灵的直接现象。研究者们（皮德里特（Theodor Piderit）研究了表情，克拉格斯研究了全面的动作，尤其是笔迹），在个案中也跟踪着这种象征意象。

2. 动作会受到非自主的形式与方式选择的影响——这些选择就在人格之下，并且显现为美好的、普通的、高贵的、坚定的甚或受欢迎的。这是对自身"呈现"的冲动，而这种冲动借助"人格模型意象（Leitbilder）"，塑造了所有的表情。直接的"自然"表达，现在成为了一种更有意识的、已经将体验对象化的表达。各种各样的个体与社会理念，就在形式中显现出来。克拉格斯首先以这种方

---

[1] *Piderit，Th.*：Grundzüge der Mimik und Physiognomik. Braunschweig 1858. 在他的主要著作中有进一步的阐述：*Piderit，Th.*：Mimik und Physiognomik. Detmold 1867. 3. Aufl. 1919。遵循这种观点的基本工作：*Klages，L.*：Ausdrucksbewegung und Gestaltungskraft. Leipzig 1913；5. Aufl. unter dem Titel：Grundlegung der Wissenschaft vom Ausdruck. Leipzig 1936；*Darwin*：Der Ausdruck der Gemütsbewegungen bei Menschen und Tieren，1872（deutseh in Hendels Bibliothek）。虽然达尔文的这本著作是卓越的，但它对真正的表达问题几乎没有什么作用。这本著作涉及的其实是表达运动的、可能的种系发生起源，但也没有把心灵过程的真正表达与其纯粹的躯体伴随显现区分开来。另外可参见：*Buhler，K.*：Ausdrucktheorie. Jena 1933；*Lersch，Ph.*：Gesicht und Seele. München 1932；*Fischer，G. H.*：Ausdruck der Persönlichkeit. Leipzig 1934；*Strehle，H.*：Analyse des Gebarens. Berlin 1935。

式(在笔迹中)把握住了这些形式。

3. 表情动作经常在身体(尤其是在脸及其迹象)中重复着。面相(就它们是表情的残留,以及固定的形式被理解为凝固的表情而言),是表情的一部分。表情学是经验上有基础与可研究的相面术领域。①

c) 心理病理学观察。 1. 人们只是偶然与非系统地描述了患者的表情,以及由此产生的永久面相形式。有一些偶然的例子是值得注意的:②

躁狂症患者的运动兴致(他出于这样的运动快乐,喷涌出欢快的兴奋),没有目的与目标,而只是为了运动而运动;寻找安宁与自由的重度焦虑症患者的运动冲动,在绝望中来回奔跑,迎墙而上,并重复着单一的手势。

躁狂症患者的很符合自然欢快特征的持续开朗;青春型精神分裂症患者的不自然的、愚蠢的、过度的开朗;环性气质者的只是在嘴角和眼睛凸显的痛苦败兴(Verstimmung),极度沮丧的、严重沉默的败兴表情,及其在长期忧郁症中的凝固;缄默的忧郁症患者的淡漠、看似空洞的表达,即使他们讲述自己的想法时,他们也不确信自己的痛苦;在兴奋的忧郁症患者的可怕焦虑中的扭曲与绝望。

---

① 具有丰富观察的工作:*Fritz Lange:* Die Sprache des menschlichen Antlitzes,eine wissenschaftliche Physiognomik. München 1937。

② *Oppenheim:* Allg. Z. Psychiatr. **40**,840;*Th. Kirchhoff:* Der Gesichtsausdruck und seine Bahnen beim Gesunden und beim Kranken, besonders beim Geisteskranken. Berlin:Julius Springer 1922.

梦幻般的、恍惚的、沉浸在幻觉体验表达中的某些意识混浊；某些癔症的神志昏迷状态的空洞表达——这很容易转化为恐惧和焦虑的表达或不真实的惊讶。

很多懒散地坐着的痴呆症患者的脸，是空洞与无表情的。面部表情僵硬的人类自动机器（有时不断地笑，有时挑衅，有时完全沉闷，有时痛苦）；"优雅的失落"，具有许多痴呆进程的笨拙性质；威严的、架子十足地迈步前进的、不关心周围人的偏执狂，充满了骄傲的平静和蔑视；女偏执狂刺人的目光，优越、多疑、审视、愤懑的脸；一些木僵的紧张症患者的突然目光。

癔症患者经常变化的、柔和的、热血沸腾的、游动的眼神，他们卖弄风情、半自觉有趣的、过度夸张的脸部表达。

神经衰弱者不稳定的脸部特征与不安的眼神；一些早期青春型精神分裂症患者受折磨的、扭曲的表达，而且令人惊讶的是，人们在这些表达后面不太能找到心灵的基础。

无教养男孩的粗鲁面孔，真正的悖德狂（moral insanity）的、野蛮动物般的表现。海尔在婴儿期冲动本质中，知觉到了"被禁锢的动物的悲伤眼睛"。

洪布格尔描述了"表达动作"的许多方面。[①] 海尔描述了一些精神变态的状态："全身强硬、麻痹的人，每一个运动都是有控制的，没有什么是柔软的、灵活的、可弯曲的、轻盈的。整个姿势像一块板子一样。"

人们不只是把躯体姿势与运动方式的重要性看作是心灵的表达，而且重视这种表达对于心灵的反作用。与身体的位置与姿势相伴而来

---

① In Bd. 9 des Bumkeschen Handbuches der Geisteskrankheiten 1932；ferner Z. Neur. **78**. 562 (1922)；**85**，274（1923）.

的是人的一种内在姿势和心境。因此,体操及其类型,对于心灵状态来说具有重要性。[1] 例如,睡眠时的体位。[2] "每个人都有他的睡眠仪式,或者说他要依赖某些条件;如果这些条件无法达到,他的睡眠就会出现障碍。"(弗洛伊德)

2. 笑与哭服务于一种特殊的兴趣。值得注意的是,这些现象作为延髓麻痹的物理强迫而存在,而且没有一种心灵动机参与其中。人们观察到了多种多样的精神分裂症患者的笑、无泪的忧郁症、大声啜泣但无济于事的抑郁症。

3. 打哈欠[3]是一个复杂的躯体过程,不由自主、类似于伸懒腰。打哈欠在醒来后、在疲劳时、在感到无聊时自发出现。它似乎是一个纯粹的躯体过程,并在某些条件下成为表达动作。可以想象一系列像"打喷嚏"这样的反应,永远不会成为表达动作。兰道尔(Landauer)[4]把这样的反应解释为纯粹的生理进程,但这种解释是值得商榷的。

4. 在精神疾病患者的动作中,有节奏的动作和刻板动作(Stereotypien)早已引起了关注。人们把重度智力低下者和痴呆的紧张症患者的有节奏动作,与被困住的食肉动物的循环动作进行了比较。但实际的分析并不成功。[5] 克莱西(Kläsi)[6]把刻板动作定义为"动作、语言和思维领域的表现;人们经常会在很长的时间里、以相同的形式重复这些表现,而且这些表现完全脱离了总体事件,即这些表现是独立的,既不表现一种心境,也不适应一种客观现实中的目的"。刻板动作的产生及其意义是多种多样的:之前有意义动作的残留、来自妄想世

---

[1]　*Faust*，*J.*：Aktive Entspannungsbehandlung. 2. Aufl. Stuttgart 1938.

[2]　*Thorner*，*H.*：Nervenarzt **4**，197（1931）.

[3]　*Levy*，*E.*：Z. Neur. **72**，161.

[4]　*Landauer*：Z. Neur. **58**，296.

[5]　*Fauser*：Allg. Z. Psychiatr. **62**(1905).

[6]　*Kläsi*：Über die Bedeutung und Entstehung der Stereotypien. Berlin：Karger 1922.

界的动作、仪式、对躯体幻觉的防御动作等。

与节拍(Takt)相比,克拉格斯给予节律(Rhythmus)概念的是一种明确和更为狭义的意义。作为鲜活、无限灵活之表达的节律,与节拍相反,是机械的、故意的重复。朗格吕德克(A. Langelüddeke)[1]在克拉格斯的视角下,研究了精神分裂症、躁狂-抑郁症和帕金森症患者。

§3. 笔迹学

由于笔迹经久固定,经得起彻底的调查,所以特别适合表达动作的研究,但也因为它有掩饰,所以它通常所起的作用较小。在其他的表情中,大多数人会部分地做假。从尴尬的动作(挠头、扯裙子),就像笑应该纯粹地掩盖了其他东西一样,到日常生活中习惯的练习和自然生成的表情(它们没有任何意义),人们在自己周围筑起了一道虚假表达的墙——他隐藏在这堵墙后,或用这堵墙来进行欺骗。在笔迹中,虚假表达所起的作用非常小。笔迹研究的缺点在于:它只能在已经书写完成和在某种程度上成文的笔迹中才能获得重要的成果。当我们想要在不同的实验条件下,讨论性格特征、气质秉性、心境状态的笔迹学理解,以及笔迹在情绪、人格变化进程、精神异常状态中的有序变化时,这里的笔迹研究会把我们带得很远。[2]

---

[1] *Langelüddeke*, *A.*: Rhythmus und Takt bei Gesunden und Geisteskranken. Z. Neur. **113**, 1 (1928).

[2] *Klages*: Die Probleme der Graphologie. Leipzig 1910; *Klages*: Handschrift und Charakter, 2. Aufl. Leipzig 1920. — Dazu sind heranzuziehen die *Graphologischen Monathefte*, München 1897 – 1908, und die *Graphologische Praxis*. München 1901 – 1908; *Preyer*, *W.*: Zur Psychologie des Schreibens. Hamburg 1895. Neudruck Hamburg 1912; *Meyer*, *G.*: Die wissenschaftlichen Grundlagen der Graphologie. Jena 1901; *Saudeck*, *Reb.*: Wissenschaftliche Graphologie. München 1926; *Saudeck*, *Reb.*: Experimentelle Graphologie. Berlin 1929.

　　字体的每个特征（根据所有只在整体上是可以理解的东西），都有如此复杂的关系以及如此丰富的意义可能性，因此人们首先要根据基本研究才能达到一种相对清晰的意象。克拉格斯的一篇文章①告诉我们，如果我们把单纯的书写压痕（Schreibdruck）当作表达，那么它们在理解探索中几乎是不怎么贯穿整个人格的。之前对于笔迹中的某些特定"标志"的非科学解释方法，基本上被摒弃了。

　　精神疾病患者书写的字体②，主要是根据神经病障碍方面，其次是根据它们的内容，几乎不根据形式，作为心灵表达而被探索的。过去，人们曾经描述了典型的麻痹性痴呆患者的字体：字母的遗漏、加倍，意义错误，动笔时的颤抖和运动失调现象。另外，在一些痴呆进程中，明显会有这样的典型字体：在有序的书写中重复同一词语和字母，表现出极端的矫糅造作和刻板的装饰。在很多器质性痴呆状态中，字体最终会分解为完全无形式的胡写乱画。失写症障碍类似于失语症：精神健康的患者不能阅读单词，或不能书写，或两者兼而有之。他们写出了毫无意义的字母和音节，就像感觉性失语症的言语错乱那样。躁狂与抑郁状态中的书写，都表现出了在大小、压痕与形式上的典型变化（乔治·迈耶（Georg Meyer）、洛默（Lomer））。

① *Klages:* Zur Theorie des Schreibdrucks. Graphol. M. 6 u. 7.
② *Köster:* Die Schrift bei Geisteskranken. Leipzig 1903；*Erlenmeyer:* Die Schrift. 1897；*Goldscheider:* Arch. Psychiatr. （D.）24；*Goldscheider:* Kraepelins Psychologische Arbeiten（Aufsitze von Groß und Diehl）；*Lomer:* Manisch-depressives Irresein. Z. Neur. **20**，447；*Lomer:* Arch. Psychiatr. (D.) **53**，1；*Lomer:* Allg. Z. Psychiatr. **71**，195；*Schönfeld*，*W. u. K. Menzel:* Tuberkulose，Charakter und Handschrift. Brünn-Prag-Leipzig 1934（其中有关于疾病与笔迹的文献索引）；*Jakoby*，*H.:* Handschrift und Sexualitit. Berlin 1932；*Unger*，*H.:* Geisteskrankheit und Handschrift. Z. Neur. **152**，569（1935）。

第二篇　人在其世界中的此在（世界心理学）

我们把"表达"的事实构成，与所有其他对于心灵的有意义客观化相比较——这些客观化的共同之处在于：人类本身就在它们之中意指、打算和实现了意义。在理解心灵之前，我们必须理解这种意义。因此，我们在语言、书面文字、行为的感性给予中，理解了客观的意义、理性的内容、预期的目的和审美的视野。如果对形式和运动的感性知觉能力，以及形式和运动的一定的可印刻性是前提的话（没有它们，人们就无法看），那么这里就有了我们对客观精神世界的理解广度，以及我们在这些客观事实意义理解条件中的经验广度。这种理解是第一步；除此之外，这种意义本身与同样的问题，直接被把握为了心灵的本质表达，正如它们在表达把握中的那样。

在这些感性的客观性中，我们一方面区分了在世界中的行动，另一方面区分了在精神产品中的生产。对于上述两者来说，与笔迹、动作和躯体形式的方法论描述相似的是：清晰的把握必须要有对于行动和创造的描述。内容越是本质，人们的任务就越是要超出日常自明性，并且最终需要相应的精神科学概念和方法论（例如语言学、艺术学等）。在心理病理学中，我们迄今为止几乎完全局限于这种最简单的客观性。

现在所有有意义的客观性都有一个方面——我们同时可以将它理解为不由自主的心灵表达（人们称之为心灵的语调、旋律、风格、气氛）。如果一切都是表达，那么从旧的语法来说，一切都是最广义的"面相"。当歌德参与拉瓦特尔（Johann Kaspar Lavater）* 的相面术时，他扩展了

---

* 拉瓦特尔（1741—1801）是瑞士学者、文人，歌德的好友。他在 1775—1778 年间写成并出版四大卷关于相面术的书，论证通过观察人的面孔、容貌、举动等来识别人的品性。他还著有一些诗作、剧本和政论作品。——译者

它的意义,并用人的整体显现来充实它:

> 相面术是由外到内进行推测的。但人的外在是什么呢？真
> 的,不是他裸露的外形,不假思索的、表示了他的内在力量与其运
> 作的姿势！一切修正与覆盖他的东西:地位、习惯、财物、衣服。
> 人们很难(甚至是不可能)穿透所有这些外壳直达他的内心深处,
> 甚至要在这些陌生的规定中推断出他本质的固定点。振作起来！
> 包裹着人的东西会影响人,而人也会再次反作用于自身;人可以修
> 正自己,并再次修正包裹着他的东西。因此,一个人的衣着和家居
> 用品肯定会表明他的性格。自然造就了人,而人改造了自己。这
> 种改造仍然是自然的。置身于广阔世界中的人,为自己筑起了小
> 小的篱笆与围墙,并根据他的形象来装饰它们。地位和环境总是
> 决定了人周围的东西,但他让自己被决定的方式是最重要的。他
> 可以像其他同类一样冷漠地设置自己,因为这本该如此。这种冷
> 漠会变成漫不经心。一个人同样可以注意到其中的一丝不苟和热
> 情,即使他预期并试图赶上他上面的最近一个层次,或者说,非常
> 罕见的是他似乎落后了一个层次。我希望,没有人会责备我扩充
> 了相面术的领域。

这是一种对于人及其在世界中的举动的有机整体直观,而这种直观构
成了我们每一个别分析的背景。在分析中,我们首先要区分以下概念:

对检查结果的个别记录可区分为人们为了自己和为了交往的,作
为态度、姿势、自我付出的举动——作为服装、住房和物理环境的周围
世界形态,作为在世界中的行动方式的、作为道路选择的、作为举动的周
围世界形态和有序重复的日常行为整体的生活指南,在清晰的意义意识
中的、作为特殊的、有意义的和富有影响的有目的意志实施活动的行动。

在个别的检查结果中，我们获得了对于患者世界的领会，即他们实际体验到的现实性——他们在其中就作为他们的现实性而活动着。人们看到了世界的变化、他们在世界中的生活方式、患者的新世界完形，而个体性首先就在其中获得了意义与明晰性。

§1. 对世界行为的个别检查结果

a) 举动（Benehmen）。举动，特别是在日常生活中毫无意义的细节，可以被我们解释为人格、心境的症状。由于这些解释的不确定性和模糊性，我们通常会将它们搁置起来。取而代之的是，我们会去描述患者的"习惯"，并叙述他们的举动。这种举动本身对我们来说不是作为客观症状才富有意义的，而是能用作可能解释的理念指导。

许多个别的行为模式都很容易命名：咬指甲、破坏要处理的东西（撕裂编织物）等。在旧的精神科叙述中，我们发现了住院患者在自由聚集、在家里、在工作时的举动，以及诸如好交游者、孤僻者、不安分者、停顿者（Stillsteher）、行走者（Gangtreter）、收藏者等的分类。

在慢性状态和急性精神病中，特殊精神病学的任务就是描述极其多样的举动种类。这里不是无数个体特征的并置，而是典型的举动复合体。我们可以举一些例子：

紧张型或青春型精神分裂症的举动①，会表现为不自然的庄重和表演姿势。患者以奇特而鲜活的姿态慷慨陈词与吟诵。患者

---

① *Kahlbaum*: Die Katatonie, S. 31 ff. Berlin 1874；*Hecker*: Die Hebephrenie. Virchows Arch. **52**.

用矫揉造作的表达去述说琐事，就好像它们涉及人类的最高利益。对于最高级事物的错位偏好，以一种做作、刻板的形式表现出来。躯体姿势和衣着都显得异想天开。因此，先知会养长头发，并在苦行中摆出一种庄严的姿势。

下面这封信体现了青春型精神分裂症的举动。该信的作者是一位深思熟虑和有序的患者，他在精神病院外散步时从父亲身边逃走，但很快又被抓住了：

"最亲爱的爸爸！……很可惜您不能理解我，我实际上连最轻度的病也没有，您应该马上就走。因为您的飞奔，很遗憾我现在得再次回到精神病院去了。为什么您要跟在我后面跑，并且不能理解我……我希望您看到我什么都不缺……，因为您会明白的，我必须无条件地回到我的钢琴练习中去。我最衷心地请求您的原谅，您在追我时有点激动了……请不要为了我而生气，我向您问好，并向您致以最衷心的歉意，因为卡尔不能从精神病院逃走，不能（最近的话！）。快来接我吧！"

在为想要有意或无意地隐藏什么的患者做检查时，人们经常观察到非常典型的绕着说（Drumherumreden）。一名患者，在被问及之前听到的声音时回答说："只要一个人活着，他就会听到声音，太容易产生错误的观点了；有人听到了声音这样的表达，实际上是一种法律表达。在开始时，我确实听到了一些声音，但当我在精神病院待了半年后，我确信在大众意义上听到声音是不能谈论的。"一般的措辞就是人们听到的东西："声音很轻"，"我不能肯定地说"，"我要告诉你，有点不对劲啊"，"我的敌人吗？人们都听到了"，"当我应该如此时，我也会这么说"。

在这些进程的急性状态中，人们看到了无数的礼貌和鬼脸。患者的举动是完全不可理喻的（后来的自我叙述表明有些举动是有动机的)。一个人一再庄严地亲吻地面,其他人则进行军事训练,攥紧拳头,猛击墙壁和家具,保持着奇怪的姿势。

在精神病早期,患者的举动经常是不安、匆忙和草率的。突然爆发的情绪,打断了对于外部事件的显著情感丧失。患者对环境提出了不安全、困惑的问题,并表达了对亲属的夸大喜欢和厌恶。人们观察到患者有出乎意料的行为、旅行、夜间游荡。"年少气盛的岁月"好像又回来了。患者的喜好和兴趣都改变了。患者变得虔诚,在性爱中变得无动于衷或无所节制。他们似乎只对自己感兴趣,并将自己封装起来。他们身边的人观察到他们的表达变得不一样和不自然了。一开始看到这些细微差别是可怕的,因为微笑更像是咧嘴笑,等等。

不言而喻的是欢快、兴奋(躁狂)的和悲伤、抑制(抑郁)的患者举动。

在一些反应性的、癔症的精神病中,尤其典型的是孩子般的举动。患者的举动就像他们再次成为孩子一样(回到童年(tetour a l'enfance)——让内)。他们无法计算,所有的计算都会犯最粗糙的错误,像小孩子一样无助地移动,提出天真的问题,像孩子们一样心绪不宁,表现出傻乎乎的样子。他们对一切都一无所知,他们更想要被娇惯和照顾,他们以孩子般的方式吹嘘:"噢,我能喝这么多杯啤酒,70—80 杯。"这些举动是刚塞综合征*(Ganserschen Symptomenkomplexes)的本质组成部分。

麻痹性痴呆患者的行为:维也纳一名能干而正派的商人,在

---

* 刚塞综合征由刚塞(Sieglest Ganser)在 1896 年首次作出描述,多出现于监禁状态下的犯人身上,也可发生在其他遭受严重精神刺激的人身上。主要临床表现是近似回答、意识模糊、癔症症状、假性幻觉。近似回答是最引人注目的表现,而患者会对简单问题作出与正确答案相近的错误回答,如 3 + 2 = 6 等。——译者

33 岁这年离开了他的事业。几天后,他在慕尼黑偷了他室友一个装着 60 马克的钱包、一块手表和一件背心。第二天,他买了一辆 860 马克的摩托车,他用面值 1 000 的马克钞票来进行支付,他还有更多的 1 000 面值马克钞票以及一个装有大约 250 芬尼的钱包。他不知道怎么骑摩托车,于是他推着它走。在接下来的日子里,他在纽伦堡修理他的摩托车。这时,他说他想继续前往卡尔斯鲁厄,在那里他是一名执业医生。然而,他不会骑摩托车,于是公司安排他乘坐火车前往卡尔斯鲁厄。摩托车随后托运过去。一段时间后,摩托车被卡尔斯鲁厄当地作为无主车退了回去。在卡尔斯鲁厄一段时间后,他在宾馆偷东西。他把偷来的鞋子以 3 马克的价钱卖给了鞋匠。在此,他介绍自己是《巴登报》(Badische Landeszeitung)的编辑,并说他想去美国。然后,他买了三双长袜和一套摄影器材,但是在晚上他被捕并被带到了海德堡的精神病院。在这里,这个无人照管的人完全没有明白他的情境;对于之前所有的盗窃行为,他说每个人都会失足;此外,他对待在精神病院感到满意与漫不经心。他会轻信任意念头。他的记忆与注意力都非常差。他整天都在说些无意义的话。立刻被查出的躯体症状出现了,并发展成了严重麻痹的痴呆。

b) 环境形态。环境中的住房、衣着和布置都是人类本质的一种延伸,因为人类会有意无意地改变它们。但在我们这个时代的患者这里,这些东西就鲜见了。在拥有光滑的墙壁和超级卫生设施的机构中,一切都是光秃秃、冰冷、没有人情味和陌生的,因此也没有空间。然而,在偏远的精神病院中,人们仍然可以看到一些慢性状态下的患者,是如何特别和有爱心地去构建他们的环境,以及收藏品、奇特的饰品和奇异的布置是如何产生的。在这里,人们还可以看到一些患者是多么地依赖他们的世界,以及他们的快乐是多么地依赖于拥有自己的小房间的。

c) 生活方式。反复进行的举动和行为,组成了患者的生活方式,而且这些举动和行为还是待人接物、职业和家庭的起点。在患者的生活过程中,人们经常清晰地看出这是否涉及稳定禀性的发展,或者说整个行为变化是否是在某一年出现的。

命运在很大程度上也取决于自我创造的个别和微小环境,而且这对于人类来说,比人们通常所想到的要更为典型。巨大的好运有时候也被理解为是人们态度的结果——这种态度偶而会经历所有其他人都错过的命运转折。我们也在这种意义上尝试把人类的命运理解为是他本身的一部分。

d) 行为。当精神疾病患者生活在精神病院之外时,他通常首先不是由于症状(对我们来说,这些症状是最重要与典型的基本症状(例如主观体验))而引人注目的,而是由于他的具有社会意义的行为而引人注目的。从心理学分析的立场来看,这是"外在的"。但个别的行为是如此引人注目,以至于首先会作为对社会以及患者来说具有严重后果的东西,而处于考虑的中心。

由于患者活动的内容对于观察环境而言总是引人注目的,因此科学精神病学首先也是从这种考量方式开始的。科学精神病学命名了内容上典型的行为方式,并把它们分类为疾病,由此科学精神病学创造了偏狂癖(Monomania)学说,而这种理论很快就被摒弃了,因为它涉及表面的东西。这个学说的一些名词仍然保留了下来:偷窃癖(Kleptomania)①、纵火癖(Pyromania)、酗酒癖(Dipsomania)②、女性

---

① *Schmidt. G.*: Zhl. Neurol. **92**(1939).
② *Gaupp*: Die Dipsomanie. Jena 1901.

色情癖（Nymphomania）、杀人狂（Mordmonomania）等。

在患者引人注目的行为中，最重要的是流浪、自杀、厌食，而首要的是犯罪。

　　人们观察到：偏执狂患者从一个地方流浪①到另一个地方，以便逃避迫害；痴呆者不能适应社会，并且在街道上为命运所驱使；忧郁症患者在焦虑中无目的地流浪着，尤其是在特定的状态中，即所谓的神游状态（Fuguezuständen）。

　　神游状态不是长期持续的疾病的结果，而是突然出现的、通常与之前的心灵状态没有充分可理解关联的游离。神游状态是无计划的，也没有之前确定的目标的。"绝大多数人认为神游状态是退变倾向个体对发育不良（dysphorische）状态的病理反应。发育不良状态可能是固有的不安；但无意义的外在要素也会消解这些状态。逃跑的倾向会成为习惯，并且会在总是更小的诱因中实施。"（海尔布龙纳）

　　在罹患精神病时的自杀②，源于焦虑、忧郁症的厌世和绝望、痴呆进程中的突然推动。半认真的自杀未遂并不少见——人们确信：一个有利的巧合会再次挽救他们。然而，大多数自杀者不是精神疾病患者，而是有异常倾向的人（精神变态者）。在不同的作者那里，精神疾病患者的自杀率在总自杀者中，占比为 3％——

---

① *Mayer*，*Ludwig*：Der Wandertrieb. Diss. Würzburg 1934.；*Stier*，*E*.：Fahnenflucht und unerlaubte Entfemung. Halle 1918；*Heilbronner*：Über Fugue und fugueänliche Zustände. Jb. Psychiatr. **23**，107（1903）.

② 卓越与全面的总体信息呈现：*Gruhle*．*H．W*.：Selbstmord. Leipzig 1940；对于自杀的哲学讨论：*Jaspers*：Philosophie. Bd. II，S. 300 - 314. 1932。

66％。格鲁勒认为，在所有的自杀者中，有 10％—20％是真正的精神病。真正的精神疾病患者的自杀，表现为特别残忍，以及在失败时坚决重复——这通常已经很明显了。

在重度精神疾病患者那里，有时候会有野蛮的自残：抠出自己的眼珠、切掉阴茎等。①

厌食②有不同的心理学起源：有意识地以这种方式结束生命；完全缺乏食欲；进食前的厌恶；担心中毒；抗拒所有被提供的食物（有时候患者会在没人看到时进食）；抑制所有的心灵生命直至神志不清。相反，其他患者什么都吃（能吃的和不能吃的），他们往嘴里塞他们能找到的东西（吃屎、喝尿）。

患者经常在事后为他们的厌食进行辩护。例如："我无法感觉到我的物理躯体，并且我把自己当成了精神化的、靠着空气与爱而活的存在……""我不需要吃东西了，我期待着天堂，在那里人们吃水果就行了。后来，吃东西让我反感，因为我把吃的东西当作是在我眼前动来动去的人肉或活着的动物。"（格鲁勒）

犯罪心理学教科书详细地探讨了无数精神疾病患者与精神变态的犯罪。③

被迫害的偏执狂患者不仅创作报纸广告、小册子，不仅向检察官报告，而且会去自杀；不仅给高层人物写情书，而且在街上对臆想的情人进行实际的攻击。绝望的忧郁症患者会杀死家人和自己。神志昏迷状态中的患者会由于突然的妄想念头或偶然的刺激

① *Freymuth:* Allg. Z. Psychiatr. **51**, 260；*Flügge:* Arch. Psychiatr. (D.) **11**. 184.
② *Krueger:* Allg. Z. Psychiatr. **69**, 326 (1912).
③ *v. Krafft-Ebing:* Gerichtliche Psychopathologie；*Cramer:* Gerichtliche Psychiatrie；*Hoche:* Handbuch der gerichtlichen Psychiatrie, 3. Aufl. 另外还有 32 年来的：Monatsschrift für Kriminalbiologie und Strafrechtsreform。

而变得暴力起来。

　　一个特别令人担忧的事件，是在精神分裂症的前驱期或初期的不可理解的谋杀。没有足够的动机，行动是在没有情感的冷酷状态进行的，缺乏洞察和悔恨，这些人对他们所做的事情无动于衷。实际上，患者周围的人以及医生经常看不出他们是患者，而且患者本人认为自己是健康的，只是在实际上不能理解他们的行为。确切的诊断只有在过后一段时间才能做出。[①]

§2. 世界的变化

　　每个生命体和每个人都生活在他的周围世界（Umwelt）中，即被主体领会、占有、在其中活动并对其产生影响的世界中。客观环境（Umgebung）就是在没有主体作用的情况下、对观察者来说仍然如此的一切，并且它的特征在于：主体在其中生活，就好像这种环境根本不存在一样。世界意象就是个体对于周围世界的对象化意识。周围世界与客观环境所包含的东西都超过了世界意象：作为周围世界无意识存在的、在情感和心境中实际起作用的此在；只作为客观周围世界起作用，但实际在认识之外的东西。

　　人类的具体世界始终是历史的，处于传承中，并且总是由社会和共同体组成。因此，人类如何生活在这个世界中，以及世界与人类的不同之处，应该以历史学-社会学的方式进行研究。它显示了丰富的多种形

---

① *Glasser*: Tötungsdelikt als Symptom von beginnender Schizophrenie. Z. Neur. **150**，1（1934）；*Wilmans*，*K.*: Über Morde im Prodromalstadium der Schizophrenie. Z. Neur. **170**，583（1940）；*Bürger-Prinz*: Mschr. Kriminalbiol. usw. **32**，149（1941）；*Schottky*，*Joh.*: Über Brandstiftungen von Schizophrenen. Z. Neur. **173**，109（1941）.

态,而且人们根据各种主导的活动命名了这些形态:重要人物、经济人、权力人、职业人、工人、农民等。空间的客观世界(人类在其中寻找他的道路和迂回),就是他建造他的世界的材料。

调查这一切并不是心理病理学的任务,尽管对于心理病理学家来说,本质性的东西在于进行这些考量,并在实际上了解源自他所观察或进行历史研究的患者的具体世界。

这是一个问题,即是否存在心理病理学的世界变化、精神病和精神变态的特殊"世界"。或者说,所有"异常的"世界是否只是特定形式和内容的实现,而它们本质上是普遍的历史的,并超越健康和疾病。只有实现的方式、它们主导的排他性、它们的体验,才是异常的。

在任何情况下,清晰地把握这些异常世界是非常重要的(当它们变得直观时)。因为通过对于变异世界的一种总体直观,举动、行为、认知方式和观点,会在意义上联结在一起,并且成为可理解的总体建构,尽管这在整体上仍然不能得到发生的理解。①

我们首先必须尝试做出两种区分:世界的历史多样性及其在精神历史进程中的变形,和心理病理学上可能的非历史多样性。(宾斯旺格所引用的)黑格尔的话总是适用的:个体性就是作为个体世界的世界。但是,这种具体性既能在精神历史上,也能在心理学-心理病理学上得到探索。本身非历史的心理病理学世界意象,是否以及何时在精神历史上变得相关的问题,是历史研究的对象,而迄今为止人们还没有获得明确的答案。

---

① 冯·葛布萨特尔、斯特劳斯、冯·拜耶、宾斯旺格和孔茨的考量方式是非常有价值的。我在这里只涉及这些研究的描述方面。我在本书别的地方(第791页),讨论了"构造-发生"心理病理学与"人类学"。虽然有时似乎这些作者只是对已知的发现进行了不同的描述,但新的和本质的东西恰恰在于这些不同描述——它们走向了对整体的把握,以及新的设问。

一个世界的事实构成是一种主观-客观现象。正如思维源于情感，而思维首先使情感清晰并且回溯性地强化了情感，因此世界就在主体的总体把握中生长。主体在心境、情感、主观状态、观点、内容、思想、客观意象中显现（尽管是二合一的）。

一个"世界"是在什么时候变得异常起来的呢？正常世界所特有的是将人类联结起来的、共同的客观性（人类就在其中），另外，正常世界是充实、提升和展开生命的世界。异常世界是这样的，首先，它出现的原因是一个经验上已知的特定事件（例如精神分裂症进程），即使在这个世界中出现了正确的事态发展；其次，这个世界把人们分开，而不是联系在一起；再次，这个世界逐渐窄化、荒废，不能扩展和提升了；最后，这个世界失落了，"安全地拥有精神或感性之善的情感消失了，而这种情感是其力量发展性情以及生长喜悦的基础"（伊德勒）（Karl Wilhelm Ideler）*。那些与其世界割裂而丧失根基的儿童，陷入了毁灭性的乡愁；在早期精神病中，世界的变异会成为毁灭性的灾难。

只有试验才能显示一种世界的考量方式能达到多远。虽然关于整体的一般表述听起来很重要，但它们很快就没用了。这取决于人们在多大程度上能够确定具体的世界状态，并使直观具有说服力。我们在患者身上可以知觉到一个什么样的世界呢？我要报告几个案例：

a) 精神分裂症患者的世界。 精神分裂症的心灵生命，尤其是思维和妄想，可被分析为现象学的个体体验（原发妄想体验）和思维执行障碍（精神分裂症思维）。在这两种情况下，人们重视的都是障碍的形式。这时，如果一个人正确地认为旧的妄想内容的分类是占优先地位的，那么他就错误地摒弃了关于障碍的可能内容以及特殊的精神分裂症的世

---

* 伊德勒（1795—1860）是德国精神病学家。他的精神病学思想以人类学为基础，并受到康德哲学的很大影响。他认为精神疾病的根源在于不受控制的本能和激情。——译者

界构成的问题。毫无疑问,在灾难妄想、宇宙妄想和天才妄想中,内容与精神病之间具有典型且频繁的关联,而在被害妄想、嫉妒妄想和婚姻妄想中,内容与精神病之间的关联不大,但仍有独特性。变异人格的影响,已经与原发妄想体验相关联了,即妄想的内容得到了坚定的确信。冯·拜耶[①]正确地指出,在精神分裂症患者的妄想中,他们的世界比他们其他的心理病理学显现更可把握、更直观和更为分化。他发现精神分裂症心灵生命的本质,永远不能通过体验、执行方式和功能障碍的形式变化得到充分确定。事实总是:精神分裂症带来了体验内容的变异。普遍人类的内容填入了陌生意义的形式结构中,而且一种内容的原初性本身就是障碍的特征。

但是,围绕精神分裂症患者的不是单一的精神分裂世界,而是许多世界。如果它要成为持续统一的世界形态,那么精神分裂症患者必须相互理解并形成一个共同体。情况是相反的。这些患者几乎不能相互理解,而且健康人能够更好地理解他们。但也有例外。这些例外一定很有趣。因此,通过精神分裂症理解的共同体、典型世界的客观性对我们会变得间接直观化。这种共同体肯定是很难形成的,因为它在每种情况下都必须是历史生成的,而不是自然形成的,就像所有健康人共同体那样。在急性精神病中,深思熟虑的缺乏,无论如何都会排除所有共同体。然而,在慢性的末期状态中,个体的困顿状态与持续的自我中心主义妄想,也几乎会将共同体排斥在外。如果要建立精神分裂的历史成长共同体,就必须具有有利的条件。我们的发现是:这种共同体是可能的,并且偶然会实现。冯·拜耶观察到:

> 一对夫妇同时得了精神分裂症,这时他们的妄想征象组成了

---

① *Bayer*, *W. v.*: Über konformen Wahn. Z. Neur. **140**, 398 (1932).

共同体,并且与孩子们(孩子们是健康的,只是被"诱导出了"妄想)一起发展出了具有共同内容与共同行为结果的家庭妄想。他们对指向他们的迫害源和阶段有了共同的领会:人们在谈论他们,在报纸上影射他们的命运;派人进屋监视他们。一个设备嗡嗡作响,向房子里喷云雾和难闻的蒸汽,并在天花板上施法出现意象和形象。丈夫的幻视更多,而妻子的幻听更多。丈夫报告有思维退缩,而妻子报告有精神分裂症的着魔体验。二者的重合不在内容中,而在障碍的功能上。他们在共同的世界知识中达成了一种谅解。在这种知识中,个别体验的个体特性被纳入共同的整体中:我们受到了迫害,世界就是我们总是受到迫害、到处都受到迫害的地方。因此,这些患者与他们的孩子一起作为共同体中的当事人,脱离了世界。迫害、威胁在他们的周围世界中不停增长;当局、公众、天主教徒等,都在和他们对着干;迫害不是来自于一个方向,而是来自于四面八方、来自于整个世界、来自于远远近近。这种迫害的特点在于:迫害者诡计多端,且躲躲藏藏。占据最大比例的是:暗藏影射、旁敲侧击、议论嘲讽、秘密勾当。患者处在一个敌对的世界里,而这个世界总是新的、由新鲜的体验构成,并在共同体中得到了理解。结果就是共同的行为,例如,针对"设备"的防御措施、改造住房、研究迫害的计划等,而最终这对夫妇都被收治到了精神病院。

交流的核心与健康人是一样的:理性的形式、合理化、沟通、系统化、日常更新和确认。然而,交流的内容源于精神分裂症体验的妄想,而这种妄想使实际的家庭生活共同化了。对于这些患者是否在我们不理解的事物上相互理解的问题(对这个问题的接受,首先强调了精神分裂世界的具体内容),任何人都无法回答。问题的设置,在这里首先总是比迄今为止的经验答案更为本质。在冯·拜耶的这些病例中,内容只是被害妄想、琐碎的妄想。如果一个人（非常不可能）在宇宙和赦免妄想中找到一个精神分裂症的共同体（内容的组织通过自己的体验而共同得到了真理性），那会怎么样呢？

在这里，问题仍然暂时保存在不确定的普遍性中：为什么在精神分裂病早期（虽然不是大多数情况下），经常会有宇宙、宗教、形而上学的启示过程呢？这是一个闻所未闻、令人印象深刻的事实：这种崇高的理解，这种难以想象的、令人震惊的钢琴演奏，这种创造性（在凡·高与荷尔德林那里），这种特殊的世界毁灭与世界创造体验，这种精神启示，以及在健康与衰弱的过渡期中的严肃与日常的努力。人们决不能从精神病的特征出发去把握理解上述事实——精神病将相关的人从他迄今为止的世界中抽出，就好像个人的一个彻底毁灭事件被这些象征的东西客观化了。如果说这是此在的松脱（Auflockerung）、心灵的松脱，那么这只是一种比喻。作为事实构成的新生世界观，就是我们迄今所取得的一切。

b) 强迫症患者的世界。 强迫症患者追随着不仅异己、荒谬，而且又必须遵循的想法，就好像它们是真的一样。他无法实现这些想法，因此陷入到了无边的焦虑之中。例如，患者必须去做某事，否则某人就会死去，或者会有一个灾祸发生。就好像他的所作所为和想法，神奇地阻止或影响到了这一事件。他将自己的思维构建为一种意义系统，并将行为构建为程式和仪式系统。但是，不管他做的是正确的还是充分的，每次的完成背后都跟着怀疑。怀疑强迫他从头开始。

斯特劳斯[1]提供了一位 40 岁的强迫症患者的自我描述——她的疾病首先与死亡、腐烂和教堂的墓地相关联，并被污染了，因此她必须

---

[1] *Straus*, *E.*: Ein Beitrag zur Pathologie der Zwangserscheinungen. Mschr. Psychiatr. **98**, 61 (1938).

避开或补救污染。在自我叙述中，她还省略了目标词（因此有了空白）：

　　"在 1931 年……一个非常亲密的朋友。他的妻子每周日都来看我们，在她到来……之前。一开始，这没有打扰到我。在 4—6 个月后，她的手套，后来是外套、鞋子等都让我感到不舒服。我注意到，这些事情与我们不是很相关。因为我们住在……附近，所有去那里的人都让我难受，而且他们的人数还不少。如果其中有人碰到我了，我就必须把衣服上碰到的地方洗一洗。或者说，如果其中有人来到我的房子里，我就不好动弹了。我有这样的感觉，好像房子变得很狭窄，而我的衣服总会碰到房子。为了让自己平静下来，我用贝西尔洗衣粉去清洗所有的东西。然后一切又变得宽大起来了，而我有了空间。当去买东西而有人在店里时，我就不能进去，因为里面的人会撞到我。因此，我整天都很不安，而这样的事来来回回地追着我。很快我就要在这里擦一些东西，很快就会洗完。我必须一会儿在这儿擦擦，一会在那儿擦擦，过一会儿再洗洗。报纸上反映这些事的图片也会让我心烦。如果我的手碰到了这些图片，我就要用贝西尔洗衣粉来清洗。我不能把所有让我心烦的事都写出来。我总是烦躁不安。"

　　冯·葛布萨特尔[1]令人印象深刻地叙述了这些类型的强迫症患者如何生活在他们自己的世界中，或者更确切地说，他们与他们自己的生命世界一起失落在魔术机制的窄域中。

　　他们必须无休止地重复某些行为，必须无休止地控制和确认

---

[1]　*v. Gebsattel:* Die Welt der Zwangskranken. Mschr Psychiatr. **99**, 10 (1938).

一件难以完成的事，直到精疲力竭，尽管他们确信他们的所作所为是荒谬的。尽管只是擦伤，也要有抵御灾祸的仪式和程序。他们具有与旁观者相反的意义模式：到处都有污染、腐败和死亡的威胁——所有的完形消解方式。强迫症患者陷入的是一个神奇的（但不被相信的）世界、伪神奇的反世界。这个世界越来越多地被还原为负面的意义。患者只说到了象征失落与危险的内容。友好的、吸引人的此在力量消失，并让位给了敌对的、令人厌恶的此在力量。无害、自然与自明的东西都没有了。世界局限于不自然的单调性和僵硬、规定的不变性。患者一直在行动，但无法完成。患者"在心神不定的紧张中无休止地工作着，与一直紧随其后的对手争辩着，无论这种争辩是否更多地存在于思想或实际防御中"。对他来说，此在只是他在"污垢或粪便，毒药或火，仇恨、淫荡或尸体"的意象中向着他的非此在（Nichtdasein）的此在方向，以及对这种方向的无力的防御。世界浓缩成了令人厌恶的面貌。但是，这个世界并不是世界，因为事物变得越来越虚幻。事物不再存在，而且只是负面的意义。这是世界的非世界化，是世界在坚实度、充实性、完形和现实性上的一种失落。然而，患者感到非常匆忙，因为患者想要做的事而必须采取的措施，总是变得越来越复杂。反强迫与辅助建构无限增长，并且使目标的实现变得完全不可能。患者无法完成，而会在精疲力尽中停止。由于患者知道他的所作所为是荒谬的，但他又无法不那么做，所以他害怕有旁观者："医生几乎很难看到像 H. H.这样的患者，花了好几个小时进行最具冒险性的操作来弄干肢体，或者古怪地练习像木偶般的精确强迫。E. Sp.也是如此，从深夜直到早上，她站在房间的中央，沉迷于她的扼要重述强迫（Rekapitulationszwange），由于匆忙和筋疲力尽感而完成一半，在空中用模仿的手势，一再排练未完成的洗袜子的过程。"

冯·葛布萨特尔比较了强迫人格障碍患者(Anankast)和偏执狂患者(Paranoiker)的世界。二者都生活在一个失去善意的世界里，并在无意义的事件中到处都看到了意义。没有可靠且无关紧要的偶然，只有故意。二者都间接向我们展示了，一个我们不用操心但仍然属于我们的世界是多么必要。然而，强迫症患者知道侵扰他的意义的荒谬性。对于偏执狂患者来说，显现的意义与他的实在是一体的。对强迫人格障碍患者来说，尽管带有无罪和无害特征的原初现实性是无法达到的，但它又在女巫的盛会(Hexensabbat)中闪烁着魔幻的意义。偏执狂患者在其妄想世界中仍然有一层信任和自然性，以及无可动摇和无可争议的残余——这是强迫人格障碍患者的焦躁不安所不能比的。人们完全可以认为，即使是本身最可怕的疾病(精神分裂症及其妄想)，也像是清醒的心灵，在与疾病同步的认知中，对于窘迫不堪的一种救赎。对于强迫症患者来说，世界及其所有具备健康意义的内容，似乎都迷失在了强迫患者的、具有魔幻意义的活动窄域内。

强迫症患者的世界还有第二个基本特征，那就是把一切转化为威胁、恐怖、完形丧失、杂质、腐败和死亡。但这只是由于魔幻的意义(这是强迫现象本身的负面生成内容)：一种难以抵挡的、被视为愚蠢的魔法。

c) 观念飞跃者的世界。 宾斯旺格曾经尝试将观念飞跃者的世界理解为一个意义整体。[①]

　　"节日的此在快乐"的心境和"雀跃的"此在的基本行为，展现了一个平坦的世界——这个世界变得宽阔和稀薄，因为观念飞跃者不断快速和心不在焉地去把握最近和最远的事物，陷入纯粹的

---

① *Binswanger*，L.：Über Ideenflucht. Zürich 1933.

瞬间,并在匆忙中卷入到注意力的不断分散中。世界是随和且变化多端、轻盈和玫瑰色的。这个世界是留给好奇心,以及从喋喋不休到滔滔不绝等活动的。但在宾斯旺格看来,这是这种世界的意义整体上的一种特殊秩序。在其重要的条件性中,通过其精神性的外表,这种特殊秩序已经成为了一个特殊的世界。这种体验促成了雀跃的行动、所有边界的模糊、全方位的迎合与欺压、失业、飞跃、言语推力、慷慨激昂和自吹自擂,简而言之,躁狂状态的整体行为。

我们要来比较一下直观的世界理解之意义结构的尝试。从这个角度去解释观念飞跃,只是表面的做法。这不是真正的世界变异,而是状态变异——尽管其中发生了暂时的世界变异,而这种变异对于它的整体重现(它首先被直观化为主观的体验状态与心灵生命的进程变化)来说没有提供本质性的东西。对强迫症患者世界的分析似乎更有成效;这种分析使得一种奇特的总体关联更为明显的表现出来了。最深层的是关于精神分裂症患者世界的问题;在这里,只是问题的重要性增加了,而答案仍然很少。

第三篇　知识与作品中的客观化(作品心理学)
　　(Werkpsychologie)

心灵生命一直处于它客观化的进程中。它通过活动的推力、表达的推力、呈现的推力、沟通的推力而表现出来。最后,有一种精神的推力——想要看到有什么,我是什么,以及那种直接推力会变成什么。人们也可以如此来表达最后的客观化过程:客观的东西应该在普遍的客观性中得到把握和构造。我要知道我所知道的东西，我要理解我所理解的东西。

精神的基本现象是：尽管精神是在心理基础上成长的，但精神本身不是心灵，而是一种客观的意义、一个共同的世界。通过对普遍精神的参与，个体的人在精神上变得独立。普遍精神在历史传承中以一种确定的完形包含着个体的人。普遍或客观的精神总是在当下化为德性、思维、规范、公共生活、语言，并重现在科学、艺术、文学的成果中，以及重现在体制中。

客观精神在其通用实质中是不会患病的。但个体的人会在他参与精神以及产生精神的方式上患病。几乎所有正常和异常的心灵过程，也都以某种方式在精神客观性中找到它们的沉淀，正如它们在个体中所显现的那样。但是，患者的精神在本身没有病时是如何可见的呢？通过缺损、失灵、扭曲和颠倒，通过所有在对精神的参与实现中与规范相反的东西。然后通过一种特殊类型的生产力——这种生产力不在结果中，而是在病因中（凡·高的画、荷尔德林晚期的赞美诗）。最后，通过缺损的积极意义——与患者的常态相反。人性与人类的疾病，就展现在精神构形的获得和变化的方式中。

有一种更为宽广的基本精神现象：对心灵来说，只有在精神客观性中获得完形的东西才是真正存在的，但是，完形所获得的东西，是给予心灵现实性的真正东西。成为词语的东西，就像难以超越的东西一样。因此，心灵是通过精神实现的，心灵就局限于精神。

最后，精神的一个基本现象是：精神总是只有在一个心灵产生或接纳它时才是现实的。现实精神的真实性，与承载精神的心灵事件的原初性是难以分割的。但是，由于心灵是在构形、说话方式，行为方式、行动方式中客观化的，所以原初生成的真实性会被语言、活动和手势的自动化所取代。真正的象征进入了迷信的臆测内容：原初性为理性所取代。在心灵的疾病中,原初性与理性都起着巨大的作用:自动机械化的最高值和把捉整个心灵体验的令人震惊的鲜活性。疾病实现了所有极端的可能性。

我们来看看患者的精神产品,而且只能简短地探讨这个庞大的问题。

§1. 对作品创造的个别检查结果

a) 语言(参见第 269 页及以下)。只要语言是思维的预设(非语言的思维只能作为语言思维中的一个临时时相出现,或者像猿的思维那样萌芽化和碎片化),那么理性存在之间的交流及其与自身的交流就是通过语言进行的。

语言是人类最普遍的"作品"——是最初的、无所不在的和处处作为条件的。它以多种形式在人类群体、民族的特定语言中存在,并且会一直变化。个体通过参加共同的作品来说话。[①]

我们已经观察了作为机能的言说,而现在我们要涉及作为作品的语言。

1. **作为表达的语言**。在正常的语言设备中,除了它的内容,语言就是心灵的表达:尖叫、咆哮、在所有细微差别中的耳语(我们在不安的音节中可以观察到);通过语调(语言是单调乏味,还是具有精神的鲜活性),通过旋律,通过无意义的重读,通过在自然完形中的或与感性相对的划分,通过在癔症等状态下模仿幼稚的言语(如语法缺失)。[②]

[①] 在浩瀚的语言学文献中,我只选择了一本杰出的著作:*Otto Jespersen*: Die Sprache, ihre Natur, Entwicklung und Entstehung. Heidelberg 1925。

[②] *Isserlin*: Allg. Z. Psychiatr. **75**,1 (1919)。

2. 独立语言性（Sprachlichkeit）的问题。我们区分了要在神经病学上研究的语言设备的障碍和正常语言设备中由心理变异引起的语言变异。然而，在这两者之间有大量显现（精神病性语言障碍，第 278 页及以下）不属于上述二者，并且具有独特的语言独立性。因此，我们在语言产品中观察到值得注意的、很难从其他地方推导出来的构形。这就好像语言本质的独立性，要么正在有效地展开，要么就被破坏了。它不是语言设备的独立性，而是纯粹作为语言显现出来的精神性（Geistigkeit）。人类及其在精神工作中的体验变异，不是继发地显现在语言中，而是原发地作为语言而显现。如果我们将语言称为工具，那么精神和工具会相互作用、相互塑造，但在临界情境下它们就是一回事：作为纯粹的语言。因此，语言就是在文学中沉淀下来的一种精神作品要素。在这里，梅特（Alexander Mette）[1]做出了非常有成效的工作。

3. 新造词（Wortneubildungen）与私人语言。长期以来，在异常语言的构造中，新造词[2]就已经被注意到了。一些患者仅在个别情况下创建了新造词，而其他患者创建了如此多的新造词，以至于建构出了一种我们无法理解的私人语言。这些新造词可以根据其成因，分为以下几组：（1）有意构造新词来指称语言中没有词语与之对应的感受或事物。这些自制的术语在技术上是部分全新的、在词源上不可理解的词语；（2）没有任何意图的（特别是在急性阶段）新造词，次要地用于指称，并被带到慢性状态中。普费尔斯多夫（Pfersdorff）的一名患者用"感性武器"（sinnliche Gewehre）来表达某些幻觉现象。感性武器到底指什么呢？对于这样的问题，她回答说："我就是想到了这个词，没法解释。"这里还包括在急性精神病中对已知词含义的改变。一名患者说：

---

① *Mette，Alezander:* Über Beziehungen zwischen Spracheigentümlichkeiten Schizophrener und dichterischer Produktion. Dessau 1928.

② *Galant:* Arch. Psychiatr. (D) **61**, 12 (1919).

"正如我已经说过的，我需要一些词来表达与它们原来的意思完全不同的概念——对我来说，它们有不同于习惯用法的意义，因此：'räudig'（患疥癣的），我很舒服地用它来指'勇敢的、大胆的'……'Gohn'（扒粪者的行话），我用它来指一名妇人，就像学生的'Besen'（扫帚）。因为我没有为急速喷涌的想法找到合适的词语，所以我亲自制作了这些词语，就像小孩子经常做的那样。我还根据我的口味创建自己的命名，例如用'Wuttas'指鸽子。"（福雷尔）

（3）患者把新造词作为幻想的内容。患者和在之前的情形中一样，自己也经常惊讶于这些值得注意的、陌生的词语。通过这种方式，史莱伯听到了由他发射的"射线"的全部"基本语言"。他总是一再强调：在他以这种方式听到这些词语之前，它们对他来说是完全未知的。（4）患者制造了新的语音，但患者本人没有给予它们任何意义。这完全无关乎语言构成，因为语音构成的意义已经完全消失了。例如，有时候人们会领会到麻痹性痴呆患者的语言残留。有一个这样的患者，在他生命的最后数周，只能偶然地发出"Misabuck"这个词。

尤其是在精神分裂症患者那里，新造词是他们偶然产生的私人语言中的主要元素。①

图兹泽克（Franz Tuczek）把这种复杂语言的出现，视为一种游戏——这种游戏源于翻译的乐趣，以及完全有意识的意志力，而

---

① *Tuczek*: Analyse einer Katatonikersprache. Z. Neur. **72**，279；*Jessner. L.*: Eine in der Psychose entstandene Kunstsprache. Arch. Psychiat.r. (D.) **94**，382 (1931).

不需要类妄想体验的表达需要。唯一的动机是做一些非常神秘的事的自豪感以及成功的快感:"听啊,这一切听起来是多么美妙啊。"在构词中,有很多不同的原则在起作用,但词语被确立了起来,并且显现着可观的记忆机能。这里无疑有创造的能力。句法仍然是德语的,只有词汇是新造的。

b) 患者的文学产品。[①]理性内容连同表达显现,本身就是语言和写作,而在极少数情况下,一些从事与他们的教育水平相应的文学创作的患者,向我们展现了尤其丰富的理性内容连同表达现象。在这些写作中,我们区分了以下几种类型:1. 在语言和风格上完全有序的,以及在思路倾向上正常的写作。只有内容是异常的。患者报道了可怕的体验,说明了这些体验,并提出了妄想的观念。尽管这些文字有高度紧张的感情,但写作是审慎和克制的。其他是在精神病治愈后的理智患者的叙述。这一组包含了富有价值的自我叙述。2. 第二组写作来自于病程发展后的个体(好诉讼者等)——以自然的风格和一贯有序的思路,在对我们来说总是可理解的,但又是过度的、幻想的、不受控制的矛盾方式中发展他们的类妄想观念。没有任何病态体验的自我描述(因为他们没有这样的人格),把矛头对准了精神病院、当局、医生,发展出作为冒险的发明者的观念,并以环球旅行者自居。患者的大多数写作都属于这种类型。3. 更为罕见的是这样的写作——以一种相当古怪的表达方式,以引人注目的、夸夸其谈的风格,但大多数是可理解的,没有报道体验、迫害或其他个人现实,而是提出了理论;它们的内容是新的世界体系、新的宗教、新的《圣经》解释、世界问题。它们在形式与内容上

---

① *Behr*,*Albert*: Über die schriftstellerische Tätigkeit im Verlaufe der Paranoia. Leipzig 1905; *Sikorski*: Arch. Psychiatr. (D.) **38**,259.

展现了它们的起源——来自具有精神分裂进程的患者。它们的内容经常表现出作者的主要妄想（作为弥赛亚、发明家[1]）。4. 第三种类型发展出了过渡的、令人困惑的文学产品。气质消失了，思维关联分解了。古怪的、不可理解的思维产物联结在一起。[2] 最终，一切都不可理解；象形文字、单纯的音节、修饰、许多颜色，都用于刻画外表。5. 最后一种类型是极其明显的精神病患者的文学创作。高普[3]发表了一个偏执狂的案例——患者在一部关于精神病患者巴伐利亚国王路德维希的戏剧中描绘了自己的命运；他的文学创作是一种自我解放，并且对他来说，是他在封闭的精神病院中唯一仍有价值的东西；他在对象中再次发现了处于更大关系中的自我本质。库尔特·施奈德[4]发表了一个年轻精神分裂症患者的韵文——其中表达了自身本质和世界的可怕变异。伟大与最震撼人心的例子是荷尔德林后期的文学创作。

c) 绘画、艺术、手工。我们分了以下三组：机能缺损、精神分裂症患者的艺术、神经症患者的画。

1. 机能缺损。他们表现出了器官神经系统障碍、素质不佳、练习缺乏。这些因素阻碍了心灵的表达与意指内容的交流，并且它们本身在作为作品时没有正面的意义。这些机能缺损在我们看来就是技巧的缺乏（个体不能画出直线）、教育的缺乏（个体没有最基本的技术，因此几乎不能画任何东西），或者是器质性疾病导致的运动和技巧功能的障碍（运动失调、颤抖的迹象等），最终是基本心灵功能的障碍，如：记忆力、专注力——它们的缺乏造成了胡写乱涂、破碎的片段，而不是画画（器

---

[1] 例如：史威登堡。另外还有：*Brandenburg:* "Und es ward Licht", in *Behr*, S. 381；*Panucz:* Tagebuchblätter eines Schizophrenen. Z. Neur. **123**，299（1930）。

[2] 例如：*Gehrmann:* Körper, Gehirn, Seele, Gott. Berlin 1893。

[3] *Gaupp:* Z. Neur. **69**，182.

[4] *Schneider*, K.: Z. Neur. **48**，391.

质性疾病,尤其是麻痹性痴呆)。与在画画时一样,所有这些缺损都出现在了失败的手工作品中,而每个临床博物馆都收集了这样的失败手工。[1]

2. 精神分裂症患者的艺术。[2]在具有粗略本质的精神分裂症特征中,我们只能确定这些具有非常典型外观的绘画形态:无意义重复的相同线条形式、同一个对象没有整体结构的统一、几乎"有序"的潦草书写、只是绘画的"言语重复症"的准确性。我们可以把这些特征与不是自主的潦草书写进行最紧密的比较,即健康人在注意力高度集中期间或在课堂上偶然做的潦草书写。

精神分裂症患者的艺术(作为精神分裂症心灵生命的真实表达,并作为在精神分裂症中成长的精神世界展现)只有在获得技能和某种技术教育,以及精神分裂症特征没有窒息整个构形的情况下才会出现。[3]对精神分裂症患者艺术的描述,发现了特征性的内容:神话生物、怪异的鸟、人和动物的丑陋错形,还有对性器官的强烈和无顾忌的强调(生殖器总是一再以不同的方式回归),最后,最重要的是展现整体、世界意象和事物本质的推力。患者偶尔会画出导致幻觉、物理躯体影响的机

---

① 关于机能缺损和机能变异的界限:*Lenz*: Richtungsänderung der künstlerischen Leistung bei Hirnstammerkrankungen. Z. Neur **170**,98(1940)。

② 几乎所有的精神专科医院和精神病院都有这类物品的收藏。由于普林茨霍恩的贡献,海德堡大学精神疾病专科医院首先收藏了精神分裂症患者独特、全面的绘画作品。

③ 对于"精神分裂症患者的艺术"这个主题的历史性概览是:*Prinzhorn*: Das bildnerische Schaffen des Geisteskranken. Z. Neur. **52**, 307(1919)。自那以后,还有:*W. Morgenthaler*: Ein Geisteskranker als Kunstler. Bern und Leipzig 1921;*H. Prinzhorn*: Bildnerei der Geisteskranken. Berlin:Julius Springer 1922(这部作品具有相当杰出和丰富的插图,因此是这方面的权威著作)。书中把分析绘画作品的视角很好地汇总在了一起:构形冲动-游戏本能、修饰本能-描摹倾向、秩序倾向-象征需要。有十幅精神分裂症患者的绘画得到了详细的报道。这本书还简要涉及了比较领域(儿童绘画、未经训练的成人绘画、原始绘画、旧文化的绘画作品、民间艺术、中世纪艺术)。最后还有我的工作:*Jaspers*: Strindberg und van Gogh. Leipzig:Ernst Bircher 1922. 2. Aufl. Berlin 1926(对精神分裂症患者凡·高艺术的分析)。

器。更重要的是形式，从整体意象来看，我们将试图确定：它作为整体对患者来说是否有意义，或者它是否只是一个总和；患者眼前的统一体在哪里。我们在细节中发现了以下特征：迂腐、准确、操心；对强烈夸大感情的需要；在某些曲线形式、圆形或在角状划线上的刻板固定（所有的绘画都有一种值得注意的相似性）。我们尝试去理解绘画对其创作者的反作用，因此我们在与患者的对话中发现，在许多情况下，简单的东西当中充满了象征的意义和丰富的幻想。

不可否认的是，在精神分裂症进程中的一些有天赋的患者这里，绘画作品通过其原初性、清晰的表达方式、具有非凡意义的巨大纠缠性，也给健康人留下了深刻的印象。

如果精神分裂症患者拥有丰富的物质手段，并且其状态没有严重到会让公共暴力阻止他们，那么在某些情况下，最稀有的作品会成为现实，例如歌德已经看到的帕拉戈尼亚亲王（Fürsten Pallagonia）的雕像，以及德国莱姆戈的尤克屋（Junkerhaus）*。① 尤克屋是一座木框架房屋。主人用其毕生来建造这座房子。其中充满了自制的木雕，而且所有雕刻都遍布了幻想的形象、无限的重复，没有一个清净的平面、没有空白的位置。

3. **神经症患者的画**。荣格提倡这种方法：让患者画画，尤其关注他们的"心灵意象"、世界整体的设计或他们对于存在的基本领会。他

---

* 莱姆戈是一个位于德国中部的小城市。这里有一座世界上可称唯一的房子，即尤克屋。艺术家尤克（1850—1912）是这幢房子的设计和建造者。整座房子有三层，从外墙到内室、楼梯、门窗、室内家具、装饰甚至马桶，通通都是用木头做成的，而且全是尤克一个人的手工制作。连沙发布上的图案都是他手工绘制的。现在这座房子已经成为了博物馆，供游客参观，而一些有代表性的作品则被搬到旁边的陈列馆展出。——译者

① *Fischer*: Über die Plastiken des Fürsten Pallagonia. Z. Neur. **78**，356（1922）；*Weygandt*: Z. Neur. **101**，857（1926）.；*Kreyenberg*: Über das Junkerhaus. Z. Neur. **114**，152（1928）.

将绘画与印度的曼陀罗（Mandala）①相比较。绘画应该有助于渗入无意识的心灵生命。除了有意识的象征意义和神话般的表现之外，绘画可以用于精神分析的无意识解释。

§2. 世界观中的精神总体性

我们的任务是直观和有意义地去重现在其世界中的患者此在。患者不能确切地说出他生活于其中的世界完形、他的实际世界的整体，并且他本身是不知道的。他的行为和活动表明了：他在什么意义上表征了情境和作用的可能性，或者说情境和作用的可能性对他来说是如何自明与无问题地呈现的。即使人们要部分地洞察他的现实世界，也必须总括一切。这很难做到，因为我们几乎不能走出我们自己有限的世界；我们理解的每一步都不仅带来了知识，而且扩展了我们的此在，或者说预设了我们此在的扩展。其此在形式在现象学中得到描述的对象意识，在其内容上总是与整体相关——瞬间体验到的个别内容，就是由整体获得其与生命相关的意义和功能的。个别内容似乎沉浸在世界中——世界本身作为一个整体，可能永远不会被意识到，而只是间接地仅仅表现在表象的运动和构形以及意象与思维活动的行为中。

在良好的情况下，一个人通过文学和艺术作品的塑造，通过哲学的思维，通过世界意象的建构，系统地意识到了他的世界。患者通过语言告诉我们的东西，在作品中呈现在我们眼前的东西，是我们去重现患者如何意识到对他来说的有序世界的基石。我们不是间接地开发一个纯粹的实际世界完形，而是在精神本身的客观化中把握精神的总体性。迄今为止，我们只取得了最小的成功。

---

① 很多插图可见于：*G. R. Heyer*: Der Organismus der Seele. München 1932。

在这里,我们从方法论上打开了一个巨大的领域。但是,只有在重要的、主要是历史的显现中,以及极少数幸运的情况下,患者才能提供调查的经验对象。在这里,要在方法论上去认识的东西,只有通过科学的训练才能获得。我们简短地回顾两点:

尼采把世界知识都解释为是"诠释"(Auslegen)。我们对世界的理解就是一种诠释,而我们对于异己世界的理解是诠释的诠释①。因此,在对世界的理解中,不仅存在着真实世界的绝对客观性,而且存在着一种运动——对这种运动来说,一个真正的、现实的和真实的世界(从世界的观察者视角来看)就是一种在内容上不能拥有的临界概念。

每个世界都已经是一个特殊世界。特殊世界(人类把特殊世界当作是他的世界,并面对着这个世界)总是小于真实世界。对人类来说,真实世界总是一个难以把握的整体统摄晦暗。②

我们把对患者有意识世界的分析起点,分组为以下视角:

a) 彻底的实现。 有特别趣味的是精神可能性的实现——这些可能性本身既不是健康也不是疾病,根本不是心理上的,而是通过心理体验的存在形成的。因此,绝对完成的虚无主义与怀疑主义只有在精神病中才能被经验到。忧郁症的虚无主义妄想是一种典型:世界不在了,而患者本人也不在了。患者只是似乎活着,但他必须永远活着。他不再有情感,所有的价值都没有了。在精神分裂症进程的早期,有时候完全的怀疑主义不仅会纯粹冷静地被想到,而且会被非常绝望地体验

---

① 参见 *Jaspers*: Nietzsche. Einführung in das Verständnis seines Philosophierens. Berlin, 1936, 255ff.

② *Jaspers*: Psychologie der Weltanschauungen. Berlin 1919. 3. Aufl. 1925.

到。① 另外还有癔症所致的神秘体验的经典实现，以及精神分裂症早期的形而上学-神话式启示。②

b) 患者的特殊世界观。 这是一个独特的问题：哲学的存在知识世界如何在精神分裂症的基础上生长，或者说，这里的哲学可能性在讽刺的哪个方向上运行。虽然精神是历史的，与文化时代、民族和传承相关，并且不是心理病理学的对象，而是可理解性本身的对象、时间中的一种永恒。但是作为时间此在的精神，是与经验上可以探索的人类现实关联在一起的。精神产生的条件与现实性是可以探索的。

心灵在彼岸旅行的学说、超自然地理学有何普遍性的学说，只有在患者那里才得到它最具决定性的、鲜活体验的证实。今天我们仍然能够偶然在精神病患者身上观察到这些给人以深刻、丰富的印象，并且有精神深度的内容。

在精神分裂症体验中具有典型性的是"宇宙体验"。它是世界的终点、众神的黄昏。一种强烈的变革（患者在其中起主要作用）正在发生。他觉得他要去完成非凡的任务，而且他有强大的力量。难以置信的远距离效应、吸引力和排斥力都在起作用。这总是涉及"整体"：地球上的所有民族、所有人类、所有的神等；他一下子就体验到了人类的整个历史。患者体验到无限的时间、数百万年。瞬间对他来说就是永恒。他以极快的速度穿越太空，以便在激烈的战斗中幸存下来；他毫无危险地走在深渊上。接下来，我们以一些患者对于这些体验的自我叙述为例：

"正如我已经提到过的，与一种世界末日的表象有关的、数不

---

① *Jaspers:* Schicksal und Psychose. Z. Neur. **14**，(1913)，S. 213ff.，S.253ff.

② 卓越与明显的例子是荷尔德林与凡·高。*Jaspers:* Strindberg und van Gogh. Bern 1922；2. Aufl. Berlin 1926.

清的幻象,部分是令人恐惧的,部分又是难以言喻的伟大。我只能思考其中少许。在其中一个幻象中,我就像坐电梯到了地球的深处,并且在那里回顾了人类或地球(在它的上层区域还有落叶林)的整个历史;越是下层的区域,就越是黑暗。暂时离开载具时,我就像在一个大型公墓里走路,除此之外还有莱比锡居民以及我妻子的坟墓所在。我再次坐在载具中,只前进到了第 3 地点;我害怕进入应该标志着人类起源的第 1 地点。在倒车时,井道在我身后坍塌,并且不断危及同时在其中的'太阳神'。与此相关的是,存在着两个井道(这是否与神国的二分有关呢?);当消息来到时,第二个井道也坍塌了,而且一切都没有了。还有一次,我从拉多加湖穿过地球到达巴西,并在一座城堡般的建筑物中与看守一起建了一堵墙来保护神国免受黄色海潮的淹没——我把这与梅毒感染的危险相关联。还有一次,我又有了这样的感觉,我自己好像被拉到了极乐当中;然后,整个大地就在我的下方,仿佛是从天堂的最高处降到蓝色的穹顶之下,呈现出一幅无与伦比的壮观、美丽的景象。"

韦策尔[①]为精神分裂症中的世界末日体验,提供了特别的病例报告:

世界末日被体验为向更新、更大事物的过渡,并被体验为可怕的毁灭。绝望的痛苦与极乐的启示出现在了同一名患者的身上。起初,一切都是可怕的、不清楚的、充满意义的。阴森的不幸迫近了。大洪水来了。唯一的灾难出现了。它就是耶酥受难日。某种东西降临到了世界上:最后的审判,来自启示的七封印的解封。

---

① *Wetzel*, A.: Z. Neur. **78**, 403 (1922).

上帝来到世上。第一基督的时代到来了。世界时间倒流了。最后的谜解开了。对于那里正在发生的所有令人生畏和宏伟的事情，患者没有任何依赖，没有告诉第二个人。这种孤独感让人感到难以言喻的可怕。患者恳求不要让他们出去，不要让他们单独待在不毛之地、待在冰和雪中（患者在炎热的夏季使用了这样的说法）。

与谵妄体验相反的是，在这些精神分裂症体验的特征病例中，有完全清晰的意识、相应的清晰记忆、良好的领会；如果注意力会由任意对象激发出来，而且不完全受体验内容的束缚，患者就会有双重定向（同时在精神病体验中和在现实中）。这些典型的病例不会经常出现。

急性精神病中具有双重定向的、精神分裂症患者的世界，完全不同于慢性精神病患者的世界——后者有时会在一个思维体系中工作，在急性体验的基础上拥有对患者来说难以忘却的深刻记忆内容，但最终会完全丧失双重的定向。

然后，在自我变异、超人力量和辐射体验，以及遭受震憾体验、意义体验和心境变化体验的基础上，发展出了一个在妄想系统中的世界观。希尔菲克（K. Hilfiker）叙述了以下典型的完形：[1]

> 自我与万有（All）合而为一。患者不是另一个人格（如基督、拿破仑），而是万有。自己的生命被体验为整个世界的生命，它是维持世界和振奋世界的力量，他本身是这种超人格力量的栖息地。患者说到了自动力、原素、种子、生殖、磁力。他的死亡就是世界的死亡；他死了，所以一切生命都死了。三名不同的患者说："如果你

---

[1]　*Hilfiker*，*K*.: Die schizophrene Ichauflösung im All. Allg. Z. Psychiatr. **87**，439 (1927).

不能与我保持关联,你就会消亡。""当我死去时,你就会丧失所有的精神。""如果你不能找到我的替代者,一切都会失去。"患者感受到了自然中的神奇效应:"当我的眼睛变成美丽的蓝色时,天空也会变成蓝色。""我的心脏将它的脉搏传递给了世界上所有的钟。""眼睛和太阳是同一样东西。"

希尔菲克的一名患者说:"在欧洲只有一个农民可以独立自主,那就是我……当我看着或走进一个低产的果园时,它会变得非常高产。我是一个生产水果的躯体、一个世界躯体。"……他,他的妻子和儿子(三个人)是最早的三名观众和听众,是与土、水和光相近的三个国际民族,并且与日、月和金星相应。"我们三个人越热,太阳就越有生产力……没有国家可以独立。当世界变穷时,他们必须来请我。他们必须有一个世界调节者。如果没有世界代表,世界就会毁灭。"

c) 对患者世界观的观察。在这个标题下,我们要暂时收集这样的描述:患者的普遍世界观举止的显现方式,而且现在我们要去判断它们是否被修改、着色或甚至与健康人相同。因此,梅耶-格劳斯描述了在精神分裂症患者那里出现的、值得注意的游戏、玩笑、讽刺和幽默。[1]克洛斯(Gerhard Kloos)扩展和深化了这样的考量。[2] 人们在一些患者令人惊讶的表现中,追踪到了科学与哲学。例如[3],一名患者设计了"解决命运任务"的数字系统。

关于死亡和灾难的新闻,让他有机会证明:他必须来。他根

---

[1] *Mayer-Groß:* Z. Neur. **69**, 332.

[2] *Kloos, Gerhard:* Über den Witz der Schizphrenen. Z. Neur. **172**, 536 (1941).

[3] *Pauncz:* Z. Neur. **123**, 299 (1930).

据由姓名、情况等的任意组合所产生的数字来解释在单纯的新闻中显现为偶然的事件是必然的。最后,这种知识的结论是:一切事情都是由三位一体(上帝)预先确定的。这种对许多方法论上相似的科学努力的非有意模仿,在表达显现、拘泥细节的秩序、单调的书写均匀性、尖锐的不寻常笔迹、无限的重复、程式化方面,表现出了非常的理性。

在发明妄想的背后,特别是永动机(Perpetuum mobile)总是重复的结构背后,有着通过理性工作的世界观保证。[1]

---

[1] *Tramer,M.:* Technisches Schaffen Geisteskranker. München 1926.